W0262189

Ergebnisse der Inneren Medizin und Kinderheilkunde

56

Advances in Internal Medicine and Pediatrics

Neue Folge

Herausgegeben von

P. Frick   G.-A. von Harnack   K. Kochsiek
G. A. Martini   A. Prader

Mit 59 Abbildungen und 21 Tabellen

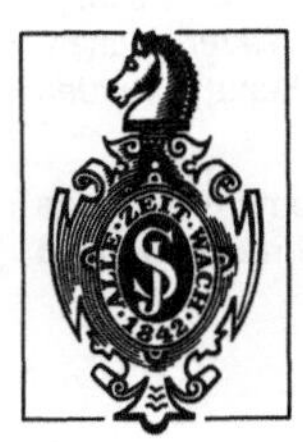

Springer-Verlag
Berlin Heidelberg New York
London Paris Tokyo

ISBN-13: 978-3-642-71055-1   e-ISBN-13: 978-3-642-71054-4
DOI: 10.1007/978-3-642-71054-4

Dieses Werk ist urheberrechtlich geschützt. Die dadurch begründeten Rechte, insbesondere die der Übersetzung, des Nachdrucks, des Vortrags, der Entnahme von Abbildungen und Tabellen, der Funksendung, der Mikroverfilmung oder der Vervielfältigung auf anderen Wegen und der Speicherung in Datenverarbeitungsanlagen, bleiben, auch bei nur auszugsweiser Verwertung, vorbehalten. Eine Vervielfältigung dieses Werkes oder von Teilen dieses Werkes ist auch im Einzelfall nur in den Grenzen der gesetzlichen Bestimmungen des Urheberrechtsgesetzes der Bundesrepublik Deutschland vom 9. September 1965 in der Fassung vom 24. Juni 1985 zulässig. Sie ist grundsätzlich vergütungspflichtig. Zuwiderhandlungen unterliegen den Strafbestimmungen des Urheberrechtsgesetzes.

© Springer-Verlag Berlin Heidelberg 1988. Library of Congress Catalog Card Number 43-32964.
Softcover reprint of the hardcover 1st edition 1988

Die Wiedergabe von Gebrauchsnamen, Handelsnamen, Warenbezeichnungen usw. in diesem Werk berechtigt auch ohne besondere Kennzeichnung nicht zu der Annahme, daß solche Namen im Sinne der Warenzeichen- und Markenschutz-Gesetzgebung als frei zu betrachten wären und daher von jedermann benutzt werden dürften.

Produkthaftung: Für Angaben über Dosierungsanweisungen und Applikationsformen kann vom Verlag keine Gewähr übernommen werden. Derartige Angaben müssen vom jeweiligen Anwender im Einzelfall anhand anderer Literaturstellen auf ihre Richtigkeit überprüft werden.

2121/3130-543210

Inhalt/Contents

Die Kryoglobulinämien

A. FONTANA, P. J. GROB und P. FRICK[1]

Key words: *Kryoglobuline – Kryoglobulinämie – Purpura – Vaskulitis – Immunkomplex-Krankheit – Rheumafaktor – Glomerulonephritis – Paraproteine*

---

[1] Abteilung für klinische Immunologie, Departement für Innere Medizin, Universitätsspital, Häldeliweg 4, CH-8044 Zürich

---

1 Einleitung

Das Phänomen der kälteinduzierten Präzipitation von Serumeiweiß wurde 1933 von
Wintrobe u. *Buell* erstmals bei einem Patienten mit multiplem Myelom beobachtet.
Lerner, Barnum u. *Watson* benannten 1947 diese in der Elektrophorese nach Tiselius
den Gammaglobulinen zuzuordnenden bei Kälte reversibel ausfallenden Eiweiße Kryoglobuline (Kg). Da sich später zeigte, daß die meisten Kg aus einem oder mehreren
Immunoglobulinen (Ig) bestehen, wurde auch die Bezeichnung Kryoimmunglobulin
eingeführt. Durch ihren Aufbau aus Ig stellen, immunologisch betrachtet, Kg Antikörper dar und sind demzufolge klar abgrenzbar von anderen in Kälte präzipitierenden
Plasmaproteinen, wie gewissen C-reaktiven Protein-Albumin-Komplexen, oder den
nicht im Serum, sondern im Plasma identifizierbaren Kryofibrinogenen.

In dieser Arbeit wird auf die Pathogenese und Klinik der durch Kg induzierten
Krankheiten eingegangen, wobei den essentiellen Kryoglobulinämien und dem Purpura-Arthralgie-Nephritis-Syndrom besondere Aufmerksamkeit geschenkt wird.

2 Einteilung der Kryoglobulinämien

Kg setzen sich prinzipiell aus einer oder mehreren Ig-Klassen zusammen (Tabelle 1).
Immunelektrophoretisch wurde der Nachweis erbracht, daß die aus einer Ig-Klasse
aufgebauten Kg monoklonal vorliegen, d.h. eigentlichen Paraproteinen entsprechen
und als *monoklonale Kg Typ I* bezeichnet werden. Beschrieben sind monoklonale Kg
der Ig-Klassen IgG, IgM, IgA und der leichten Ketten (Bence-Jones-Kg). Die Bestimmung der IgG-Subklassen zeigte entsprechend dem quantitativen Serumanteil vorwiegend IgG1-Kg, wobei im Vergleich zur Serumzusammensetzung häufiger als erwartet
IgG3-Kg entdeckt wurden (*Grey* et al. 1968; *Virella* u. *Hobbs* 1971). Gemischte Kg
setzen sich aus mehreren Ig-Klassen zusammen. Aufgrund immunelektrophoretischer
Analysen wird bei Vorliegen eines monoklonalen Teils von *gemischten Kg mit mono-*

Tabelle 1. Einteilung der Kryoglobuline

Kg-Typ	Monoklonalität	Ig-Klassen
I	+	IgM
Einkomponenten-Kg		IgG
		IgA
		Bence-Jones
II	+	IgG – IgM
Gemischte Kg mit		IgG – IgM – IgA
monoklonaler		IgG – IgA
Komponente		IgG – IgG
III	–	IgG – IgM
Gemischte		IgG – IgM – IgA
polyklonale Kg		IgG – IgA

klonaler Komponente (Kg Typ II), bei Fehlen einer Monoklonalität von *gemischten polyklonalen Kg (Kg Typ III)* gesprochen. Diese gemischten Kg weisen oft eine Rheumafaktoraktivität (anti-Ig-Aktivität) auf und liegen im Gegensatz zu monoklonalen Kg Typ I meist in geringen Mengen im Serum vor. Von 126 typisierten Kg waren 38% monoklonale Kg-Typ I und 62% gemischte Kg, wovon mit monoklonaler Komponente 14% (Typ II) und als gemischte polyklonale Kg 48% (Typ III) (*Franklin* 1980). Die gemischten Kg sind meistens aus IgG-IgM mit eventuell zusätzlich assoziiertem IgA aufgebaut, nur selten sind es IgG-IgG oder IgA-IgG-Kg (*Franklin* 1980; *Brouet* et al. 1974; *Gorevic* et al. 1980). Die Analyse der IgG-IgM-Kg mit monoklonaler Komponente ergab eine hochgradige Häufung von IgM_{Kappa} (IgM_K), indem über 95% der IgM diesem Typ entsprachen, ein Befund, der bis heute noch nicht erklärbar ist, aber auch bei anderen Autoantikörpern, z.B. dem Kälteagglutinin, mit anti-I/i-Spezifität vorkommt.

Die Charakterisierung des durch Kälteexposition der Seren und anschließender Zentrifugation erhaltenen Kryopräzipitats zeigte, daß im Präzipitat oft auch nicht dem Ig zuzuordnende Moleküle wie Komplementfaktoren (C), $\alpha 2$-Makroglobulin oder Lipoproteine identifizierbar sind (*Allen* 1966; *Hanauer* u. *Christian* 1967). Von 12 Kg-positiven Seren von Patienten mit chronischer Polyarthritis (cP) war im Kryopräzipitat zweimal sowohl C1q als auch C3, und weiter je 2mal entweder C1q oder C3 bestimmbar (*Weismann* u. *Zvaifler* 1975). Bei Patienten mit Purpura-Schoenlein-Henoch und signifikanter Kryoglobulinämie gelang es, im Kryopräzipitat C1q, C4, C3, C-Faktor B und Properdin zu identifzieren (*Garcia-Fuentes* et al. 1977). Auch bei der akuten Poststreptokokkennephritis war das Kg bei 61 von 72 Patienten mit C3 assoziiert (*McIntosh* et al. 1975). Auf den Nachweis von Desoxyribonukleinsäure und bakterieller Antigene im Kryopräzipitat wird später eingegangen.

Entsprechend ihrem Vorkommen schlagen wir folgende *klinische Einteilung der Kryoglobulinämien vor*:

— Asymptomatische essentielle Kryoglobulinämien
— Essentielle Kryoglobulinämie mit Purpura-Arthralgie-Nephritis-Syndrom
— Kryoglobulinämie bei Hepatitis-B-Virusinfektion mit Purpura-Arthralgie-Nephritis-Syndrom
— Sekundäre Kryoglobulinämien.

Der Begriff der asymptomatischen essentiellen Kryoglobulinämie meint den Nachweis von Kg bei Probanden, die keine Krankheitssymptome aufweisen und bei denen keine zur Kryoglobulinämie führende Grundkrankheit eruierbar ist. Als essentielle Kryoglobulinämie mit Purpura-Arthralgie-Nephritis-Syndrom (PAN-Syndrom) wird ein eigenständiges Krankheitsbild bezeichnet, welches durch die Trias Purpura, Arthralgien und Glomerulonephritis, durch gemischte Kg Typ II oder Typ III sowie durch das Fehlen einer bekannten Grundkrankheit charakterisiert ist; dies im Unterschied zum PAN-Syndrom mit serologischen Hinweisen auf eine Hepatitis-B-Virusinfektion. Das PAN-Syndrom mit oder ohne Hepatitis-B-Merkmale wird in der Literatur nicht separat behandelt, sondern wie in dieser Arbeit gemeinsam besprochen; es sollte aber bezüglich Verlauf, Behandlung und immunologischer Befunde in künftigen Studien getrennt abgehandelt werden. Sekundäre Kryoglobulinämien treten auf bei vielen akuten oder chronischen Infektionskrankheiten, bei Autoimmunerkrankungen sowie bei Tumorerkrankungen und hier vor allem beim Morbus Waldenström, dem multiplen Myelom, den Lymphomen oder den lymphatischen Leukämien. Wie es von *Brouet* et al. (1974) dokumentiert ist, werden Kg vom Typ I naturgemäß vorwiegend beim Morbus Waldenström und dem multiplen Myelom und die Kg vom Typ II zusätzlich bei lymphoproliferativen Erkrankungen beobachtet, während die Kg vom Typ III mit einer Vielzahl von Krankheiten einhergehen können. Das Spektrum umfaßt lymphoproliferative Erkrankungen, verschiedenste Autoimmun- und Infektionskrankheiten.

Wie in Abb. 1 schematisch gezeigt, sind Übergänge zwischen den einzelnen Formen der Kryoglobulinämie möglich, wobei wohl nicht von eigentlichen Übergängen, sondern viel eher von andersartiger Krankheitsmanifestation gesprochen werden kann. Beispielsweise ist es möglich, daß eine essentielle, asymptomatische Kryoglobulinämie mit Kg Typ I nach Jahren sich zum Vollbild des multiplen Myeloms mit „sekundärer Kryoglobulinämie" entwickelt oder daß bei einem Patienten mit gemischten Kg Typ II

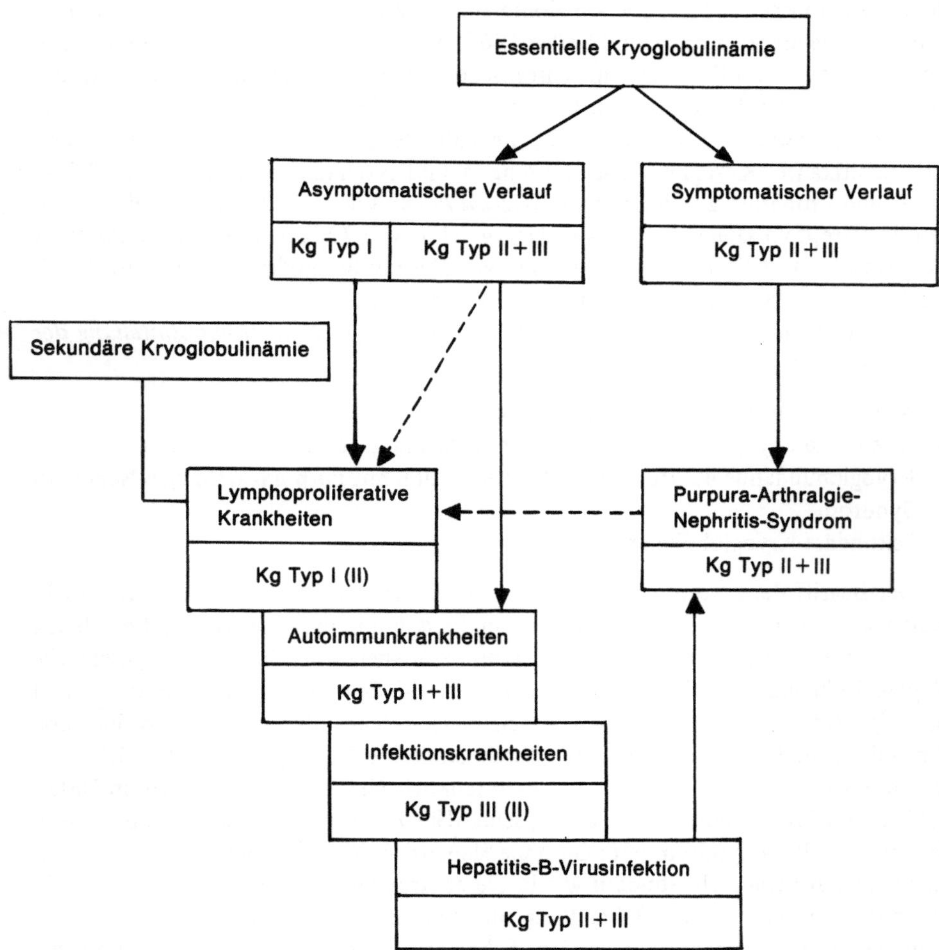

Abb. 1. Verlaufsformen der Kryoglobulinämie

im Laufe der Zeit Fingerarterienverschlüsse entstehen und sich in der Folge eine Sklerodermie zeigt.

3 Nachweis der Kryoglobuline

Zur Kryoglobulinbestimmung wird in eine vorgewärmte Spritze Blut entnommen und nach 3stündiger Inkubation bei 37 °C 2mal zentrifugiert (1500 U/min, 10 min, 37 °C). Das überstehende Serum wird 7 Tage bei 4 °C gelagert und anschließend zentrifugiert (20000 U/min, 20 min, 4 °C). Das Präzipitat wird dann 3mal mit kaltem physiologischem Phosphatpuffer gewaschen und bei 37 °C in der Pufferlösung resuspendiert, um mit den üblichen Techniken die Zusammensetzung zu analysieren. Bereits optisch kann in Kg-positiven Seren eine feinflockige Trübung oder als Sediment eine dichte Präzipitation beobachtet werden. Rein monoklonale Kg (Typ I) zeigen oft bereits bei Zimmertemperatur und nicht selten bereits in der ersten Stunde nach Inkubation bei 4 °C eine Präzipitation. Das andere Extrem sind gemischte Kg (v.a. Typ III), die gelegentlich erst nach 5- bis 6tägiger Inkubation zu einer Trübung des Serums führen. Wird das Serum jeweils wieder erwärmt, so erfolgt typischerweise eine Resolubilisierung des Präzipitats. An dieser Stelle sei betont, daß zum Ausschluß einer Kryofibrinogenämie gleichzeitig ein Plasmaröhrchen bei 4 °C inkubiert werden sollte — die Kryofibrinogenämie führt zu einer Trübung respektive Sedimentation im Plasma, nicht aber im Serum. Da vor allem bei Infektionskrankheiten im Plasma heparinbindende Proteine, die nicht Kryofibrinogen entsprechen, auftreten, sollte zum Kryofibrinogennachweis Citratblut verwendet werden (*Thomas* et al. 1954).

4 Asymptomatische essentielle Kryoglobulinämien

In geringen Mengen sind Kg als physiologisch zu betrachten und kommen häufig vor. *Cream* berichtete 1972, von 50 ml Blut ausgehend, über bei 33 (70%) von 47 gesunden Blutspendern typisierbare Mengen von Kg. 25 Seren enthielten IgG-IgM-Kg, 2 Seren IgG-IgM-IgA-Kg, 4 Seren IgM-Kg und 2 weitere Seren IgG-Kg. Von den 27 gemischten Kg hatten 18 eine Rheumafaktoraktivität. Wie *Cream* (1972) demonstrierte, ist es also möglich, bei gesunden Probanden aus 50 ml Blut genügende Mengen von kältepräzipitierbarem Material zu erhalten, um eine Kg-Typisierung vorzunehmen. Wird an Stelle von 50 ml Blut von nur 5 ml ausgegangen, so ist das sich bildende Präzipitat quantitativ nicht ausreichend, um eine Kg-Typisierung mittels Immunelektrophorese vorzunehmen. Wird also nur 5 ml Blut nach der zur Kg-Gewinnung oben angegebenen Methode verarbeitet, so lassen sich nur klinisch signifikante Mengen von Kg typisieren, während nicht relevante Kg von gesunden Individuen meist nicht typisierbar sind.

Bei den essentiellen asymptomatischen Kryoglobulinämien liegen somit geringe Mengen von Kg vor. Diese setzen sich vorwiegend aus IgG-IgM zusammen und zeigen keine Fixation von Komplement. Während im Serum keine Rheumafaktoraktivität meßbar ist, kann eine solche im gereinigten Kg zum Vorschein kommen (*Cream* 1972). Jeder im Serum bei der Routinediagnostik nachweisbare Rheumafaktor spricht gegen eine banale, asymptomatische essentielle Kryoglobulinämie. Ebenso dagegen spricht eine Erhöhung der Blutsenkungsreaktion, eine Verminderung von C3 und C4 im Serum, die Fixation von Komplement durch das Kg sowie eine Hypo- oder Hypergammaglobulinämie.

Besondere Beachtung verdienen die rein monoklonalen Kg (Typ I), welche in Kälte präzipitierende Paraproteine darstellen. Demzufolge ist die Diagnose einer mit einem monoklonalen Kg Typ I einhergehenden essentiellen Kryoglobulinämie nur mit Zurückhaltung und nach Ausschluß einer sekundären Kryoglobulinämie und hier vorwiegend nach Ausschluß eines multiplen Myeloms, des Morbus Waldenström oder eines Lymphoms zu stellen. Grundsätzlich liegt die gleiche Problematik wie bei der benignen monoklonalen Gammopathie vor. Osteolysen, Hepatosplenomegalie, Anämie, Thrombopenie, Nephropathie, Lymphadenopathie sowie Plasmozytose im Knochenmark und laborchemisch eine Hyperkalzämie oder Erhöhung der alkalischen Phosphatase sprechen gegen eine benigne monoklonale Gammopathie bzw. essentielle Kryoglobulinämie.

Immunologisch ist eine Verminderung eines der nicht mit dem Kg-Typ identischen Ig sowie der Nachweis eines Bence-Jones-Proteins verdächtig auf das Vorliegen einer lymphoproliferativen Erkrankung. Übergänge von essentiellen Kryoglobulinämien mit einem Kg Typ I in ein Myelom sind beschrieben. Bei einem 53jährigen Patienten mit Raynaud-Symptomatik wurde ein monoklonales Kryo IgG-Kappa nachgewiesen. Nach 15 Jahren entwickelte sich ein Myelom mit ossären Läsionen, einem Bence-Jones-Protein im Urin und Persistenz des Kryo IgG-Kappa (*Gordon-Smith* et al. 1968). Ebenso wird von 2 Patienten berichtet, die sich initial als essentielle monoklonale IgG-Kryoglobulinämie präsentierten und bei denen nach 4- bzw. 5jährigem Verlauf ein Myelom diagnostiziert werden mußte (*Grey* et al. 1968).

5 Das Purpura-Arthralgie-Nephritis-Syndrom

Als eigenständiges Krankheitsbild, welches durch gemischte Kg der Typen II und III induziert wird, gilt die von *Meltzer* u. *Franklin* 1966 und 1967 erstmals beschriebene und entsprechend der klinischen Symptomatik als "purpura, arthralgia and weakness syndrome" bezeichnete Erkrankung. Da sich im Krankheitsverlauf bei bis zu 50% der Patienten eine Glomerulonephritis manifestiert, ist das Krankheitsbild als Purpura-Arthralgie-Nephritis-Syndrom (PAN-Syndrom) in die Literatur eingegangen. Wie eingangs betont, sollte zwischen 2 Formen unterschieden werden, einer essentiellen Form ohne bekannte Grunderkrankung sowie einer im Rahmen einer Hepatitis-B-Virusinfektion auftretenden Variante. Bisher wird in den publizierten Studien, die etwa 150 Patienten umfassen, nicht in die 2 ätiologisch verschiedenen Gruppen aufgeteilt, weshalb sie hier gemeinsam besprochen werden.

5.1 Klinische Befunde

Für das PAN-Syndrom (vgl. Tabelle 2) typisch ist das plötzliche Auftreten einer *Purpura* der Haut. Betroffen sind vorwiegend die unteren Extremitäten, das Gesäß und

Tabelle 2. Klinik des Purpura-Arthralgie-Nephritis-Syndroms

Hauptsymptome (≥ 50% der Patienten)	Nebensymptome (< 50% der Patienten)
– Purpura	– Raynaud-Syndrom
– Arthralgien	– Livedo reticularis
– Glomerulonephritis	– Urtikaria
– Hepatomegalie	– Hypertonie
– Gewichtsabnahme, Müdigkeit und Status febrilis	– Lymphadenopathie
	– Sjögren-Syndrom
	– Thyroiditis
	– Polyneuropathie
	– Myalgien

das Abdomen bis etwa auf Nabelhöhe. Nur selten manifestiert sich die Purpura an den oberen Extremitäten, im Gesicht oder am Thorax. Die Läsionen der Purpura, die sich in Gruppen formieren, sind in der Regel nicht pruriginös, führen hingegen initial zu brennenden Schmerzen. Sie treten schubweise auf und heilen, eine bräunliche Pigmentierung hinterlassend, innerhalb 3–10 Tagen ab. Obwohl pathogenetisch durch Kg bedingt, wird der Purpuraschub nicht immer durch Kälte ausgelöst; nach eigenen Erfahrungen geben die Patienten oft vorhergehende Infekte der oberen Luftwege, längere Autofahrten, langes Stehen oder psychische Belastungen an. Bei einigen Patienten besteht gleichzeitig eine ausgesprochene *Livedo reticularis*; bei anderen Patienten wird an Stelle der Purpura eine *Urtikaria* beobachtet, wobei die Frage offen bleibt, inwiefern es sich um eine Sonderform der Urtikaria, nämlich eine hypokomplementäre Urtikaria mit Vaskulitis und oft Glomerulonephritis handelt (*Drucker* u. *Bookman* 1985; *Invernizzi* et al. 1983).

Häufig kann durch Kälte ein *Raynaud-Syndrom* induziert werden, wobei im Gegensatz zum Kg vom Typ I im Rahmen eines Myeloms oder Morbus Waldenström Ulzerationen der Akren die Ausnahme sind. Lediglich bei über den Malleolen lokalisierten Purpuraherden kann es unter äußerer Druckeinwirkung zu Hautnekrosen kommen.

Mit dem Auftreten der Purpura oder dieser zeitlich vorausgehend geben die Patienten oft eine deutliche Beeinträchtigung des Allgemeinbefindens, Gewichtsverlust, Abdominalschmerzen, Infekte der oberen Luftwege und Fieber an. Eine die Krankheit begleitende ausgesprochene Schwäche und Müdigkeit gab dem PAN-Syndrom ursprünglich auch den Namen Purpura-Arthralgia-Weakness-Syndrom.

Meistens geben die Patienten Arthralgien an, welche die Purpuraschübe begleiten und sich an den Händen, Knien sowie an den Sprung- und Ellbogengelenken manifestieren. Die typischen Zeichen der Polyarthritis wie Morgensteifigkeit, Schwellung oder Rötung der Gelenke werden vermißt, ebenso führt die Krankheit selbst nach jahrelangem Verlauf nicht zu Deformationen.

Von den ursprünglich durch *Meltzer* u. *Franklin* 1966 mitgeteilten Fällen mit PAN-Syndrom hatten 4 der 9 Patienten eine *akute diffus proliferierende Glomerulonephritis*. Eine Zusammenstellung von *Gorevic* et al. (1980) umfaßt 40 im Zeitraum 1960 bis 1978 in New York als PAN-Syndrom klassifizierte Patienten, wovon zwei Drittel Frauen waren und das Durchschnittsalter bei Krankheitsbeginn, welches dem ersten

Purpuraschub gleichzusetzen ist, um 50 Jahre betrug. Klinisch trat bei 22 (50%) der 40 Patienten eine renale Beteiligung auf, die sich in Form einer Hypertonie, eines nephrotischen Syndroms oder einer oft rasch progredienten Niereninsuffizienz äußerte. In Einzelfällen war die renale Symptomatik die erste Manifestation des PAN-Syndroms, bei den meisten Patienten folgte sie allerdings der Purpura mit einer durchschnittlichen Latenz von 4,2 Jahren. Im Urin der Patienten ist die Proteinurie obligat, die meist mit einer Mikrohämaturie, Erythrozytenzylindern und Leukozyturie einherging. Vier der 22 Patienten zeigten ein nephrotisches Syndrom. Die histologische Untersuchung ergab bei 11 von 15 Patienten eine diffus proliferierende Glomerulonephritis, bei 3 Patienten eine fokal proliferierende Glomerulonephritis und bei einem Patienten eine membranöse Glomerulonephritis. In 5 Biopsien konnte eine fokal und segmental angeordnete Vaskulitis beobachtet werden.

Wie die Arbeiten von *Meltzer* u. *Franklin* (1966, 1967) sowie *Gorevic* et al. (1980) weiter zeigten und wie auch aus verschiedenen mitgeteilten Fallberichten deutlich wird, geht die typische Trias Purpura-Arthralgie-Nephritis mit weiteren von Fall zu Fall variablen Symptomen einher. Am häufigsten findet sich eine Hepatomegalie mit Erhöhung der Transaminasen und der alkalischen Phosphatase bei histologisch nachweisbarer chronischer Hepatitis oder Zirrhose. Auf die Bedeutung der Hepatitis-B-Virusinfektion wird später eingegangen. Einzelfälle mit PAN-Syndrom und den folgenden zusätzlich assoziierten Symptomen resp. Krankheitsmanifestationen sind:

– Intestinale Blutungen bei Ulcera, Ösophagusvarizen oder Vaskulitis-bedingten Mesenterialinfarkten (*Gorevic* et al. 1980; *Reza* et al. 1974).
– Sensomotorische Polyneuropathien der oberen und unteren Extremitäten mit histologisch verifizierter Vaskulitis der Vasa nervorum (*Gorevic* et al. 1980; *Logothetis* et al. 1968; *Abramsky* u. *Slavin* 1974; *Brounet* et al. 1974; *Cordonnier* et al. 1983).
– Angina pectoris resp. Myokardinfarkt bei Vaskulitis der Koronararterien (*Gorevic* et al. 1980).
– Gefäßruptur (Arterie im Omentum majus) bei Vaskulitis (*Ludmerer* u. *Kissane* 1985).
– Hämoptoe und/oder Dyspnoe als Folge einer "small airway disease" bei Vaskulitis der Lungengefäße (*Bombardieri* et al. 1979; *Cryer* u. *Kissane* 1976).
– Lymphadenopathie (*Meltzer* et al. 1966; *Cryer* u. *Kissane* 1976; *Gorevic* et al. 1980).
– Sjögren-Syndrom mit Lymphozyteninfiltraten in der Parotis, oft kombiniert mit Thyroiditis (*Meltzer* et al. 1966; *Gorevic* et al. 1980).

5.2 Laborbefunde des Purpura-Arthralgie-Nephritis-Syndroms

Während bei ca. 30–40% der Patienten mit PAN-Syndrom ein gemischtes Kg mit monoklonaler (IgM-Kappa) Komponente (Kg-Typ-II) vorliegt, kann bei mehr als der Hälfte der Patienten keine Monoklonalität im Kryopräzipitat nachgewiesen werden (Kg Typ III) (*Gorevic* et al. 1980; *Invernizzi* et al. 1983) (vgl. Tabelle 3). Generell sind im Vergleich zum monoklonalen Kg Typ I bei den gemischten Kg quantitativ geringere Kg-Mengen präzipitierbar. Zudem korreliert die Kg-Menge nicht mit der Krankheitsaktivität, wobei im Einzelfall unter Therapie, beispielsweise Plasmapherese, die Besserung klinischer Symptome mit einer Abnahme der Kg einhergehen kann.

Tabelle 3. Abnorme Laborbefunde beim Purpura-Arthralgie-Nephritis-Syndrom

---

Allgemein:

Blutsenkungsreaktion ↗
Anämie (Hämatokrit < 35%)
Urin: Proteinurie, Hämaturie
Kreatininclearance ↘ } ca. 50% der Patienten
Alkalische Phosphatase ↗, Transaminasen ↗ } ca. 50% der Patienten

Kg: IgG-IgM   Kg Typ III (60%)
    IgG IgM$_K$ Kg Typ II (30%)

Ig: Polyklonale Hypergammaglobulinämie
   – IgM ↗
   – IgG ↗
   – IgA ↗

Rheumafaktor: positiv
Autoantikörper gegen Zellkerne, DNS negativ
Komplement: C1, C2, C4 ↘
              C3 ↘ (nicht obligat)
              C3d ↗
              CH_{50} ↘

Hepatitisserologie positiv (nicht obligat)

Anämie, erhöhte Blutsenkungsreaktion, positive Rheumafaktoraktivität im Serum und Vermehrung der zirkulierenden Immunglobuline wird selten vermißt. Autoantikörper gegen Zellkerne oder native DNS sprechen gegen ein PAN-Syndrom und lassen auf eine sekundäre Kryoglobulinämie schließen. Pathogenetisch interessant ist das Verhalten der Komplementfaktoren. Als geradezu typische Konstellation wird eine massive Verminderung der Komplementfaktoren C1, C2 und C4 bei normaler oder nur geringgradiger Reduktion von C3 beschrieben (*Zimmerman* et al. 1976; *Tarantino* et al. 1978; *Soter* et al. 1974; *Corvetta* et al. 1983). Es wurde deshalb vermutet, daß die fehlende Aktivierung von C3 bei Verminderung von C2 und C4 nicht durch Aktivierung des Komplementsystems bedingt ist, sondern die Folge einer reduzierten Synthese der frühen Komplementfaktoren. Neuerdings gelang es einerseits, in Patientenseren als Hinweis auf eine Aktivierung des Komplementsystems erhöhte Mengen von C3d nachzuweisen (*Corvetta* et al. 1983), andererseits einen neuen Komplementregulationsmechanismus zu identifizieren (*Haydey* et al. 1980): IgG-IgM-Kg aktivieren über den klassischen Weg die frühen Komponenten des Komplementsystems; der fehlende Effekt auf C3 scheint durch die Regulation der C3-Konvertase durch 2 neue normale Serumproteine, das C4-binding-protein (C4-bp) und den C3b-Inaktivator (C3bINA) zu erfolgen. Auf zirkulierende, im C1q-Bindungstest erfaßbare Immunkomplexe (IK) und die verminderte IK-Solubilisierungsfähigkeit der Patientenseren wird später eingegangen.

Im Vergleich zu gesunden Probanden zeigen Patienten mit PAN eine Verminderung der OKT$_4$-Helfer-T-Lymphozyten im Blut bei normaler Zahl der Gesamtlymphozyten und der OKT$_8$- und OKT$_3$-positiven T-Lymphozyten (*Meroni* et al. 1984). Die in vitro klar reduzierte Stimulierbarkeit der Patienten-B-Lymphozyten mit nur geringer Synthese von IgG und IgM scheint durch die Verminderung der Helfer-T-Lymphozyten bedingt zu sein (*Meroni* et al. 1984). Die Befunde fallen insofern auf, als die IgM- und IgG-Antikörper in Patientenseren nicht vermindert, sondern meist erhöht sind.

5.3 Verlauf des Purpura-Arthralgie-Nephritis-Syndroms

Von Patient zu Patient äußerst variabel gestaltet sich der Krankheitsverlauf. In der Arbeit von *Gorevic* et al. (1980) zeigte sich bei einer Beobachtungsdauer von durchschnittlich 7,4 Jahren die renale Beteiligung als ausschlaggebend für die Prognose: Mit Nephropathie waren 14 von 22 Patienten verstorben, ohne Nephropathie hingegen 4 von 13 Patienten. Von 35 über 4–13 Jahre kontrollierte Patienten mit PAN-Syndrom (*Invernizzi* et al. 1983) hatten initial 7 Patienten eine Nephropathie, während 6 weitere eine solche im Krankheitsverlauf entwickelten. Von den insgesamt 13 Patienten (37%) mit Nephropathie starben 8 Patienten nach 4- bis 5jähriger Krankheitsdauer.

Etwa die Hälfte der Patienten leidet über Jahre an Purpura und Arthralgien, ohne daß eine renale Mitbeteiligung das Krankheitsgeschehen kompliziert. Die Purpuraschübe sind anfänglich oft intermittierend mit freien Intervallen von Monaten, mit der Zeit aber doch konstant sichtbar. Phasen, die mit ausgesprochenen Arthralgien, Raynaud-Symptomatik und/oder Parästhesien einhergehen, können plötzlich einsetzen, über Monate die Purpura begleiten und allmählich wieder verschwinden, um über Jahre nicht mehr in Erscheinung zu treten. Von diesen Fluktuationen unabhängig persistierte eine einmal festgestellte Proteinurie-Hämaturie, welche durchschnittlich 4 Jahre nach Purpurabeginn einsetzt. Therapeutische Maßnahmen scheinen auf den Verlauf der Krankheit, insbesondere auf die Entwicklung der renalen Beteiligung keinen entscheidenden Einfluß auszuüben.

Verschiedene Patienten sind beschrieben, bei denen die Hepatopathie den Krankheitsverlauf bestimmte und sich eine dekompensierte Leberzirrhose entwickelte (*Gorevic* et al. 1980; *Invernizzi* et al. 1983). Im Patientenkollektiv von *Invernizzi* et al. (1983) wurde bei 4 Patienten mit PAN-Syndrom nach Jahren ein Malignom des lymphatischen Systems diagnostiziert: Bei je einem Patient lag ein Morbus Waldenström bzw. eine chronisch-lymphatische Leukämie und bei 2 Patienten ein Non-Hodgkin-Lymphom vor. Damit stellt sich die Frage nach einem möglichen Übergang des PAN-Syndroms in eine lymphoproliferative Krankheit — oder handelt es sich bei diesen Patienten um sekundäre Kryoglobulinämien bei atypisch verlaufendem Grundmorbus? Immerhin bestand bei einem der detaillierter beschriebenen Patienten mit Purpura und Arthralgien eine normozytäre Anämie und ausgesprochene Lymphozytopenie, welche dem Malignom um Jahre vorausging (*Invernizzi* et al. 1983).

Bis heute ist kein Laborparameter bekannt, dem eine Aussagekraft als prognostischer Index zuzuschreiben wäre. Mit und ohne Nephropathie sind die Komplementfaktoren C1, C2, C4 und Properdin vermindert, während tiefe C3-Werte, wenn überhaupt, keineswegs ausschließlich bei Patienten mit Nephropathie beobachtet werden können. Da bis heute zuwenig beachtet, ist es unklar, inwiefern zwischen Patienten mit oder ohne serologischen Hinweisen auf eine Hepatitis-B-Virusinfektion Unterschiede im Krankheitsverlauf vorliegen. Dasselbe gilt für das PAN-Syndrom im Rahmen von Typ-II- oder Typ-III-Kryoglobulinämien. *Cordonnier* et al. (1983) verfolgte klar definierte essentielle Kryoglobulinämien vom Typ II. Von 18 IgG-IgM-Kappa-Kryoglobulinämien mit Nephropathie gingen 14 mit einer membranoproliferativen Glomerulonephritis einher. Die Zahl der Patienten mit ebenfalls Kg Typ II, aber ohne Nephropathie, ist nicht angegeben, weshalb kein Vergleich zu den Kg Typ III-positiven Patienten möglich ist. In der Arbeit von *Gorevic* et al. (1980) wird jedoch hervorgehoben, daß auch bei gemischten, polyklonalen Kg (Typ III) mit PAN-Syndrom bei 7 (31%) von 22 Patienten sich entweder gravierende renale oder neurologische Komplikationen einstellten.

5.4 Purpura-Arthralgie-Nephritis-Syndrom und Hepatitis B

Das PAN-Syndrom wird meist als eine Manifestation der essentiellen Kryoglobulinämie, d.h. als ein eigenständiges, durch Kg hervorgerufenes Krankheitsbild aufgefaßt. Neuere Untersuchungen zeigen nun allerdings eine Assoziation zur Hepatitis-B-Virusinfektion. Von 29 untersuchten Patienten, deren klinische Befunde in vollem Umfang dem PAN-Syndrom entsprachen, gingen 15 (45%) mit serologisch faßbaren Zeichen der Hepatitis-B-Infektion einher, wie Hepatitis-Oberflächen-Antigen (HBsAg) (3 Patienten) und/oder anti-HBsAg (*Gorevic* et al. 1980). Im Kryopräzipitat von 23 dieser Patienten ließ sich in 17 Fällen (61%) HBsAg und/oder anti-HBsAg identifizieren, wobei die Anamnese bezüglich Ikterus und Hepatitis nur bei 2 Patienten ergiebig war (*Levo* et al. 1977). Während wie oben besprochen bis zu 70% der Patienten eine Hepatomegalie mit abnorm erhöhten Leberenzymen aufwiesen, zeigten die histologischen Untersuchungen bei 18 Patienten entweder einen unauffälligen Befund (8mal), eine chronische Hepatitis (7mal), eine Zirrhose (6mal) oder eine Vasikulitis (2mal). Diesen Befunden aus New York ist eine Studie aus Boston von *Popp* et al. (1980) entgegenzustellen, in der nur einer von 12 Patienten mit PAN-Syndrom mit Hepatitis-B-Marker (Anti-HBsAg) im Krypopräzipitat beschrieben ist. Alle Seren waren negativ bezüglich HBsAg oder anti-HBsAg. In einer weiteren Arbeit aus Pisa (*Bombardiere* et al. 1979) wurden bei 9 Patienten mit PAN-Syndrom Hepatitis-B-Marker (HBsAg 2 Patienten, anti-HBsAg 7 Patienten) entdeckt, während 14 Patienten diese Merkmale nicht aufwiesen. In unserem eigenen Patientengut konnten serologisch die Zeichen der Hepatitis-B-Virusinfektion nur bei einem von 8 Patienten mit PAN-Syndrom erfaßt werden (*Fontana* et al. 1982). Am XII. Internationalen Kongreß für Allergologie und klinische Immunologie in Washington (1985) berichtete Dr. Irma *Gigli*, University of California (San Diego) über ihre Befunde an 37 Patienten mit essentieller Kryoglobulinämie und PAN-Syndrom. Im Kryopräzipitat wurde bei 27 Patienten anti-HBsAg und bei 11 Patienten HBsAg entdeckt, wobei elektronenmikroskopisch Danepartikel zur Darstellung kamen.

Zusammenfassend scheint mindestens bei einem Teil der Patienten aufgrund der Häufigkeit von Hepatitis-B-Markern in den Patientenseren und vor allem durch den Nachweis von HBsAg und Anti-HBsAg im Kryopräzipitat ein Zusammenhang zwischen PAN-Syndrom und Hepatitis-B-Virusinfektion zu bestehen. Da in bezug auf Hepatitis-B-Marker die bisherigen Patientenserien recht unterschiedlich sind, werden weitere Studien nötig sein, um unter Umständen verschiedene klinische Verläufe zwischen den Gruppen zu erfassen. Die Assoziation von Hepatitis-B-Virusinfektion und PAN-Syndrom ist bemerkenswert in bezug auf die ebenfalls mit Vaskulitis und oft positiver

Hepatitisserologie einhergehende Periarteritis nodosa (*Hangartner* et al. 1982). Bei
der Periarteriitis nodosa werden im Unterschied zum PAN-Syndrom vorwiegend mit-
telgroße Gefäße betroffen und das HBsAg kann in den Vaskulitisläsionen nachgewiesen werden.

5.5 Histologische Befunde des Purpura-Arthralgie-Nephritis-Syndroms

Entsprechend der Häufigkeit der Organbeteiligung sind vor allem die Läsionen der
Haut und der Nieren gut untersucht worden. An der Haut liegt der Purpura eine leukozytoklastische Vaskulitis zugrunde mit einem perivaskulären Ödem, Schwellung
der Endothelzellen, Infiltraten von neutrophilen Granulozyten, Extravasaten von
Erythrozyten und perivaskulären Leukozytenkerntrümmern, den sog. "nuclear dusts"
(*Brouet* et al. 1974; *Gorevic* et al. 1980). In den perivaskulären Infiltraten sind neben
den Granulozyten auch Lymphozyten erkennbar, wobei deren Anteil von Patient zu
Patient unterschiedlich ist und bei normokomplementären Patienten höher zu liegen
scheint. Durch immunologische Untersuchungen gelang es, bei etwa 50% der Patienten perivaskuläre Ablagerungen von IgG, IgM und gelegentlich Komplement zu zeigen. Diese Ablagerungen finden sich weder in der klinisch unauffälligen Haut der Patienten noch entlang der Basalmembran der Haut, wie es für den systemischen Lupus
erythematodes typisch ist.

Bei Patienten mit Lymphadenopathie und PAN-Syndrom fiel das Fehlen von Ger-
minalzentren und eine diffuse Vermehrung von Plasmazellen in den Lymphknoten
auf (*Cryer* u. *Kissane* 1976).

Die Nierenbeteiligung ist histologisch meist durch eine diffuse membranoproliferative Glomerulonephritis charakterisiert, seltener sind fokal proliferierende oder rein
membranöse Glomerulonephritiden.

Etwa 30% der Patienten weisen eine fokale und segmentale Vaskulitis auf, zum
Teil mit Nekrosen der juxtaglomerulären Arterien. Große endomembranöse Throm-
ben sind bereits histologisch für das Vorliegen einer Kryoglobulinämie suggestiv. Elek-
tronenmikroskopische Aufnahmen zeigen subendothelial kristalline Ablagerungen sowie fibrilläre und tubuläre Strukturen, welche ebenfalls typisch für eine Kg sind. Mehr
tubuläre Strukturen scheinen eher den monoklonalen IgG Kg, mehr zylindrische und
anuläre Ablagerungen eher den IgG-IgM Kg zu entsprechen (*Cordonnier* 1979). Mittels direkter Immunfluoreszenz kommen granuläre Ablagerungen von IgG, IgM und
C3 entlang der Nierenbasalmembran zum Vorschein (*Brouet* et al. 1974; *Gorevic* et al.
1980; *Cordonnier* et al. 1975; *Faraggiana* et al. 1979; *Asamer* et al. 1975). Patienten
ohne klinische Hinweise für eine Nephropathie weisen auch normale histologische Befunde bei der Nierenbiopsie auf.

Bei 9 Patienten, die an den Folgen des PAN-Syndroms starben, wurde bei 8 Patienten eine diffuse membranoproliferative Glomerulonephritis und bei 5 Patienten eine
generalisierte Vaskulitis diagnostiziert, wobei die Vaskulitis bei je 2 Patienten auch
die Koronargefäße, die Perikardgefäße, die Nebennierengefäße und bei je einem Patienten die Gefäße des peripheren Nervensystems, des Zentralnervensystems, der Lun-
ge oder des Magen-Darm-Trakts miteinbezog. Acht Patienten wiesen eine akute Infektion (Bronchopneumonien, Endokarditiden) auf, die mindestens zum Teil auf die

Behandlung mit Kortikosteroiden und Immunsuppressiva zurückzuführen war (*Franklin* 1980).

5.6 Essentielle Kryoglobulinämie mit atypischem Purpura-Arthralgie-Nephritis-Syndrom

Wie eingangs erwähnt, werden als essentielle Kryoglobulinämie jene Formen bezeichnet, bei denen keine Grundkrankheit wie Infektion, lymphoproliferative Erkrankung oder Autoimmunopathie nachweisbar ist. Diese essentiellen Kryoglobulinämien verlaufen entweder asymptomatisch oder gehen mit dem charakteristischen PAN-Syndrom einher, wobei sich die Nephritis bei 50% der Patienten und die Arthritis bzw. Arthralgie je nach Studie ebenfalls nur bei einem Teil der Patienten manifestiert. Allen Patienten gemeinsam ist die Purpura, die sich in 95% zu Beginn der Krankheit, selten in der Folge der Erkankung einstellt. Bei Durchsicht der Literatur finden sich Mitteilungen von Kryoglobulinämien, die ohne typisches PAN-Syndrom vor allem ohne Hautmanifestation einhergehen und trotz sorgfältiger Abklärung kein Grundmorbus eruierbar ist, was deren Klassifizierung als essentielle Kryoglobulinämie rechtfertigt. Zurückhaltung ist trotzdem geboten, da theoretisch das typische Bild des PAN-Syndroms sich noch entwickeln könnte oder das Auftreten eines Grundmorbus wie beispielsweise einer lymphoproliferativen Erkrankung die Kryoglobulinämie als sekundäre Form erscheinen lassen würde.

Als Beispiel solcher essentieller Kryoglobulinämien mit atypischem PAN-Syndrom sind folgende Mitteilungen herausgegriffen:

— Bei einer 50jährigen Patientin, die seit Jahren an migrierenden Arthralgien, Kälteüberempfindlichkeit, Zyanose der Finger und Müdigkeit litt, entwickelte sich ein Wallenberg-Syndrom mit Gangstörungen, Horner-Syndrom links, Parese des 9. und 10. Hirnnervs links, Hypoalgesie des Gesichts links und dissoziierten Empfindungsstörungen rechts. Angiographisch zeigte sich eine Einengung des distalen Teils der linken Arteria vertebralis und ein Verschluß der linken Arteria cerebellaris inferior. Die Blutsenkungsreaktion war auf 69/104 mm Westergren erhöht, die übrigen hämatologischen und laborchemischen Untersuchungen negativ. Eine Hypergammaglobulinämie sowie ein IgG-IgM Kg wurde entdeckt, wobei der Rheumafaktor-Latex-Test negativ war. Innerhalb weiterer 2 Jahre entwickelte sich zusätzlich eine periphere Polyneuropathie; wiederholte Kryoglobulintestungen fielen positiv aus (*Abramsky* u. *Slavin* 1974).

— Eine 50jährige Patientin mit anamnestischer Kälteempfindlichkeit zeigte einen über Wochen anhaltenden Status febrilis bei 38,5 °C, Müdigkeit und Nausea. In der Folge trat eine Hemiparese rechts mit Pyramidenzeichen auf. Abgesehen von einer Erhöhung des C-reaktiven Proteins, der Gammaglobuline und der Blutsenkungsreaktion (65/95 mm Westergren) waren die Laboruntersuchungen nicht ergiebig. Immunologische Untersuchungen zeigten ein IgG-IgM-Kg, der Latex-Test war negativ. Angiographisch konnte ein isolierter Verschluß der linken A. cerebri media dargestellt werden. Die Hemiparese besserte sich in Tagen und das Fieber bildete sich zurück. In den folgenden 2 Jahren fiel der Kg-Test wiederholt positiv aus und die

Patientin litt an episodalen Verwirrungszuständen, Arthralgien und Raynaud-Symptomatik (*Abramsky* u. *Slavin* 1974).

Weitere mit neurologischen Störungen einhergehende nosologisch unklar zuzuordnende Kryoglobulinämien wurden durch *Berkman* u. *Orlin* (1980) beschrieben. Diese Beispiele von essentiellen Kryoglobulinämien sind insgesamt atypisch, da die charakteristische leukozytoklastische Vaskulitis der Haut vermißt wird. Es ist möglich, daß eine nicht klassifizierbare Vaskulitis vorliegt, welche vorwiegend die Vasa nervorum oder Gefäße des Zentralnervensystems betrifft und sekundär mit Kg einhergeht.

Wir selbst beobachteten innerhalb eines Jahres 2 Patienten mit IgG-IgM-Kg, Rheumafaktoren und einer akut diffus proliferierenden Glomerulonephritis, aber ohne Purpura:

— Bei einem 45jährigen Patienten, der bis dahin immer gesund war, entwickelte sich eine Hypertonie, ein nephrotisches Syndrom und eine Niereninsuffizienz. Immunologisch fiel eine Verminderung des zirkulierenden IgG (bei Proteinurie), eine Erhöhung von C3 und C4 und eine deutliche Rheumafaktoraktivität (826 IE/ml bei normal < 45) auf. Das nachgewiesene Kryoglobulin (IgG-IgM) zeigte keine Bindung des Komplements und keine monoklonale Komponente.

— Ein 47jähriger Patient litt seit seiner Jugend an rezidivierenden Myalgien und Arthralgien, die mittels heißer Bäder und Tanderil innerhalb von Tagen jeweils verschwanden. Eine erstmalige Konsultation beim Rheumatologen brachte eine Erhöhung der Blutsenkung, eine Hyperurikämie, Hypercholesterinämie und Proteinurie zutage. Fünf Monate später, im Anschluß an einen katarrhalischen Infekt, traten Beinödeme, Thoraxschmerzen und ein generalisierter Pruritus auf. Es wurde eine bioptisch verifizierte membranoproliferative Glomerulonephritis mit nephrotischem Syndrom, Nierenvenenthrombosen und Lungenembolien diagnostiziert. Die immunologischen Untersuchungen deckten eine Kryoglobulinämie auf (IgG-IgM ohne Monoklonalität, aber mit Fixation von C3 und C4), ferner lag ein Rheumafaktor (161 IE/ml bei normal < 45) sowie eine Erhöhung des C-reaktiven Proteins und des C4 bei normalem C3 vor.

Bei diesen 2 Patienten liegt eine Kryoglobulinämie mit Glomerulonephritis vor, die sich einmal isoliert und bei einem Patienten nach seit vielen Jahren phasenweise auftretenden Arthralgien und Myalgien entwickelte. Auffallend ist das Fehlen des Leitsymptoms des PAN-Syndroms, der Purpura. Es stellt sich die Frage, ob eine sekundäre Kryoglobulinämie vorliegt. Aus den Arbeiten von *McIntosh* et al. (1975a,b, 1976) geht hervor, daß Kg obligat bei einer Vielzahl von Nephropathien nachweisbar sind. Der Kg-Gehalt korreliert mit der Krankheitsaktivität. Die Persistenz der Kg wies auf eine Progression, das Verschwinden derselben auf eine Remission hin.

Es scheint, daß noch nicht geklärte Mechanismen bei Niereninsuffizienz, nephrotischem Syndrom oder Glomerulonephritis die Neigung zur Kryopräzipitation von Immunglobulinen fördern, ohne daß die Kg selbst initial an der Realisation der renalen Schädigung beteiligt sein müssen, sekundär aber möglicherweise ihrerseits dazu beitragen. Auffallend und im Gegensatz zu obigen Patienten ist, daß in den Arbeiten von *McIntosh* keiner der 104 Patienten mit Nephropathie und Kryoglobulinämie zirkulierende Rheumafaktoren hatte. Wir glauben deshalb, daß bei isolierten, Kg-positi-

ven Glomerulonephritiden ohne Purpura die Rheumafaktoraktivität im Serum ein
Hinweis für eine direkte im Krankheitsgeschehen bedeutsame Rolle der Kg ist. Weshalb im Unterschied zum typischen PAN-Syndrom mit Rheumafaktoren und Kryoglobulinen die Haut nicht involviert war, ist zur Zeit unbekannt. Über 5 Patienten mit essentieller Kryoglobulinämie und IgG-IgM$_K$-Kg (Typ II), die ebenfalls eine isolierte Glomerulonephritis hatten, wurde neulich berichtet (*Cordonnier* et al. 1983).

5.7 Familiäre essentielle Kryoglobulinämie mit Purpura-Arthralgie-Nephritis-Syndrom

In der Literatur sind 2 Patienten mit gemischten Kg beschrieben, bei denen bei den Angehörigen nach Kg gesucht wurde. Entsprechende Untersuchungen sind sonst bei den uns bekannten Arbeiten über das PAN-Syndrom nicht durchgeführt worden.

In der einen Familie (*Shobach* 1977) litt die Indexpatientin, eine 42jährige Frau, an einer membranoproliferativen Glomerulonephritis und Hypertonie mit im Serum positiven Rheumafaktoren und IgG-IgM-IgA-Kg. Alle 4 Kinder (Alter: 15–24 Jahre) dieser Patientin hatten ebenfalls hohe Rheumafaktortiter (Latex: 1:1280–1:81920) und Kg derselben Zusammensetzung wie die Mutter, während der Ehemann der Patientin bezüglich dieser serologischen Parameter negativ war. Zwei der Kinder hatten eine isolierte Purpura, die anderen 2 eine isolierte Proteinurie, und bei einem Knaben lag eine Erhöhung des Kreatinins und wie bei der Mutter eine bioptisch nachgewiesene membranoproliferative Glomerulonephritis vor.

In der zweiten Familie (*Dammacco* et al. 1978) wurden bei 4 Geschwistern (Alter: 59- bis 76jährig) gemischte Kg (IgG-IgM) beobachtet. Die Indexpatientin, eine 59jährige Frau, zeigte ein typisches PAN-Syndrom mit Purpura, Arthralgien, Ulzera an den Beinen und Proteinurie sowie positiver Rheumafaktoraktivität im Serum. Eines der Geschwister litt an einer chronischen Hepatitis B mit Zirrhose, ein weiterer Bruder an einer im Anschluß an ein rheumatisches Fieber aufgetretenen Mitralstenose mit Vorhofflimmern und Herzinsuffizienz, während der vierte Angehörige eine Hypertonie (essentiell?) mit Herzinsuffizienz zeigte. Bei den zuerst beschriebenen 2 Patienten lag ein IgG-IgM$_K$ (Typ II) vor, die übrigen Patienten hatten ein IgG-IgM-Kg ohne monoklonale Komponenten (Typ III).

Diese 2 Familien sind hier ausführlich mitgeteilt, da sie in zweierlei Hinsicht beispielhaft sind. Zum einen wird die typische klassische Trias des PAN-Syndroms nicht bei allen Patienten notiert — eine isolierte Glomerulonephritis ohne Purpura wurde beobachtet. Dies unterstützt die Existenz eines hier in Kapitel 5.6 beschriebenen atypischen PAN-Syndroms als Variante der essentiellen Kryoglobulinämie. Andererseits sind Geschwister eines Patienten mit essentieller Kryoglobulinämie und PAN-Syndrom mitgeteilt, die man als sekundäre Kryoglobulinämie bei Hepatitis-B-Virusinfektion oder rheumatischem Fieber klassifizieren würde. Wir glauben, daß dies eine genetisch verankerte Neigung zur Kryoglobulinämie widerspiegelt, wobei die klassische Manifestation mitunter von der Art des zur Kryoglobulinbildung führenden Signals abhängt. Weiter zeigen die verschiedenen Probanden der zweiten Familie auch, daß asymptomatisch verlaufende Kryoglobulinämien wirklich existieren.

6 Sekundäre Kryoglobulinämien

6.1 Vorkommen

Wie eingangs betont, sind Kryoglobuline transitorisch bei Infektionen mit den verschiedensten Erregern wie Viren, Bakterien, Pilzen oder Protozoen sehr häufig (Tabelle 4). So wurde deren Nachweis erbracht bei viralen Hepatitiden, der Mononukleose, bei Zytomegalievirusinfektionen, bei Infektionen mit Toxoplasmen, Echinokokken, Leishmanien oder bei der Lues, der Lepra sowie bei Streptokokkeninfekten. Würde bei anderen, mehr alltäglichen Infektionskrankheiten wie beispielsweise bei Masern-, Influenza- oder Enterovirusinfektionen nach Kg gesucht, könnten diese möglicher-

Tabelle 4. Vorkommen der sekundären Kryoglobulinämie

A) Infektionskrankheiten

Poststreptokokken-Glomerulonephritis	*McIntosh* et al. (1975)
Mononucleosis infektiosa	*Kaplan* (1968), *Wager* et al. (1968), *Capra* et al. (1969), *Wands* et al. (1976)
Hepatitis B	*Jori* u. *Buonanno* (1972), *McIntosh* et al. (1975)
Lues	*Mustakallio* et al. (1967)
Toxoplasmose	*Wager* et al. (1968)
Zytomegalievirusinfektion	*Wager* et al. (1968), *Kantor* et al. (1970)
Echinokokkose	*Bombardieri* et al. (1973)
Akute Endokarditis (Strepto- und Staphylokokken)	*Hurwitz* et al. (1975)
Lepra	*Buonanno* u. *Damasco* (1971)
Kokzidioidomykose	*Gamble* u. *Ruggles* (1978)
Lyme-Arthritis	*Steere* et al. (1977)
Lymphogranuloma venereum	*Lassus* et al. (1970)

B) Autoimmunkrankheiten und Vaskulitiden

Systemischer Lupus erythematodes	*Hanauer* u. *Christian* (1967), *Stastny* u. *Ziff* (1969), *Invernizzi* et al. (1983)
Chronische Polyarthritis	*Weisman* u. *Zvaifler* (1975), *Erhardt* et al. (1979)
Thyreoiditis	*Meltzer* u. *Franklin* (1967)
Sjögren-Syndrom	*Talal* et al. (1968), *Brouet* et al. (1974), *Invernizzi* et al. (1983)
Autoimmunhämolytische Anämien	*Con* (1955), *Cooper* (1968), *Brouet* et al. (1974)
Sklerodermie	*Husson* et al. (1976), *Invernizzi* et al. (1983)
Kälteurtikaria	*Costanzi* et al. (1969)
Schoenlein-Henoch-Syndrom	*Garcia-Fuentes* et al. (1977)
Periarteritis nodosa	*Brouet* et al. (1974), *Schimmer* u. *Bloch* (1975)
Colitis ulcerosa	*Polcak* et al. (1967)
Erythema multiforme	*Huff* et al. (1980)
Arthritis nach intestinaler Bypaßoperation	*Wands* et al. (1976)

C) Lymphoproliferative Erkrankungen

Multiples Myelom	*Brouet* et al. (1974), *Abraham* et al. (1979)
Morbus Waldenström	*Brouet* et al. (1974)
Chronisch lymphatische Leukämie	*Brouet* et al. (1975), *Gilboa* et al. (1979)

weise oft gefunden werden. Kryoglobuline sind ferner beschrieben bei Autoimmunkrankheiten, wie dem systemischen Lupus erythematodes, der Sklerodermie, der Poly-
myositis, der Thyreoditis, dem Sjögren-Syndrom oder der chronischen Polyarthritis.
In der angiologischen Sprechstunde werden in der Abklärung von mit einer Raynaud-
Symptomatik einhergehenden Fingerarterienverschlüssen oft Kryoglobuline nachgewiesen und als Zeichen einer noch nicht klassifizierbaren Autoimmunkrankheit be-
ziehungsweise Kollagenose interpretiert. Unter den Malignomen sind es vor allem die
Erkrankungen des lymphatischen Systems (Lymphome, lymphatische Leukämie, Morbus Waldenström und multiples Myelom), ferner das Hypernephrom und das Hepa-
tom. Bei verschiedenen hämatologischen Erkrankungen wurden Kg beobachtet, so
bei der Polycythaemia vera, der Sichelzellanämie und den hämolytischen Anämien,
hier vorwiegend bei den mit Kälteagglutininen einhergehenden Hämolysen (vgl. unten). Der Nachweis von Kg bei der Sarkoidose, Cholangitis, Porphyria cutanea tarda,
oder beim akuten Myokardinfarkt zeigt nicht nur das weite Spektrum der mit Kg einhergehenden Erkrankungen, sondern weist auch auf die verschiedensten Pathomecha-
nismen der Kg-Entstehung hin. Bezüglich des Vorkommens von Kg bei Colitis ulcerosa
oder nach intestinaler Bypaßoperation zur Therapie der Adipositas kann ein vermehrter Anfall von Antigenen aus dem Intestinaltrakt angenommen werden oder bei der
Leberzirrhose ein verminderter Abbau derselben im retikuloendothelialen System der
Leber.

Wie aus dieser Zusammenstellung ersichtlich, gehen eine Vielzahl von Krankheiten
mit Erhöhung der schon in geringen Mengen normalerweise nachweisbaren Kryoglobuline einher. Das Muster der Kg-assoziierten Erkrankungen entspricht dem der mit
Immunkomplexen einhergehenden Krankheiten. Wie in dieser Übersicht weiter unten
dargestellt, entsprechen Kg in ihrer Eigenschaft, eine Rheumafaktoraktivität zu haben
oder Antigene zu bilden, eigentlichen Immunkomplexen. Wird nun umgekehrt nach
der Häufigkeit des Kryoglobulinnachweises bei einer gegebenen Krankheit gefragt, so
liegen im Vergleich zu den vielen einzelnen Fallberichten nur wenige Studien vor. Beim
multiplen Myelom sind an die 5% der Paraproteine Kryoglobuline und bei Morbus
Waldenström wurde bei 7% der untersuchten IgM Paraproteine Kryoglobulineigenschaften beobachtet (*Brouet* et al. 1974; *Abraham* et al. 1979; *Invernizzi* et al. 1983),
wobei unbekannt ist, inwiefern die Prognose der mit bzw. ohne Kg einhergehenden
Krankheit verschieden ist.

Bei den gemischten Kg wurden folgende Kg-Inzidenzen mitgeteilt:

— chronische Polyarthritis	40% (n = 43),	*Weisman* u. *Zvaifler* (1975);
— systemischer Lupus erythematodes	35% (n = 31),	*Stastny* u. *Ziff* (1969);
— Schoenlein-Henoch-Purpura	47% (n = 30),	*Garcia-Fuentes* et al. (1977);
— Erythema multiforme	50% (n = 36),	*Huff* et al. (1980);
— Intestinaler Bypass, postoperativ	60% (n = 5),	*Wands* et al. (1976);
— akute Endokarditis	95% (n = 20),	*Hurwitz* et al. (1975);
— Lyme-Arthritis	91% (n = 11),	*Steere* et al. (1977);
— akute Poststreptokokken- glomerulonephritis	100% (n = 72),	*McIntosh* et al. (1975);
— akute proliferative Glomerulo- nephritis	100% (n = 16),	*McIntosh* et al. (1975);
— membranöse Glomerulonephritis	40% (n = 10),	*McIntosh* et al. (1975).

Die bei der Poststreptokokkennephritis und Endokarditis im Vergleich zur chronischen Polyarthritis oder Lupus erythematodes gezeigte hohe Kg-Inzidenz weist darauf hin, daß bei Infektionskrankheiten die Kg-Inzidenz mehr vom Erreger und weniger von individuellen Faktoren abhängt, während bei den Autoimmunkrankheiten individuelle, eventuell genetisch verankerte Faktoren eine Rolle spielen könnten.

6.2 Beeinflussung des Grundmorbus durch Kryoglobuline

Die Frage drängt sich auf, inwiefern Kg an der jeweiligen Krankheitssymptomatik beteiligt sind. Kg können das klinische Bild beherrschen, oder sie werden mehr zufällig im Rahmen einer Studie erfaßt, ohne daß ihnen ein Krankheitswert zuzukommen scheint. Prinzipiell sind Kg über 2 pathogenetisch verschiedene Mechanismen klinisch bedeutsam. Kg, welche nur aus einem monoklonalen Ig (Typ I) bestehen, führen durch intravasale Präzipitation zu Viskositätserhöhung. Von den gemischten Kg Typ II und III kann durch Aktivierung des Komplementsystems und Ablagerung ins Gewebe eine inflammatorische Wirkung ausgehen. Prototyp dieses letzteren Mechanismus ist das Purpura-Arthralgie-Nephritis-Syndrom.

6.2.1 Monoklonale Kryoglobuline

Hyperviskositätssyndrome sind vorwiegend bei Morbus Waldenström beschrieben, wo sie auch ohne Kryoglobulineigenschaft des IgM-Paraproteins auftreten. IgM-Moleküle weisen ein hohes Molekulargewicht auf und zeigen eine unübliche Konfiguration, indem 5 Moleküle von einer zentralen Region nach außen projiziert sind, was die intravasale Aggregation fördert und dadurch zur erhöhten Viskosität bei IgM-Paraproteinämie führt. Die damit verbundenen Symptome bestehen in einer Trübung des Sehvermögens, Kopfschmerz, Gangstörungen, Schwindel, Bewußtseinsstörung und Gehöreinbuße. Auch IgA- und IgG-Paraproteine haben die Tendenz, durch Polymerisierung von IgA-Monomeren bzw. Aggregation von IgG die Viskosität zu beeinflussen (*Bloch* u. *Maki* 1973). Als Folge der Kryoglobulineigenschaft gewisser Paraproteine kann zusätzlich in Abhängigkeit von der Außentemperatur und der Temperatur, bei der das Kg präzipitierbar wird, eine intravasale Präzipitation stattfinden, was zu einer Beeinträchtigung der Kapillardurchblutung der Haut führt. Diese äußert sich in Form einer Raynaud-Symptomatik und in Nekrosen der Nasenspitze, Ohren, Finger und Zehen. Im Gegensatz zu den Symptomen der gemischten, zu Vaskulitis führenden Kg wird bei den monoklonalen Kg ein oft klarer zeitlicher und örtlicher Zusammenhang mit der Kälteexposition notiert. Ein eigener Patient mit monoklonalen Kg Typ I (IgM$_K$), welches bei 29 °C präzipitierte, war an den meisten Tagen im Jahr an das Haus gebunden, und das Trinken kalter Getränke führte innerhalb von 15 min zu abdominalen Koliken. Eine Umsiedlung in den Süden war unumgänglich.

Paraproteine, vor allem der IgM-Ig-Klasse bei Morbus Waldenström, können sowohl Kryoglobulineigenschaften haben als auch als Kälteagglutinine in der Kälte Erythrozyten zur Aggregation bringen (*Macris* et al. 1970; *Tsai* et al. 1977). Diese Kryo-IgM-Paraproteine binden als Kälteagglutinine-I-, seltener i-Antigene oder proteasesensitive (PR) Determinanten auf Erythrozyten und führen zur Agglutination der Zellen sowie seltener, unter Fixation von Komplement, zu Hämolyse.

Zwei Patienten mit chronisch lymphatischer Leukämie und monoklonalen IgG_K-Kg entwickelten ein nephrotisches Syndrom mit histologisch gesicherter membranoproliferativer Glomerulonephritis (*Gilboa* et al. 1979) und Ablagerungen von IgG und C_3. Beide IgG-Kg hatten auch als Rheumafaktoren anti-IgG-Eigenschaften. Eine akute diffus proliferierende Glomerulonephritis sowie kälteabhängige Hautsymptome wurden auch bei einem Patienten mit monoklonalem IgG_K-Kg beobachtet, wobei keine erkennbare mit Paraproteinämie assoziierte Grundkrankheit diagnostiziert werden konnte (*Bengtsson* et al. 1975).

6.2.2 Gemischte Kryoglobuline

Gemischte Kg können in der Pathogenese von Glomerulonephritis, Arthralgien und systemischen Vaskulitiden involviert sein und zum Bild des PAN-Syndroms führen. Theoretisch denkbar ist, daß bei Autoimmunkrankheiten, lymphoproliferativen Erkrankungen oder chronischen Infektionskrankheiten das Auftreten von Kg das klinische Bild verändert oder akzentuiert. In der Tat sind bei Patienten mit chronischer Polyarthritis und extraartikulären Vaskulitiden Kg signifikant häufiger nachweisbar als bei Patienten, bei denen keine systemischen Krankheitsmanifestationen vorliegen (*Weisman* u. *Zvaifler* 1975). In einer neuen Arbeit von *Erhardt* et al. (1979) ergab sich ebenfalls eine gute Korrelation zwischen extraartikulären Polyarthritiskomplikationen und Kg-Menge, während der C1q-Bindungstest gleichsam bei extra- sowie rein artikulären Arthritiden erhöht war. Auch beim systemischen Lupus erythematodes korreliert der Nachweis von IgG-IgM-Kg sehr gut mit der Krankheitsaktivität, insbesondere mit dem Auftreten der Lupusnephritis und der Verminderung von C3 im Serum (*Stastny* u. *Ziff* 1969; *Hanauer* u. *Christian* 1967).

Durch die Elimination von Kg in Seren von Patienten mit akutem systemischem Lupus erythematodes konnte in vitro die stark reduzierte Opsonisation von Staphylokokken behoben werden. Umgekehrt gelang es durch Zugabe von Kg in Normalseren deren Opsonisationsfähigkeit zu reduzieren (*Nived* et al. 1985). Demzufolge könnten Kg durch Störung der Phagozytose zur vermehrten Infektionsanfälligkeit, die bei verschiedenen Autoimmunkrankheiten oder auch beim PAN-Syndrom beobachtet wurde, beitragen.

Steere et al. (1977) zeigte bei 11 Patienten mit Erythema chronicum migrans und Lyme-Arthritis, daß im Gegensatz zur alleinigen Hautmanifestation die aktive Arthritis mit einer Verminderung von Komplementfaktor C3 und immer mit Kg assoziiert war.

Diese Beispiele weisen auf eine Assoziation von Kg mit das jeweilige Krankheitsbild komplizierenden Arthritiden, renalen Läsionen oder Infekten hin. Da bei den mit Vaskulitis oder Glomerulonephritis einhergehenden Autoimmunkrankheiten Ig und Komplement mittels direkter Immunfluoreszenz in den Läsionen nachgewiesen wurden, besteht die Möglichkeit, daß Kg nicht als ein Epiphänomen besonders aktiver Krankheitsphasen zu betrachten sind, sondern direkten Einfluß auf die Pathogenese der Läsionen nehmen, sei es beispielsweise durch Aktivierung des Komplementsystems oder Blockierung von Fc-Rezeptoren des retikuloendothelialen Systems mit daraus resultierendem verminderten Abbau von Immunkomplexen (vgl. unten).

7 Was macht ein Kryoglobulin kryopräzipitierbar?

Die zur Kryopräzipitation führende Temperatur hängt in vitro wesentlich von der Proteinkonzentration ab. Generell liegt die Temperatur um so höher, je größer die Proteinkonzentration ist. Die Präzipitation von Ig kann bereits bei 35 °C beginnen oder aber erst bei Temperaturen unter 5 °C einsetzen. Wird die Proteinkonzentration gesenkt, so unterliegt dasselbe Ig, das bei 35 °C präzipitierbar war, erst bei wesentlich tieferen Temperaturen der Präzipitation (*Meltzer* u. *Franklin* 1966). Untersuchungen über den Einfluß von Osmolarität, pH sowie von repetitiven Wärme-Kälte-Einflüssen sind unergiebig oder die Daten von Kg zu Kg verschieden. IgG-IgM-Kg mit Rheumafaktoraktivität weisen meistens 2 Sedimentationskoeffizienten von 7S und 19S ohne Hinweis für größere molekulare Komplexbildung auf (*Meltzer* et al. 1966). Dies steht im Gegensatz zu nicht kryopräzipitierbaren Rheumafaktoren, die mit IgG 22S-Komplexe bilden. Die Bindung zwischen IgG und IgM gemischter Kg scheint demzufolge schwächer als die der nicht in Kälte ausfallenden Rheumafaktoren. IgG-IgM-Kg liegen aber als lösliche Komplexe bereits bei 37 °C vor, das heißt die Bindung der Komponenten ist nicht der temperaturabhängigen Präzipitation des Komplexes gleichzusetzen (*Chenais* et al. 1978). Dies scheint für gemischte Kg, nicht aber für monoklonale Kg Typ I zuzutreffen, bei denen eine Komplexbildung erst bei Temperaturerniedrigung erfolgen soll (*Saluk* u. *Clem* 1975).

Die biochemische Analyse von Kg zeigte im Vergleich zu normalen Ig bezüglich der Aminosäurensequenzen weitgehende Homologien. Dies gilt beispielsweise für die V_H-Sequenz von McE, einem monoklonalen IgM_K-Kryoglobulin, welches eine hohe Homologie zu He, das zur V_H II Subgruppe gehört, hat. Ältere Befunde an diesem Kryoglobulin, die eine Val-Ile-Substitution an der Position 2 des terminalen Pyrrolidonkarboxylsäure tragenden Peptides zeigen, konnten nicht bestätigt werden (*Gerber-Jenson* et al. 1981).

Im Vergleich zu normalen Ig zeigt das McE-IgM_K-Kryoglobulin vergleichbare CDR ("complementarity determing region") und FR ("framework region") sowie vergleichbare konstante Regionen. Die Primärstruktur eines Bence-Jones-Kryoproteins (Tog) von einem IgD-Myelom sowie der leichten Ketten und VH-Domaine von Hil, einem monoklonalen IgG_1-Kryoglobulin sind ebenfalls analysiert worden. Bei Tog-Kg wurden zwischen der Position 32 und 41 in der ersten hypervariablen Region eine dem Protein eigene Verteilung hydrophober Stellen identifiziert und mit der Kryopräzipitierbarkeit in Zusammenhang gebracht (*Nabeshima* u. *Ikenah* 1979). Die obigen Daten von *Gerber-Jensen* et al. (1981) sowie aus einer Arbeit von *Meinke* u. *Spiegelberg* (1976), in der die ersten 40 Aminosäuren des N-terminalen Endes von 2 Kappa- und einem Lambda-Bence-Jones-Protein sequenziert wurden, sprechen gegen Kg-spezifische Veränderungen der hypervariablen Region. Erste neue Untersuchungen weisen auf intermolekulare elektrostatische Interaktionen hin, die zur Kryopräzipitation führen könnten und durch eine eigenartige Verteilung der Ladungen an der Oberfläche möglicherweise in der Fab-Region bedingt sind (*Kosarev* et al. 1984).

Interessant sind Untersuchungen von IgM-Kg mit Kälteagglutinineigenschaften, wie sie bei Morbus Waldenström auftreten können. Ein IgM_K-kryopräzipitierbares Kälteagglutinin, genannt WKV, mit anti-Pr2-Spezifität auf Erythrozyten konnte neuraminidasebehandelte Erythrozyten nicht mehr binden, was die Bedeutung der N-Azetylneuraminsäure für die Expression von aktiven Stellen auf den Erythrozyten zeigt. Die Neuraminidasebehandlung von MKV hatte eine Freisetzung von Neuraminsäure zur Folge und machte das IgM-Molekül bezüglich Kryopräzipitation temperaturinsensitiv. Das heißt, die Neuraminsäure war essentiell sowohl für die Kryopräzipitation wie die Kälteagglutination (*Tsai* et al. 1977). Die Behandlung mit Neuraminidase konnte auch die Kryopräzipitierbarkeit eines IgM-Lambda-Kg mit Kälteagglutinineigenschaften (anti-Gd-Spezifität) aufheben (*Weber* u. *Clem* 1981). Die nachgewiesenen Störungen der Glykosilierung mit Verminderung des Gehaltes an Fukose und Hexose sowie die gezeigten Veränderungen des Kohlenhydratanteils durch Glykosidasen mit dadurch bedingter Aufhebung der Kryoglobulineigenschaften weisen ebenfalls auf die bezüglich der Kälte induzierbaren Präzipitation von Ig bedeutsame Glykosilierung der Ig hin (*Andersen* et al. 1977).

8 Antigenspezifität von Kryoglobulinen

8.1 Monoklonale Kryoglobuline

Analog den Paraproteinämien bei Morbus Waldenström, dem multiplen Myelom oder der lymphatischen Leukämie ist auch bei den monoklonalen Kryoglobulinen (Typ I) die antigene Spezifität des in Kälte präzipitierenden Paraproteins unbekannt. Identifiziert wurden monoklonale Antikörper, die über ihre Antigen-Bindungsstelle Determinanten für die folgenden Moleküle erkannten: IgM mit anti I/i-Spezifität als sogenannte Kälteagglutinine (*Fudenberg* u. *Kunkel* 1957), IgG-Paraproteine mit einer Spezifität gegen Ig, gegen Streptolysin O (*Kornvall* 1967), gegen Staphylokokkenproteine (*Mansa* u. *Kiens* 1965), gegen Rubella (*Gibaud* et al. 1972) oder Klebsiellen (*Hannestad* u. *Sletten* 1971). Es wurde vermutet, daß eine anhaltende antigene Stimulation im Rahmen von chronischen Infektionen zu einer Expansion eines B-Zellklons führt, was sich serologisch durch das Erscheinen eines monoklonalen Gradienten ausdrückt. Bei den monoklonalen Kryoglobulinen (Typ I) wurden antigenspezifische Bindungen mit anti-I/i-Antigenen auf Erythrozyten (Kälteagglutinine) bei Morbus Waldenström gezeigt (*Weber* u. *Clem* 1981). In diesem Zusammenhang ist es interessant, daß durch Immunisierung von Balb/c-Mäusen mit hitzeaktivierten Streptococcus pneumoniae Typ XIV monoklonale Antikörper (IgM$_K$) entwickelt werden konnten, die sich sowohl als Kälteagglutinine wie auch als Kg verhielten. Die Spezifität der Antikörper richtete sich gegen Kohlenhydratteile (N-azetyl-laktosamin) auf Typ-XIV-spezifischen Polysacchariden mit einer nachweisbaren Kreuzreaktivität gegen Erythrozytenantigene sowie gegen Kohlehydrate auf dem Fc-Teil von Immunglobulinmolekülen (*Patel* u. *Brown* 1985). Als Antistreptolysin-Antikörper entpuppte sich ein IgG$_K$-Kryoglobulin bei einem Patienten mit rezidivierendem rheumatischem Fieber und hohem Anti-Streptolysin-Titer (AST). Die AST-Eigenschaft lag im F(ab)2- und Fab-Teil des Kryoglobulins (*Seligman* et al. 1968).

8.2 Gemischte Kryoglobuline

Im Kryopräzipitat von Patienten mit gemischten Kg gelang es, verschiedene nicht den Ig zuzuordnende Moleküle nachzuweisen, wie Komplementkomponenten (*Druet* et al. 1973), α_2-Makroglobulin (*Hanauer* u. *Christian* 1967) sowie Lipoproteine (*Allen* 1966). In vitro konnte die Fähigkeit von Kg, Komplement zu binden, gezeigt werden. Die Bedeutung der Assoziation von Kg zu α_2-Makroglobulinen oder Lipoproteinen ist unklar, und es stellt sich die Frage, ob die Kg als Autoantikörper mit diesen Proteinen interagieren. Bei einigen Patienten mit Myelom, Hyperlipidämie und Xanthomatose wurden Paraproteine mit anti-α- und -β-Lipoproteineigenschaften beobachtet. Bei verschiedenen sekundären, gemischten Kryoglobulinämien gelang es, im Kryopräzipitat Antikörper nachzuweisen, welche mit dem Grundmorbus in Zusammenhang standen. Gezeigt wurden Antikörper gegen Zellkerne und DNS bei Patienten mit Lupus erythematodes (*Bleustone* et al. 1970; *Forsen* u. *Barnett* 1968; *Hanauer* u. *Christian* 1967) sowie Antikörper gegen Hepatitis B-Antigene (vgl. oben) und bakterielle Antigene (*Seligman* et al. 1968; *Hurwitz* et al. 1975). Da in diesen Kryopräzipitaten nicht nur die zitierten Antikörperspezifitäten nachweisbar waren, sondern auch das entsprechende Antigen, z.B. DNS beim Lupus erythematodes oder Hepatitis-B-Antigen bei Patienten mit Purpura-Arthralgie-Nephritis-Syndrom, liegen eigentliche Antigen-Antikörper-Komplexe vor, die sich von klassischen Immunkomplexen durch die Kryopräzipitierbarkeit unterscheiden. Noch unklar ist die Bedeutung einer Arbeit von *Barnett* et al. (1970), in der freie DNS auch in Kryopräzipitaten von Patienten mit essentieller Kryoglobulinämie beobachtet wurde.

Eine spezielle Situation stellt die vor allem bei essentiellen Kryoglobulinämien und beim Purpura-Arthralgie-Nephritis-Syndrom, seltener beim multiplen Myelom oder bei Morbus Waldenström zu beobachtende Rheumafaktoraktivität dar. Als Antigen wirkt das IgG, welches durch den „Kryoglobulin-Rheumafaktor", v.a. IgM gebunden wird. Im Unterschied zum klassischen Rheumafaktor, welcher nicht durch Kälte präzipitierbar ist, richten sich Kryo-Rheumafaktoren vorwiegend gegen den Fc-Teil von IgG und nicht gegen Antigene auf leichten Ketten oder anderen Fab-Determinanten (*Baldzs* u. *Fröhlich* 1966; *Curtain* et al. 1965). Eine neue Arbeit von *Geltner* et al. (1980) widerlegt allerdings diese Aussage. Bei 11 Patienten mit gemischter Kryoglobulinämie, wobei 7 Patienten eine Hepatitis-B-Virusinfektion hatten und in 8 Fällen ein IgG-IgM$_K$-Kryoglobulin vorlag, wurde die Spezifität des IgM-Teils gegen das F(ab′)2-Fragment von IgG untersucht. Bei den Patienten zeigte sich eine Reaktion mit dem autologen F(ab′)2-Fragment von IgG$_K$ und mit, je nach Patient, 2–10 heterologen F(ab′)2-Fragmenten. Einige der Anti-Fab-Antikörper richteten sich gegen HBsAg-spezifische Idiotypen, da die Zugabe von HBsAg zu den F(ab′)2-Fragmenten eine signifikante Abnahme der Bindungsfähigkeit von IgM zur Folge hatte. Diese Abnahme stellte sich bei F(ab′)2-Fragmenten, die keine Anti-HBsAG-Aktivität hatten, nicht ein. Interessant, aber noch schwierig zu interpretieren, ist die Beobachtung, daß die IgM-Komponente des Kg nur aus Kappa-light-chains zusammengesetzt und damit als nicht monoklonal, sondern oligoklonal produzierter Antikörper aufzufassen ist (*Geltner* et al. 1980). Zusammenfassend weisen diese Arbeiten also auf zirkulierende Idiotypen-Anti-Idiotypen oder zirkulierende Immunglobulin-Anti-Immunglobulinkomplexe hin, die Immunkomplexen entsprechen und in Kälte zur Präzipitation gebracht werden können.

9 Von der Kryoglobulinämie zur Krankheit

Der Verlauf bei Patienten mit Kryoglobulinämie gestaltet sich äußerst variabel (Abb. 1).
Selbst nach jahrelanger Beobachtung sind — allerdings selten — Patienten mit essentieller Kryoglobulinämie beschrieben, die asymptomatisch geblieben sind (*Invernizzi*
et al. 1983), etwa die Hälfte zeigt über Jahre die Kombination von Purpura und Arthralgien und 30–40% der Patienten entwickelten eine Nephropathie. Man gewinnt den
Eindruck, daß abgesehen von der Art des Kg und des Signals zur Kg-Bildung auch weitere Parameter den Krankheitsverlauf und die Ausprägung der Vaskulitis beeinflussen
müssen. Bei der monoklonalen Kg Typ I ist die klassische Symptomatik sowohl von
der Menge des Kg wie von der zur Kryopräzipitation führenden Temperatur abhängig.
Hyperviskositätssyndrome werden vor allem bei in großer Menge zirkulierenden und
bereits bei hohen Temperaturen ausfallenden Kg beobachtet. Bei den gemischten Kg
mit Rheumafaktoraktivität sind diese Kriterien wenig maßgebend. Pathophysiologisch
muß, da diese Kg Antigen-Antikörperkomplexen entsprechen, vom Konzept der im-
munkomplexbedingten Krankheiten, dem Komplementsystem Beachtung geschenkt
werden, zumal auch nicht kryopräzipitierbare Immunkomplexe mittels des C1q Bin-
dungsassays bei essentiellen Kryoglobulinämien beobachtet wurden (*Lawley* et al.
1980; *Bombardieri* et al. 1981; *Corvetta* et al. 1983). Isolierte Kg sind in vitro fähig,
das Komplementsystem über den klassischen Weg zu aktivieren (*Haydey* et al. 1980).
Patienten mit essentieller Kryoglobulinämie haben eine Verminderung der gesamthä-
molytischen Kapazität CH_{50} sowie der Komplementfaktoren C1q, C1r, C1s, C2 und
C4, weniger häufig auch von C3 (*Corvetta* et al. 1983). Die In-vivo-Aktivierung des
Komplementsystems wurde durch den Nachweis erhöhter C3d-Spiegel bei 13 von
18 Patienten mit essentieller Kg erbracht. In diesen Untersuchungen haben *Corvetta*
et al. (1983) auch eine im Vergleich zu Kontrollseren deutliche Verminderung der
Fähigkeit, Immunkomplexe zu zerstören und die Präzipitation von Immunkomplexen
zu verhindern, nachgewiesen.

Tierexperimentelle Arbeiten weisen auf die zur Elimination von Immunkomplexen
entscheidende Bedeutung von Fc-Rezeptoren für IgG im retikuloendothelialen System
hin. Bei 9 Patienten mit essentieller Kryoglobulinämie und mittels C1q-Test nachweisbaren Immunkomplexen wurde ein Defekt in der Clearance von IgG-beschichteten
Erythrozyten nachgewiesen. Die verminderte IgG-Erythrozyten-Clearance korrelierte
mit dem Auftreten der Glomerulonephritis, nicht aber mit den Komplement- oder
C1q-Werten. Daraus geht eine Fc-Rezeptor-Dysfunktion hervor, die durch Absätti-
gung der Fc-Rezeptoren durch zirkulierende Immunkomplexe, durch Verminderung
der Fc-Rezeptor-positiven Milzmakrophagen oder durch eine gestörte Expression der
Fc-Rezeptoren bedingt sein könnte. Im Tierexperiment hat die Blockade des retikuloendothelialen Systems eine verlängerte Halbwertszeit von exogen verabreichten Immunkomplexen und die Ablagerung derselben im Gewebe zur Folge. Unterschiede in
1. der Aktivierung des Komplementsystems durch ein Kg, 2. der bei den Patienten mit
essentieller Kryoglobulinämie nachgewiesenen verminderten Solubilisierungsfähigkeit
von Immunkomplexen sowie 3. der gestörten Fc-Rezeptorfunktion werden ausschlaggebend sein für die von Patient zu Patient unterschiedliche Klinik und für die nicht
einheitlich pathogene Rolle präformierter Kryoglobuline. Bezüglich der pathogenen
Rolle von Kg sind auch neue Arbeiten bemerkenswert, die zeigen, daß Kg basophile

Leukozyten über einen IgE unabhängigen Mechanismus, welcher hitzelabile Plasmafaktoren, möglicherweise C4a, C3a und C5a involviert, aktivieren können, was die Freisetzung vasoaktiver Mediatoren zur Folge hat (*Miadonna* et al. 1985). Diese führen zu einer Erhöhung der Gefäßpermeabilität und mögen dadurch zur Penetration von Immunkomplexen in den extravasalen Raum beitragen.

10 Therapie kryoglobulininduzierter Krankheiten

Entsprechend den verschiedenen Kg-Typen sowie den unterschiedlichen, einer Kryoglobulinämie zugrundeliegenden Erkrankungen ist auch die Therapie uneinheitlich und verlangt eine genaue Charakterisierung des vorliegenden Krankheitsbildes. Generell betrachtet muß bei den zu Hyperviskosität führenden *monoklonalen Kg Typ I* einerseits der Patient vor Kälteeinflüssen geschützt werden, da die Kg-Präzipitation bereits in vivo erfolgen kann, andererseits sollte die Kg-Konzentration gesenkt werden. Bereits 1950 wurde durch *Barr* et al., leider ohne großen Erfolg, versucht, die Kg-Konzentration mittels "partial exsanguination and blood replacement"(!) zu vermindern. Mittels Plasmaphereseeinrichtungen ist es heute möglich, große Plasmamengen effizient zu entziehen und dadurch beispielsweise bei Paraproteinämie das klinische Bild des Hyperviskositätssyndroms dramatisch zu bessern (*Schwab* u. *Fahey* 1960). Dasselbe gilt für monoklonale Kryoglobulinämien, bei denen die Plasmapheresebehandlung eine Besserung der Hautulzera, der kälteinduzierten Symptome sowie des Hyperviskositätssyndroms zur Folge hatte (*Grossman* et al. 1972; *Kuenn* et al. 1979; *James* u. *Kingston* 1979; *Berkman* u. *Orlin* 1980; *Letendre* u. *Kyle* 1982). Um die Kosten und die Risiken der Übertragung von Infektionskrankheiten durch Infusion von Plasma und Albumin zu verringern, wurde das Patientenplasma nach Entfernung der durch Kälte in vitro präzipitierten Ig reinfundiert — ein als Kryoglobulinpherese bezeichnetes Verfahren (*McLeod* u. *Sassetti* 1980). Der Erfolg der Behandlung war sehr oft nur von vorübergehender Natur und abhängig von der kontinuierlichen Durchführung der Plasmapherese. Zudem wurden die therapeutischen Erfolge meist früher oder später überschattet durch die Symptomatik der den Kg Typ I zugrundeliegenden Krankheiten wie Morbus Waldenström oder multiples Myelom. Unabhängig der Plasmapheresebehandlung sollte die übliche Therapie des Grundmorbus mit Zytostatika durchgeführt werden.

Bei dem mit *gemischten Kg Typ II oder III* einhergehenden PAN-Syndrom liegen bis heute keine standardisierten Therapieprotokolle vor, da mitunter die doch eher seltene Krankheit in ihrem Verlauf von Patient zu Patient variabel und durch das Auftreten von Spontanremissionen und Exazerbationen gekennzeichnet ist; zudem stellt das PAN-Syndrom äthiologisch sowie pathogenetisch sicher auch ein uneinheitliches Syndrom dar. Beschrieben sind therapeutisch die Anwendung von nichtsteroidalen Antirheumatika, Antihistaminika, Kortikosteroide oder Zytostatika, welche alle mit Plasmapherese ihre Kombination finden können. Ohne eine Mitbeteiligung lebenswichtiger Organe wie beispielsweise einer Nephritis drängt sich eine aggressive Therapie nicht auf, zumal aus keiner Arbeit eine medikamentöse Therapie hervorgeht, die prophylaktisch bei bestehender Purpura das Auftreten der Nephritis verhindern könnte.

In unserem Patientengut (vgl. Abb. 2) sind beispielsweise die Patienten 2, 4, 6 und 7 unter nur minimalen therapeutischen Maßnahmen wenig durch die Krankheit gestört, und der Verlauf war ohne aggressive Therapie nicht durch das Auftreten komplizierter Nephritiden oder systemischer Vaskulitiden getrübt. Andererseits persistierten bei den Patienten 1, 3 und 5 die abnormen Urinbefunde (Mikrohämaturie und Proteinurie) trotz Therapie mit Kortikosteroiden und Cyclophosphamid oder Azathioprin, unterstützt durch Plasmapherese, d.h. 2mal wöchentlicher Entzug von 1500–6000 ml Plasma pro Sitzung mittels Aminco- oder Hemonetic-Zellseparation. Als positiver Punkt muß andererseits hervorgehoben werden, daß mit dieser aggressiven Therapie mindestens über 1 $^1/_2$ bis 3 Jahre trotz renaler Beteiligung keiner der Patienten eine Niereninsuffizienz entwickelte und die übrigen Symptome (Arthralgie und Purpura) klar günstig beeinflußt wurden. Eine Langzeittherapie mit Kortikosteroiden allein hatte auf die Purpura, Arthralgie und Myopathie bei Patient 7 keinen Effekt (*Fontana* et al. 1982).

In der Literatur stehen neben beeindruckenden klinischen Erfolgen oder partiellen Remissionen mit Alkylantien [Cyclophosphamid, Chlorambucil und Melphalan (*Brody* u. *Samitz* 1973; *Ristow* et al. 1976; *Cordonnier* et al. 1975; *Mathison* 1971; *Trygstad* u. *Stiehm* 1971)], ebenso einprägsame Mißerfolge mit unaufhaltsamem Fortschreiten in die terminale Niereninsuffizienz (*Golde* u. *Epstein* 1968; *McLeod* u. *Sasseti* 1980; *Grossman* et al. 1972; *Ristow* et al. 1976). Während d-Penicillamin ohne Effekt zu sein scheint (*Gorevic* et al. 1980), liegen über die Kombination mit Plasmapherese sehr unterschiedliche Ergebnisse vor (*Berkmann* u. *Orlin* 1980; *McLeod* u. *Sasseti* 1980; *Gorevic* et al. 1980). Unter der Behandlung mit Plasmapherese reduziert sich die Kg-Menge (*Bombardieri* et al. 1984). Damit ging eine statistisch signifikante Abnahme der Proteinurie sowie des Serumkreatinins einher (*Sinico* et al. 1984; *Abbate* et al. 1984), ein Effekt, welcher nach Absetzen der Plasmapherese über Jahre anhielt. Zur Zeit läßt sich zusammenfassend sagen, daß bei Nephritiden, progredienten Neuropathien oder systemischen Vaskulitiden eine aggressive Therapie mit Kortikosteroiden in Kombination mit Alkylantien und Plasmapherese indiziert ist, da sonst bekanntlich die Prognose quoad vitam schlecht ist.

Nachtrag

Zur Pathogenese der Kryoglobulinämie und der Kryoglobulin assoziierten Erkrankungen ist eine neue Arbeit zu beachten, in der gezeigt wurde, daß es in Mäusen, welche mit verschiedenen monoklonalen Antikörpern der IgG3 Subklasse (mit und ohne Rheumafaktoraktivität) behandelt wurden, zur Bildung von Kryoglobulinen, vorwiegend der IgG3 Klasse, kam. Einige Tiere entwickelten eine vaskulär bedingte Purpura sowie Immunkomplex-Nephritis [*Gyotoku Y* et al. (1987) J Immunol 138:3785–3792]. Damit ist nicht nur ein interessantes Tiermodell für das Studium der durch Kryoglobuline induzierten Vaskulitis geschaffen, sondern auch die Möglichkeit der Kryoglobulinbildung durch IgG3 in vivo gezeigt.

P
K,A   K,C   Pat. 1
?   Mikrohämaturie
Raynaud
Arthralgien
Purpura
1979   1980   1981

K_LO   K
N   Pat. 2
Abdominalbeschwerden
Cephalea, Depression
Purpura
73   75   77   79   81

P   P
K   K,C   Pat. 3
Hämaturie, Proteinurie
Arthralgien
Purpura
76   77   78   79   80   81

Pat. 4
Arthralgien
Purpura
Erbrechen, Diarrhöe
Herpes zoster
75   76   77   78   79   80   81

P
K,A   K,C   Pat. 5
?   Protein-, Mikrohämaturie
Abdominalbeschwerden
Arthralgien
Purpura
75   76   77   78   79   80   81

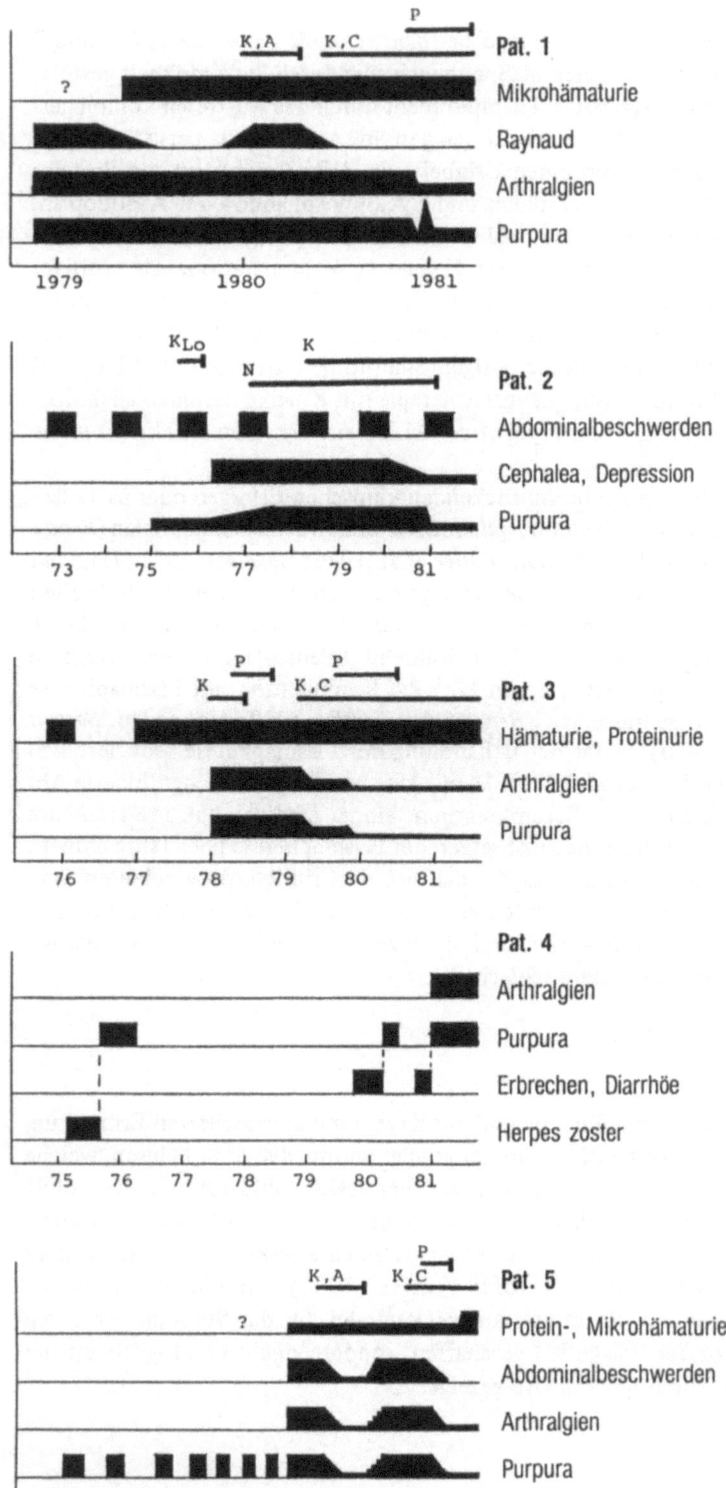

Abb. 2

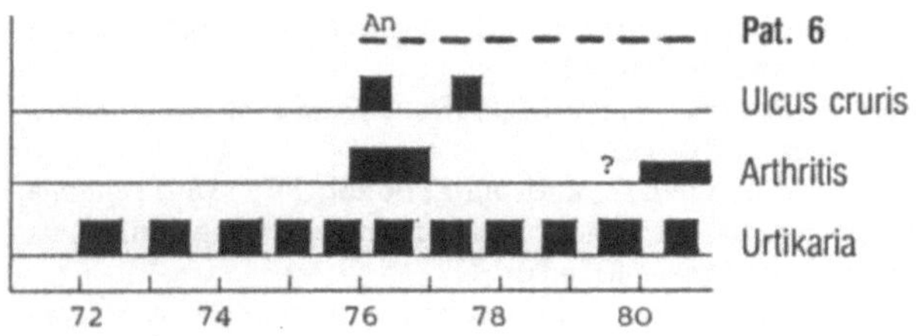

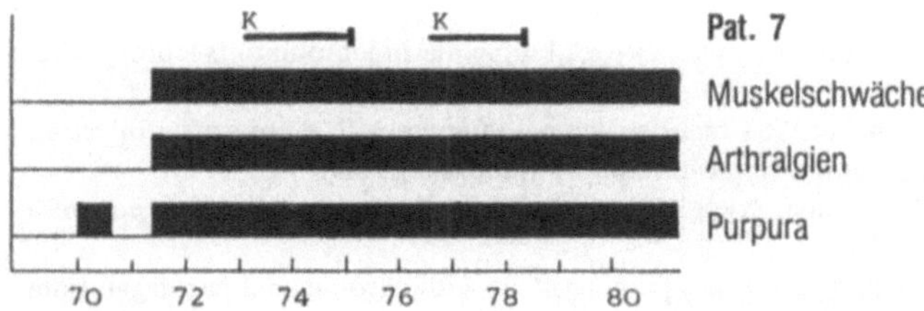

Abb. 2. Therapie und Verlauf des Purpura-Arthralgie-Nephritis-Syndroms. (*K* Kortikosteroide, *K$_{Lo}$* Kortikosteroide lokal, *A* Azathioprin, *C* Cyclophosphamid, *P* Plasmapherese, *N* Neuroleptika, *An* Antihistaminika)

Literatur

Abbate AL, Maggiore Q, Caccamo A, Misefari V, Bartolomeo F, Delfino D, Cutrupi S, Pagnotta G (1984) Long term effects of cryopheresis and cryostatic treatment in essential mixed cryoglobulinemia. Int J Art Organs 8:19–22

Abraham GN (1979) Immunological and structural properties of human monoclonal IgG cryoglobulins. Clin Exp Immunol 36:63–70

Abramsky D, Slavin S (1974) Neurologic manifestations in patients with mixed cryoglobulinemia. Neurology 24:245–249

Allen JC (1966) Studies on two-component cryoprecipitation. Fed Proc 25:726 (Abstr)

Andersen BR, Tesar JT, Schmid FR, Haisty WK, Hartz WH (1971) Biological and physical properties of a human γM cryoglobulin and its monomer subunit. Clin Exp Immunol 9:795–807

Asamer H, Weiser G, Michlmayr G (1975) Essentielle gemischte Kryoglobulinämie mit Nierenbeteiligung. Schweiz Med Wochenschr 105:1057–1062

Balázs V, Fröhlich MM (1966) Anti-heavy chain activity of the monoclonal (paraprotein) cryoglobulins with rheumatoid factor effect. Am J Med Sci 252:668–674

Barnett EV, Bluestone R, Cracchiolo A, Goldberg LS, Kantor GL, McIntosh RM (1970) Cryoglobulinemia and disease. Ann Int Med 73:95–107

Barr DP, Reader GG, Wheeler CH (1950) Cryoglobulinemia. I. Report of two cases with discussion on clinical manifestations, incidence and significance. Ann Intern Med 32:6–29

Bengtsson U, Larsson O, Lindstedt G, Svalander Ch (1975) Monoclonal IgG cryoglobulinemia with secondary development of glomerulonephritis and nephrotic syndrom. Quant J Med 175:491–503

Berkman EM, Orlin JB (1980) Use of plasmapheresis and partial plasma-exchange in the management of patients with cryoglobulinemia. Transfusion 20:171–178

Bluestone R, Goldberg LS, Cracchiolo A, Barnett EV (1970) Detection and characterization of DNA in mixed (IgG-IgM) cryoglobulins. Int Arch Allergy Appl Immunol 39:16–26

Bloch KJ, Maki DG (1973) Hyperviscosity syndromes associated with immunoglobulin abnormalities. Sem Hematol 10:113–124

Bombardieri S, Terchner A, Vicari G (1973) Cryoglobulinemia in Echinococcosis. Proc Soc Exp Biol Med 142:941 945

Bombardieri S, Paoletti P, Ferri C, di Munno O, Fornai E, Giuntini C (1979) Lung involvement in essential mixed cryoglobulinemia. Am J Med 66:748–756

Bombardieri S, Maggiori Q, L'Abbate A, Bartolomeo F, Ferri C (1981) Plasma exchange in essential mixed cryoglobulinemia. Plasma Ther 2:101–109

Bombardieri S, Ferri C, Migliorini P, Puccetti A, Vitali C, Moriconi L, Fosella PV (1984) Immune complex behaviour during prolonged plasma exchange in essential mixed cryoglobulinemia and systemic lupus erythematosus. Int J Art Organs 8:7–10

Brody J, Samitz MH (1973) Cutaneous signs of cryoparaproteinemia: control with Burst Alkeran and prednisone. Am J Med 55:211–214

Brouet JL, Clauvel JP, Danon F, Klein M, Seligman M (1974) Biologic and clinical significance of cryoglobulins. Am J Med 57:775–788

Bunomo L, Damacco F (1971) Immune complex cryoglobulinemia in lepromatous leprosy. Clin Exp Immunol 9:175–180

Chenais F, Fudenberg HH, Wang AC (1978) Transient cryoglobulinemia in rabbits after injection of aggregated human gamma globulin. Clin Immunol Immunpathol 9:67–74

Con HO (1955) Acute hemolytic anemia, cryoglobulinemia and cold agglutinations. Report of a case. N Engl J Med 253:1011–1013

Cooper AG (1968) Purification of cold agglutinins from patients with chronic cold haemagglutinin disease. Clin Exp Immun 3:691–702

Cordonnier D, Martin H, Groslambert P, Miconin C, Chenais F, Stoebner P (1975) Mixed IgG-IgM cryoglobulinemia with glomerulonephritis. Am J Med 59:867–872

Cordonnier D, Vialtel P, Martin H, Reuversez J, Chenais F, Miconin C, Stoebner P (1977) Croyglobulines et glomérulonephrites. In: Actualités Néphrologiques de l'Hôpital Necker. Flammarion, Paris, p 349

Cordonnier D, Vialtel P, Reuversez JC, Chenais F, Favre M, Tournond A, Barioz C, Bayle F, Dechelette E, Denis MC, Conderc P (1983) Renal diseases in 18 patients with mixed type II IgM-IgG cryoglobulinemia: monoclonal lymphoid infiltrations and membranoproliferative glomerulonephritis. Adv Nephrol 12:177–204

Corvetta A, Spaeth PJ, Ghirelli PA, Orecchioni F, Buetler R, Montroni M, Nydegger UE (1983) Complement activation and impaired capacity to solubilize immune complexes or to prevent their formation in essential mixed cryoglobulinemia. Diagnostic Immunology 1:315–323

Costanzi JJ, Coltman CA, Donaldson VH (1969) Activation of complement by a monoclonal cryoglobulin associated with cold urticaria. J Lab Clin Med 74:902–910

Cream JJ (1972) Cryoglobulins in vasculitis. Clin Exp Immunol 10:117–126

Cryer PE, Kissane J (1976) Mixed cryoglobulinemia. Am J Med 61:95–102

Curtain CC, Baumgarten A, Pye J (1965) Coprecipitation of some cryomacroglobulins with immunoglobulins and their fragments. Arch Biochem Biophys 112:37–41

Dammacco F, Scarpioni L, Antonaci S, Bonomo L (1978) Cryoimmunoglobulinemia in four sisters. Acta Haematol 59:215–222

Drucker DJ, Bookman AA (1985) Pseudotumor cerebri in association with polyarthritis, urticaria and cryoglobulinemia. Can Med Ass 132:147–149

Druet P, Letonturier P, Contet A, Mandet C (1973) Cryoglobulinaemia in human renal diseases. A study of seventy-six cases. Clin Exp Immunol 15:483–496

Erhardt CC, Mumford P, Maini RN (1979) The association of cryoglobulinemia with nodules, vasculitis and fibrosing alveolitis in rheumatoid arthritis and their relationship to serum C_{1q} binding activity and rheumatoid factor. Clin Exp Immunol 38:405–413

Faraggiana T, Parolini C, Previato G, Lupo A (1979) Light and electron microscopic findings in five cases of cryoglobulinemic glomerulonephritis. Virchows Arch A Path Anat Histol 384: 29–44

Fontana A, Doll B, Joller H (1982) IgG-IgM-Kryoglobulinämie mit Purpura-Arthralgie-Nephritis-Syndrom. Schweiz Med Wochenschr 112:7–13

Forsen NR, Barnett EV (1968) Antinuclear antibodies and nuclear antigens in cryoprecipitates. Arthritis Rheum 11:479–480

Franklin EC (1980) The role of cryoglobulins and immune complexes in vasculitis. J Allergy Clin Immunol 66:269–273

Fudenberg HH, Kunkel HG (1957) Physical properties of the red cell agglutinins in acquired hemolytic anemia. J Exp Med 106:689–702

Gamble CN, Ruggles SW (1978) The immunopathogenesis of glomerulonephritis associated with mixed cryoglobulinemia. N Engl J Med 299:81–92

Garcia-Fuentes M, Chantler C, Williams DG (1977) Cryoglobulinemia in Henoch-Schönlein purpura. Br Med J 2:163–165

Geltner D, Franklin EC, Frangione B (1980) Antiidiotypic activity in the IgM fractions of mixed cryoglobulins. J Immunol 125:1530–1535

Gerber-Jenson B, Kazin A, Keloe JM, Scheffel Ch, Erickson BW, Litman GW (1981) Molecular basis for the temperature-dependent insolubility of cryoglobulins. The amino acid sequence of the heavy chain variable region of McE. J Immunol 126:1212–1216

Gibaud A, Dorche G, Poncet MJ, Creyssel R (1972) Une globuline myelomateuse γG à haute activité dans le test d'hémagglutination de la rubéole. Rev Eur Et Clin Biol 12:700–702

Haydey RP, Patarroyo de Rojas M, Gigli I (1980) A newly described control mechanism of complement activation in patients with mixed cryoglobulinemia. J Invest Dermatol 74:328–332

Huff JC, Weston WL, Carr RI (1980) Mixed cryoglobulinemia, $^{125}C_{1q}$ binding and skin immunofluorescence in erythema multiforme. J Invest Dermatol 74:375–377

Hurwitz D, Quismorio FP, Frion GJ (1975) Cryoglobulinemia in patients with infectious endocarditis. Clin Exp Immunol 19:131–141

Husson JM (1976) Systemic sclerosis and cryoglobulinemia. Clin Immunol Immunopathol 6:77–82

Invernizzi F, Galli M, Serino G, Monti G, Meroni PL, Granatieri C, Zanussi C (1983) Secondary and essential cryoglobulinemias. Acta Hematol 70:73–82

James MP, Kingston PJ (1979) Essential monoclonal cryoglobulinemia: the use of intermittent plasmapheresis to control cold induced symptoms. Clin Exp Dermatol 4:209–213

Jori GP, Buonanno G (1972) Chronic hepatitis and cirrhosis of the liver in cryoglobulinemia. Gut 13:610–613

Kantor GL (1970) Immunologic abnormalities induced by posttransfusion cytomegalovirus infection. Ann Intern Med 73:553–558

Kaplan ME (1968) Cryoglobulinemia in infectious mononucleosis. Quantitation of a characterization of the cryoproteins. J Lab Clin Med 71:754–765

Kornvall G (1967) Ligand-binding sites for streptolysin O and staphylococcal protein A on different parts of the same myeloma globin. Acta Pathol Microbiol Scand 69:619–623

Kosarev LV, Surovtsev VI, Zav'Yalov VP (1984) Effect of chemical modification on the cryoprecipitation of monoclonal human cryoglobulin M. Biochim Biophys Acta 790:125–131

Kuenn JW, Weber R, Teague PO, Keitt AS (1979) Cryopathic gangrene with an IgM lambda cryoprecipitating cold agglutinin. Cancer 42:1826–1833

Lassus A (1970) Autoimmune serum factors and IgA elevation in lymphogranuloma venereum. Ann Clin Res 2:51–56

Lawley TJ, Gorevic PD, Hamburger MI, Franklin EC, Frank MM (1980) Multiple types of immune complexes in patients with mixed cryoglobulinemia. J Invest Dermatol 75:297–301

Lerner AB, Barnum CB, Watson CJ (1947) Studies of cryoglobulins II. The spontaneous precipitation of protein from serum at 5 °C in various disease states. Am J Med Sci 214:416–421

Letendre L, Kyle R (1982) Monoclonal cryoglobulinemia with high thermal insolubility. Mayo Clin Proc 57:629–633

Levo Y, Gorevic PD, Kassab HJ, Zucker-Franklin D, Franklin EC (1977) Association between hepatitis B virus and essential mixed cryoglobulinemia. N Engl J Med 296:1501–1504

Logothetis J, Kennedy W, Ellington A (1968) Cryoglobulinemic neuropathy. Incidence and clinical characteristics. Arch Neurol 19:389–397

Ludmerer KM, Kissane JM (1985) Abdominal pain, purpura and death in an elderly woman. Am J Med 78:839–849

Macris NT, Capra JD, Frankel GJ, Joachim HL, Satz H, Bruno MS (1970) A lambda light chain cold agglutinin-cryomacroglobulin occurring in Waldenström's macroglobulinemia. Am J Med 48:524–529

Mannick M, Haakenstad AO, Arend WP (1974) The fate and detection of circulating immune complexes. In: Brent L, Holborow J (eds) Progress in immunology II, vol 5. American Elsevier New York, pp 1–12

Mansa B, Kiems E (1965) Extremely high contents of anti-staphylolysin in serum samples from a patient with multiple myeloma. Acta Pathol Microbiol Scand 65:303–306

Mathison DA (1971) Purpura, arthralgia and IgM-IgG cryoglobulin with rheumatoid factor activity. Response to cyclophosphamid and splenectomy. Ann Intern Med 74:383–390

McIntosh RM (1975) The nature and incidence of cryoproteins in hepatitis B antigen positive patients. Q J Med 45:23–38

McIntosh RM, Grey HM (1976) Cryoglobulinemia. In: Miescher PA, Müller-Eberhard HJ (eds) Text book of immunopathology, Second Edition, vol II. Grune & Stratton, New York, pp 619–631

McIntosh RM, Griswold WR, Chernack WB, Williams G, Strauss J, Kaufman DB, Koss MN, McIntosh JR, Cohen R, Weil R (1975) Cryoglobulins III. Q J Med 45:285–307

McLeod BC, Sassetti RJ (1980) Plasmaphereses with return of cryoglobulin-depleted antologous plasma (cryoglobulinpheresis) in cryoglobulinemia. Blood 55:866–870

Meinke GC, Spiegelberg HL (1976) Aminoacid sequence of the first hypervariable region of 2K and a lambda Bence Jones cryoglobulin. Immunochemistry 13:915–919

Meltzer M, Franklin EC (1966) Cryoglobulinemia – A study of twenty-nine patients. Am J Med 40:828–836

Meltzer M, Franklin EC (1967) Cryoglobulins, rheumatoid factor and connective tissue disorders. Arthritis Rheum 10:489–492

Meltzer M, Franklin EC, Elias K, McCluskey RT, Cooper N (1966) Cryoglobulinemia. A clinical and laboratory study II. Cryoglobulins with rheumatoid factor activity. Am J Med 40:837–856

Meroni PL, Barcellini W, de Bartolo G, Invernizzi F, Zanussi C (1984) Abnormalities of in-vitro immunoglobulin synthesis by peripheral blood lymphocytes from patients with essential mixed cryoglobulinemia. Clin Immunopathol 33:245–257

Miadonna A, Leggieri E, Tedeschi A, Cottini M, Invernizzi F, Froldi M, Zanussi C (1985) Complement anaphylatoxins in idiopathic mixed cryoglobulinemia. Int Archs Allergy Appl Immun 76:120–125

Mustakallio KK, Lassus A, Wager O (1967) Autoimmune pheomena in syphilitic infections: rheumatoid factor and cryoglobulins in different stages of syphilis. Int Arch Allergy 31:417–426

Nabeshima Y, Ikenaka T (1979) Primary structure of cryo Bence-Jones protein (Tog) from the urine of a patient with IgD myeloma. Mol Immunol 16:439–444

Nived O, Linder C, Odeberg H, Svensson B (1985) Reduced opsonisation of protein A containing staphylococcus aureus in sera with cryoglobulins from patients with active systemic lupus erythematosus. Ann Rheum Dis 44:252–259

Patel RD, Brown JC (1985) Preparation and characterization of murine monoclonal antibodies that express both cold agglutinin and cryoglobulin activities. J Immunol 134:4041–4047

Polcak J, Widdemann J, Polcakova J, Skalova M (1967) Immunochemical and immunoelectrophoretic characteristics of the cryoprotein and formol-gel test in serum of patients with ulcerative colitis. Gastroenterologia (Basel) 107:273–282

Popp JW, Dienstag JL, Wands JR, Bloch KJ (1980) Essential mixed cryoglobulinemia without evidence for hepatitis B virus infection. Ann Int Med 92:379–383

Reza MJ, Roth BE, Pops MR, Goldberg LS (1974) Intestinal vasculitis in essential mixed cryoglobulinemia. Ann Intern Med 81:632–634

Ristow SC, Griner PF, Abraham GN, Shoulson I (1976) Reversal of systemic manifestations of cryoglobulinemia. Treatment with melphalan and prednison. Arch Intern Med 136:467–470

Saluk PH, Clem LW (1975) Studies on the cryoprecipitation of a human IgG3 cryoglobulin. Immunochemistry 12:29–34

Scarlett JA, Kistner MJ, Yang LC (1979) Behcet's syndrome: report of a case associated with pericardial effusion and cryoglobulinemia treated with indomethacin. Am J Med 66:146–148

Schimmer BM, Bloch KJ (1975) Mixed IgM-IgG cryoglobulinemia terminating in polyarteritis nodosa. J Rheumatol 2:241–250

Schwab PJ, Fahey JL (1960) Treatment of Waldenström's macroglobulinemia by plasmapheresis. N Engl J Med 263:574–579

Seligman M, Basch A, Bernard J (1968) IgG myeloma cryoglobulin with antistreptolysin activity. Nature 220:711–712

Shobach D (1977) Familial cryoglobulinemia. John Hopkins Med J 140:267–274

Sinico RA, Fornasieri A, Fiorini G, Paracchini ML, Renoldi P, Maldifassi P, Bucci A, Ferrario F, D'Amico G (1984) Plasma exchange in the treatment of essential mixed cryoglobulinemia nephropathy. Long-term follow up. Int J Art Organs 8:15–18

Soter NA, Austen KF, Gigli I (1974) The complement system in necrotizing angiitis of the skin. J Invest Dermatol 63:219–226

Stastny P, Ziff M (1969) Cold-insoluble complexes and complement levels in systemic lupus erythematosus. N Engl J Med 280:1376–1381

Steere AC, Hardin JA, Malawista StE (1977) Erythema chronicum migrans and Lyme arthritis: Cryoimmunoglobulins and clinical activity of skin and joints. Sci 196:1121–1122

Talal N, Zisman E, Schur PH (1968) Renal tubular acidosis, glomerulonephritis and immunologic factors in Sjogren's syndrome. Arthritis Rheum 11:774–778

Tarantino A, Anelli A, Costantino A, De Vecchi A, Monti G, Massaro L (1978) Serum complement patterns in essential mixed cryoglobulinemia. Clin Exp Immunol 32:77–85

Thomas L, Smith RT, von Korff R (1954) Cold precipitation by heparin of a protein in rabbit and human plasma. Proc Soc Exp Biol Med 86:813–819

Trygstad CW, Stiehm ER (1971) Elevated serum IgA in anaphylactoid purpura. Pediatrics 47: 1023–1028

Tsai CM, Zopf DA, Yu RK, Wistar R, Ginsburg V (1977) A Waldenström macroglobulin that is both a cold agglutinin and a cryoglobulin because it binds N-acetylneuraminosyl residues. Proc Natl Acad Sci 74:4591–4594

Virella G, Hobbs JR (1971) Heavy chain typing in IgG monoclonal gammopathies with special reference to cases of serum hyperviscosity and cryoglobulinaemia. Clin Exp Immunol 8:973–980

Wager O, Rasanen JA, Hagnan A et al. (1968) Mixed cryoimmunoglobulinaemia in infectious mononucleosis and cytomegalovirus mononucleosis. Int Arch Allergy 34:345–361

Wager O, Mustakallio KK, Rasanen JA (1968a) Mixed IgA/IgG cryoglobulinemia: immunological studies and case reports of three patients. Am J Med 44:179–187

Wands JR (1976) Circulating immune complexes and complement sequence activation in infectious mononucleosis. Am J Med 60:269–272

Wands JR, LaMont JT, Mann E, Isselbacher KJ (1976) Arthritis associated with intestinal bypass procedure for morbid obesity. N Engl J Med 294:121–124

Weber RJ, Clem LW (1981) The molecular mechanism of cryoprecipitation and cold agglutination of an IgM Waldenström macroglobulin with anti-Gd specificity: Sedimentation analysis and location of interacting sites. J Immunol 127:300–305

Weisman M, Zvaifler N (1975) Cryoglobulinemia in rheumatoid arthritis. Significance in serum of patients with rheumatoid vasculitis. J Clin Invest 56:725–739

Wintrobe MM, Buell NV (1933) Hyperproteinemia associated with multiple myeloma; with report of a case in which an extraordinary hyperproteinemia was associated with thrombosis of the retinal veins and symptoms suggesting Raynaud's disease. Bull Johns Hopkins Hosp 52:156–165

Zimmerman SW, Dreher WH, Burkholder PM, Goldfarb S, Weinstein AB (1976) Nephropathy and mixed croyglobulinemia: evidence for an immune complex pathogenesis. Nephron 16:103–115

Cholestase

H.-P. Buscher[1]

Key words: *Cholestase – hepatobiliärer Transport – Gallensäuren – azinäre Organisation – Cholestasefaktoren – Drogenikterus – Ikterus – Leberzirrhose – Vitaminmangel – Hyperlipidämie*

---

[1] Priv.Doz. Dr. Hans-Peter Buscher, Medizinische Klinik der Universität Freiburg, Hugstetter Str. 55, D-7800 Freiburg i.Br.

---

1 Definition und Einteilung

Als Cholestase wird die Beeinträchtigung des Galleflusses definiert, die zu einem Rückstau gallepflichtiger Substanzen im Blut führt und einen Mangel funktionell wichtiger Gallebestandteile im Darm bewirken kann. Der Begriff wurde eingeführt, um lichtmikroskopisch sichtbare Veränderungen des Lebergewebes zu beschreiben, die in praktisch gleicher Weise bei einer Störung des Galleabflusses wie bei Störungen der Gallebildung beobachtbar sind [121]. Aus klinischer Sicht lassen sich die Cholestasen einteilen:

a) nach dem Schweregrad in eine komplette, eine inkomplette und eine subklinische Cholestase und
b) nach der Pathogenese in eine obstruktiv bedingte und eine nicht-obstruktiv hepatozellulär bedingte Cholestase.

Die komplette Cholestase, für die der Begriff „Cholestase" der eigentlichen Wortbedeutung nach steht, ist durch eine vollständige Stagnation des Galleflusses gekennzeichnet. Bei der inkompletten Cholestase ist der Gallefluß über eine für die Ausscheidungsfunktion der Leber kritische Grenze hinaus vermindert, so daß die Konzentration gallepflichtiger Substanzen im Blut ansteigt. Die subklinische Cholestase ist durch eine Einschränkung des Galleflusses gekennzeichnet, die sich zwar klinisch noch nicht bemerkbar macht, jedoch bereits zu laborchemisch erfaßbaren Veränderungen führt.

Bei der intrahepatischen Cholestase dominiert in der Regel eine Störung der Gallebildung durch den Hepatozyten. Es können jedoch auch intrahepatisch posthepatozelluläre Abflußstörungen der Galle vorliegen, die klinisch ein ähnliches Bild wie posthepatische Abflußstörungen hervorrufen können.

2 Ätiopathogenese

Posthepatozelluläre Behinderungen des Galleflusses und hepatozelluläre Störungen der Gallebildung scheinen in Kausalketten mit der Neigung, sich zu verstärken, miteinander verknüpft zu sein. Da die verschiedenen Ursachen sich gleichende morphologische, klinische und laborchemische Veränderungen hervorrufen, können gemeinsame pathogenetische Endstrecken am Hepatozyten angenommen werden. Der gallebildende Hepatozyt steht damit im Mittelpunkt der klinischen Überlegungen und der experimentellen Untersuchungen [40, 21, 110, 123, 126, 129].

Die Bildung der Primärgalle durch den Hepatozyten ist ein außerordentlich komplexer Prozeß [21, 129], der im Bereich mehrerer theoretisch abgrenzbarer Teilprozesse so gestört sein kann, daß eine Verminderung der Ausscheidungsleistung des Hepatozyten die Folge ist [110]. Das Verständnis der Gallebildung ist damit Voraussetzung für das Verständnis der Cholestase.

2.1 Physiologie der Gallebildung

Nach heutigem Verständnis besteht die Galle ihrer Herkunft nach aus einer hepatozytären und einer posthepatozytären oder duktulären Komponente. Beide Komponenten sind bisher nicht isoliert analysierbar gewesen; die aus der intakten Leber gewinnbare Galle hat immer bereits eine duktuläre Passage mit einer in ihr möglichen sekundären Modifikation hinter sich. Das heutige Bild von der Gallebildung basiert daher auf Untersuchungen nicht nur am Gesamtorgan der Leber, sondern auch an isolierten Leberzellen, Leberzellkulturen und Vesikelpräparationen aus definierten Plasmamembranarealen der Leberzellen.

Der von den Hepatozyten hervorgerufene Gallefluß wird wesentlich von der biliären Ausscheidung der Natriumsalze der Gallensäuren bestimmt (BSDF = bile salt dependent fraction) und durch die Mitnahme von Lösungswasser erklärt. Während Gallensäuren aus dem Blut durch die Leberzellen aktiv biliär sezerniert und dabei auf das 1000fache konzentriert werden, gelangen das zum Ladungsausgleich notwendige Na^+ und das zum osmotischen Ausgleich notwendige Lösungswasser passiv und zum größten Teil wahrscheinlich parazellulär in die Gallenkapillaren. Die biliäre Ausscheidung anderer osmotisch aktiver Verbindungen, in der Hauptsache vermutlich Bicarbonat, trägt ebenfalls zum Gallefluß bei (BSIF = bile salt independent fraction). Die BSIF kann jedoch durch Gallensäuren beeinflußt werden [16, 172], so daß in Frage steht, wie eigenständig diese Fraktion ist. Bisher kann noch nicht eindeutig unterschieden werden, welcher Anteil der BSIF, der hepatozytäre oder/und der duktuläre, auf Gallensäuren reagiert.

Die verschiedenen Zonen der Leberacini haben unterschiedliche Aufgaben bei der Gallebildung: Während die periportale Zone 1 vorwiegend für die BSDF verantwortlich ist, wird der perivenösen Zone 3 die Bildung eines überproportional großen Anteils der BSIF zugeschrieben [64].

Die an der Gallebildung beteiligten Mechanismen der Leberzelle umfassen Transportvorgänge an der sinusalen und lateralen Zellmembran, im Zellinneren und an der Gallenkapillarmembran. Sie sind zusammenfassend in Abb. 1 dargestellt.

Der hepatobiliäre Transport gallepflichtiger Verbindungen beginnt mit ihrer Aufnahme über die sinulaterale Zellmembran der Leberzellen. Obwohl Gallensäuren im Blut überwiegend an Albumin und HDL gebunden transportiert werden [174] und nur in sehr geringen Konzentrationen frei vorliegen, wird ihre Aufnahme nicht behindert [52]. Auch die Aufnahme anderer an Albumin gebundener Verbindungen geschieht unerwartet rasch. Als Erklärung werden Wechselwirkungen von Albumin mit der Plasmamembran der Hepatozyten angenommen, die eine Dissoziation seiner Liganden in direkter Nachbarschaft zu den Transportsystemen fördern [53, 176]. Die Rolle von HDL für die Aufnahme von Gallensäuren ist noch nicht bekannt.

Die eigentliche Aufnahme von Gallensäuren über die sinulaterale Zellmembran ist ein „Bergauftransport" gegen einen Konzentrationsgradienten und gegen ein elektrisches Potential. An ihm sind kinetischen Befunden zufolge „carrier" beteiligt, von denen sich 2 unterschiedliche Systeme differenzieren lassen [9, 29]. Eines von ihnen arbeitet nur in Anwesenheit eines von außen nach innen abnehmenden Na^+-Gradienten und transportiert vorzugsweise konjugierte Gallensäuren; das andere arbeitet auch ohne extrazelluläres Na^+. Das Na^+-unabhängige Aufnahmesystem zeigt für Taurocholat

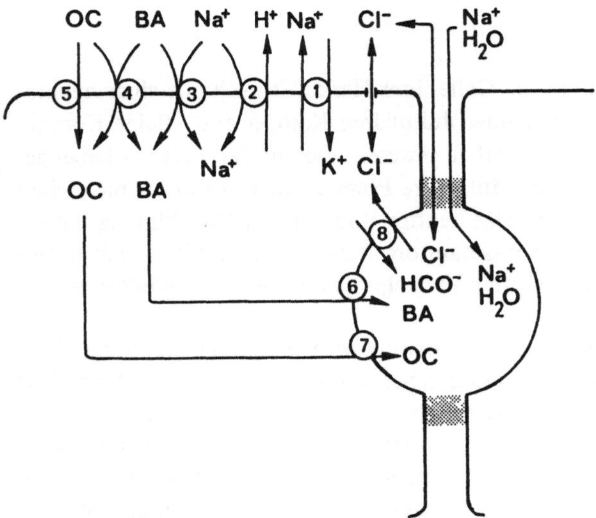

Abb. 1. Die für die Gallebildung bedeutsamen Transportmechanismen des Hepatozyten:
Auf der Sinusseite eine Na⁺/K⁺-ATPase (1), eine H⁺/Na⁺-ATPase (2), ein Na⁺-abhängiger Carrier
für Gallensäuren, der wahrscheinlich auch von einigen organischen Verbindungen (OC) mitbenutzt
wird (3), und wahrscheinlich mehr als ein Na⁺-unabhängiges Transportsystem („Carrier" oder Ka-
näle?) für organische Verbindungen (4 und 5), von denen eines auch Gallensäuren transportiert.
Auf der gallenkapillären Seite wahrscheinlich unterschiedliche Transportsysteme für Gallensäuren (6) und organische Verbindungen (7) und ein Chlorid/Bicarbonat-Antiport (8).
Durch parazellulären Fluß von Na⁺ und H₂O kommt ein Ausgleich der bei den biliären Sekretions-
prozessen auftretenden elektrischen und osmotischen Gradienten zustande

nicht nur eine höhere Michaelis-Konstante (K_m) und eine niedrigere maximale Trans-
portgeschwindigkeit (V_{max}) als das Na⁺-abhängige, sondern ist zudem vorzugsweise
perivenös lokalisiert [31]. Diese Lokalisation ist insofern von besonderem Interesse,
als auch das durch Phenobarbital induzierbare Cytochrom-P450-System ähnlich lokalisiert ist [34a, 61a]: Das Na⁺-unabhängige Aufnahmesystem, das auch eine Reihe von
Xenobiotika transportiert [29, 31], könnte damit die Funktion eines Zulieferers für
die Biotransformationssysteme ausüben. Das Na⁺-abhängige System ist dagegen periportal so aktiv, daß die mit dem Pfortaderblut ankommenden Gallensäuren bereits
von den ersten 3–4 Zellagen praktisch vollständig aufgenommen werden [28, 31, 62]
(Abb. 2 und 3). Unter physiologischen Bedingungen spielt das Na⁺-unabhängige System
damit für den Transport von Taurocholat und wahrscheinlich auch anderen Gallensäuren keine Rolle. Das für die hepatobiliäre Gallensäuresekretion entscheidende
Transportsystem auf der sinulateralen Oberfläche der Hepatozyten ist das Na⁺-abhän-
gige. Dieses System nimmt Gallensäuren im Cotransport mit Na⁺ auf, welches entsprechend seinem Konzentrationsgefälle einströmt. Eine membranständige, sinulateral lokalisierte Na⁺/K⁺-ATPase hält das Konzentrationsgefälle durch den Rücktransport
von Na⁺ aufrecht und ist damit als die eigentliche treibende Kraft anzusehen.

Als biochemische Substrate der Aufnahmesysteme für Gallensäuren sind Polypep-
tide mit den scheinbaren Molekulargewichten von etwa 48000 und 54000 identifiziert worden [89, 168]. Sie haben offenbar eine breite Substratspezifität [29, 178]

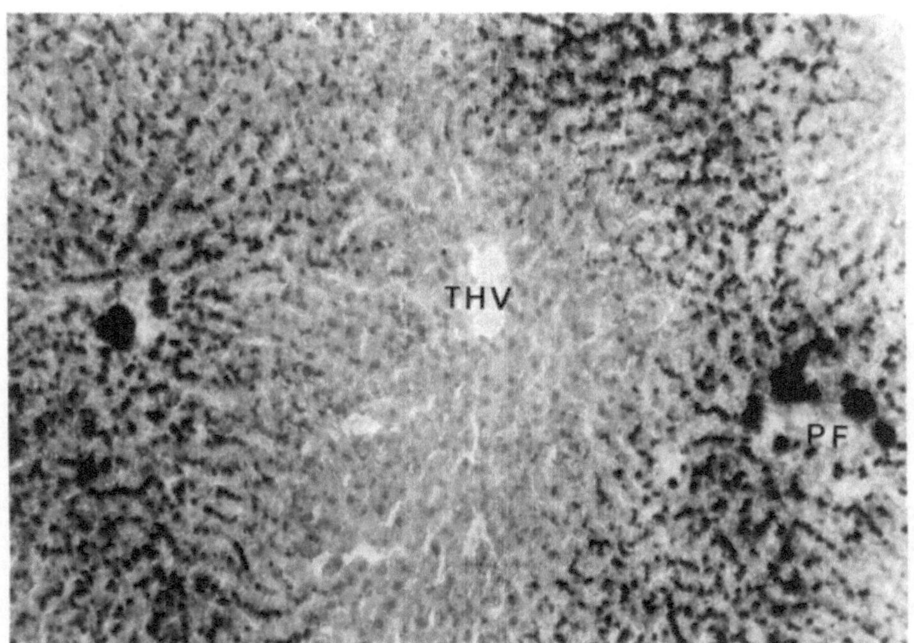

Abb. 2. Histoautoradiographische Verteilung von (³H)-Taurocholat im Lebergewebe einer Wistar-Ratte 1 min nach Injektion in eine Mesenterialvene. Aufnahme praktisch vollständig in der azinären Zone 1. (*PF* Portalfeld, *THV* terminale hepatische Venole)

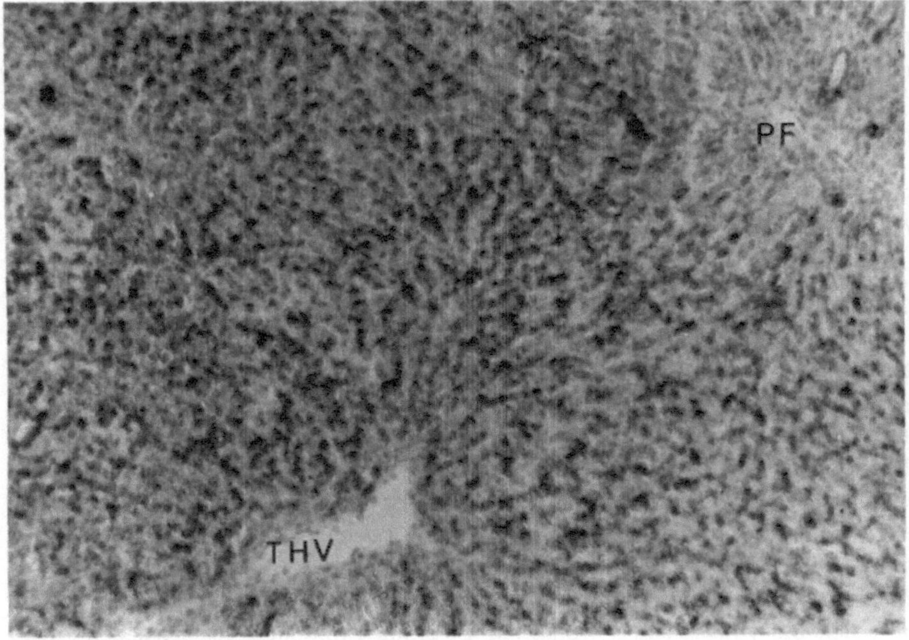

Abb. 3. Histoautoradiographische Verteilung von (³H)-Taurocholat in der isoliert Na⁺-frei perfundierten Rattenleber: Aufnahmemaximum in der azinären Zone 3. (*PF* Portalfeld, *THV* terminale hepatische Venole)

und transportieren auch Xenobiotika. Daneben sind ein oder mehrere Transportsysteme in Diskussion, die organische Verbindungen aus dem Blut aufnehmen und keine Interferenz mit Gallensäuren zeigen [91, 150].

Auf der gallenkapillären Seite der Leberzelle findet die Bildung der Primärgalle statt, indem osmotisch aktive Verbindungen, in der Hauptsache Gallensäuren, ausgeschieden werden. Von Bedeutung für die Gallebildung ist das elektrische Potential der Leberzelle von -30 bis -40 mV (innen negativ). Es fördert die Ausschleusung von Anionen und damit auch die von Gallensäuren. Rein rechnerisch reicht das Membranpotential jedoch nicht aus, um die notwendige Konzentrierung der Gallensäuren aus der Zelle in die Galle zu bewirken, so daß ein aktiver Transport angenommen wird. Die an ihm beteiligten Transportmechanismen sind erst in letzter Zeit einer genaueren Untersuchung zugänglich, seit Vesikelpräparationen möglich sind, die gallenkapilläre Membranen in genügender Anreicherung ohne wesentliche Kontamination mit sinulateralen Membranen enthalten. In diesen Vesikelpräparationen wurde ein Transportsystem für Gallensäuren festgestellt [97], das für die Bildung der BSDF verantwortlich zu machen ist und als dessen biochemisches Substrat ein Glykoprotein mit einem scheinbaren Molekulargewicht von 100000 in Frage kommt [29]. In ihnen findet sich auch ein Chlorid/Bicarbonat-Austauscher [98], der eine Bedeutung für die Bildung der BSIF besitzen kann. Chlorid, das quantitativ bedeutendste anorganische Anion in der Galle, kann para- oder transzellulär unter Berücksichtigung der Potentialdifferenzen passiv mit dem Blut austauschen, wobei beim transzellulären Transport Chloridkanäle in der Zellmembran eine Rolle spielen sollen [17].

Da die Na^+/K^+-ATPase der Zellmembran die treibende Kraft für die Aufnahme von Gallensäuren darstellt [27, 129] und zudem zur Aufrechterhaltung des Membranpotentials beiträgt, das für den biliären Austransport von Gallensäuren und anderen Anionen und damit für die Bildung der BSDF wie der BSIF wesentlich ist, kommt ihr eine Schlüsselrolle bei der Gallebildung zu.

Für den Gallefluß wird nicht nur der Sekretionsdruck verantwortlich gemacht; auch langsame koordinierte Kontraktionen der Gallenkapillaren sollen dazu beitragen. Diese Hypothese gründet sich bisher jedoch nur auf In-vitro-Untersuchungen an Leberzellkulturen und Leberzellcouplets und -triplets in Suspension [102, 112, 116, 143, 175] und muß noch an der intakten Leber verifiziert werden.

2.2 Gallensäuren

Gallensäuren sind die quantitativ bedeutendsten und funktionell wichtigsten Bestandteile der Galle. Sie sind physiologische Detergentien, die durch ihren enterohepatischen Kreislauf und ihre Rückresorption in der Niere einem hocheffektiven biologischen "recycling" unterliegen. Sie beeinflussen durch ein komplexes Zusammenwirken verschiedener Funktionen den Lipid- und insbesondere den Cholesterinhaushalt des Körpers: Sie ermöglichen eine ausreichende Lipidverdauung und -resorption im Darm; sie vermitteln die Ausscheidung von Cholesterin durch die Leber; sie greifen regulatorisch in die Biosynthese und den Abbau des Cholesterins und damit auch in ihre eigene Biosynthese ein. Störungen im Zusammenwirken der verschiedenen Funktionen im Rahmen cholestatischer Erkrankungen können daher weitreichende Auswirkungen haben.

Der Gesamtgehalt des Körpers an Gallensäuren beträgt etwa 3 g. Wegen der ausgeprägten enterohepatischen Zirkulation, bei der der „Gallensäurepool" pro Mahlzeit bis zu 5mal umgewälzt wird, werden jedoch bis zu 15–30 g/Tag durch die Leber transportiert. Der Anteil, der mit dem Stuhl verloren geht, ist dagegen mit 0,5 g außerordentlich gering. Er wird durch hepatische Neusynthese, d.h. durch Cholesterinabbau sofort ergänzt. Die im menschlichen Körper hauptsächlich vorkommenden Gallensäuren (Abb. 4) sind Cholsäure, Chenodesoxycholsäure und Desoxycholsäure (im Verhältnis von etwa 2:2:1) in der glycin- oder taurinkonjugierten Form (im Verhältnis 2:1). Von ihnen sind Cholsäure und Chenodesoxycholsäure primäre Produkte der hepatischen Gallensäurebiosynthese, Desoxycholsäure und die nur in geringen Konzentrationen vorkommende Lithocholsäure dagegen sekundäre Produkte bakterieller Umwandlungen im Darm. Lithocholsäure als Monohydroxygallensäure ist die am lipophilsten und am höchsten toxische von ihnen. Sie kann unter pathologischen Bedingungen vermehrt gebildet werden und eine Cholestase hervorrufen oder verstärken [54].

Bei Unterbrechung der hepatobiliären Sekretion werden die Gallensäuren im Körper retiniert. Im Blut kommt es zu einer Erhöhung der Gallensäurekonzentrationen von etwa 3 μM auf Werte bis über 300 μM. Dadurch, daß die primären Gallensäuren kaum oder nicht mehr den Darm erreichen und dort also keiner bakteriellen Umwandlung mehr ausgesetzt sind, verschiebt sich im Laufe der sich entwickelnden Cholestase das Gallensäurespektrum im Blut in Richtung auf die primären Gallensäuren. Zudem treten neue Metabolite auf, die unter physiologischen Bedingungen keine Rolle spielen: Im Urin und der Galle lassen sich eine Reihe „atypischer" Gallensäuren nachweisen, zu denen polyhydroxylierte, sulfatierte und glucuronidierte Derivate, Allogallensäuren und die 3β-Hydroxy-5-cholsäuren gehören [13]. Das Auftreten polyhydroxylierter Gallensäuren unter Cholestase hängt vermutlich damit zusammen, daß die Gallensäuren, die normalerweise nur die ersten 3–4 Zellagen der Leberacini erreichen, in quantitativ sehr viel größerem Ausmaß in die azinäre Zone 3 gelangen, in der das durch Phenobarbital induzierbare Cytochrom-P450-abhängige Hydroxylasesystem hauptsächlich lokalisiert ist.

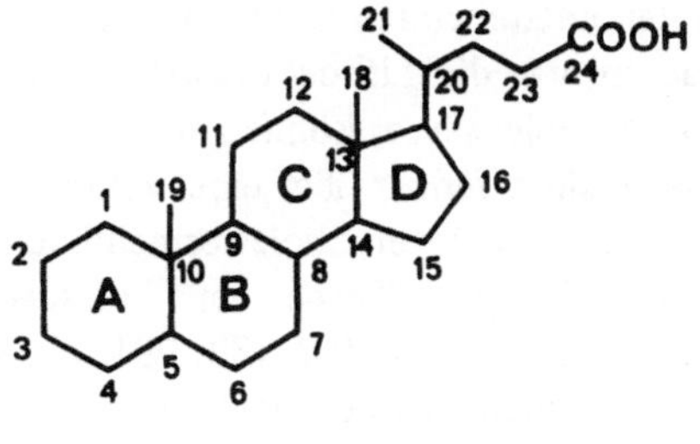

Positionen der
Hydroxylgruppen

Abb. 4. Strukturformel der Cholansäure und die von ihr durch unterschiedliche Ringhydroxylierungen abgeleiteten unkonjugierten Gallensäuren		
Cholsäure	3α, 7α, 12α
Chenodesoxycholsäure	3α, 7α
Desoxycholsäure	3α, 12α
Ursodesoxycholsäure	3α, 7β
Lithocholsäure	3α

Für zusätzliche Hydroxylierungen werden die Positionen an C1 und C6 bevorzugt (Abb. 4). Sulfatveresterungen, die an C3 vor sich gehen, treten mit abnehmender Zahl der Hydroxylgruppen vermehrt auf: Tetrahydroxylierte Gallensäuren werden nicht sulfatiert, die monohydroxylierten dagegen praktisch vollständig [24]. Glucuronidierungen an C3, die wie die Hydroxylierungen durch Phenobarbital induzierbar sind [15, 148], führen zu Derivaten, die wie die physiologischen Gallensäuren überwiegend mit der Galle ausgeschieden werden [68]. Das Galle/Urin-Verhältnis der Exkretion glucuronidierter Gallensäuren beträgt bei einer durch Leberzirrhose bedingten Cholestase 226:1, das der sulfatierten Gallensäuren 9:1 [149]. Tetrahydroxygallensäuren weisen die höchste renale Clearance auf, gefolgt von den sulfatierten, den glucuronidierten und schließlich den nicht veränderten physiologischen Gallensäuren [153, 14]. Die 3β-Hydroxy-5-cholensäure, die über einen Nebenweg der Gallensäurebiosynthese entsteht, bei dem als erster Schritt die Oxidation der Seitenkette erfolgt, tritt wie auch andere atypische Gallensäuren physiologisch in der Pränatalperiode auf [11, 12, 149], verschwindet jedoch später. Beim Erwachsenen kann sie erst wieder bei Lebererkrankungen, insbesondere bei intrahepatischen Cholestasen, gefunden werden. Tetrahydroxygallensäuren sind bereits in sehr frühen Stadien einer Cholestase im Urin nachweisbar; sie eignen sich daher als Marker für subklinische Verlaufsformen, wie sie bereits in jeder normalen Schwangerschaft auftreten [57, 158]. Bei seltenen angeborenen Stoffwechseldefekten, die mit der Bildung atypischer monohydroxylierter Gallensäuren einhergehen, wie der Byler-Erkrankung, können sich cholestatische Reaktionen entwickeln, die wahrscheinlich auf deren Wirkung zurückgehen [41, 179].

2.3 Cholestasefaktoren

Gallensäuren sind bei der Entwicklung von Cholestasen insofern von ganz besonderem Interesse, da sie selbst cholestatisch wirken und eine Cholestase verstärken können. Ihre toxischen und cholestatischen Wirkungen kommen unter normalen Bedingungen nicht zum Tragen, können jedoch dann von Bedeutung sein, wenn sie bei einer aus anderen Gründen entstehenden Cholestase retiniert werden. Insbesondere die lipophilen Gallensäuren, wie die Lithocholsäure und die bei Cholestasen vermehrt gebildete 3β-Hydroxy-5-cholensäure, können eine Cholestase bewirken oder verstärken. Ihre Wirkung erzielen sie offenbar über eine Veränderung der Membranfluidität, bei der pathogenetisch ein vermehrter Cholesterineinbau eine Rolle spielt [79]. Ihre relativ geringe toxische Wirkung im Körper bei Cholestasen beruht auf einer hohen Bindung im Plasma an Albumin und HDL [88, 99], wobei HDL für die Gallensäurebindung im Blut mit zunehmender Cholestase auch eine zunehmende Bedeutung erlangt [30].

Medikamente sind die klinisch wichtigsten Faktoren, die zu einer Cholestase führen können, so daß bei jeder intrahepatischen Cholestase an eine Medikamenteninduktion gedacht werden muß [144]. Die wichtigsten in Frage kommenden Medikamente sind in den Tabellen 1 und 2 aufgeführt. Solche, die über einen toxischen Mechanismus wirken, führen zu einer sofort auftretenden Cholestasereaktion, solche, die über einen allergisch-hyperergen Mechanismus wirken, in der Regel zu einer um 1–5 Wochen verzögerten. Bei der medikamentös induzierten allergischen Hepatitis spielen pathogenetisch offenbar körpereigene Mediatorstoffe eine Rolle, die von sen-

Tabelle 1. Medikamente mit möglicher cholestatischer Nebenwirkung (Auswahl, eingeteilt nach dem Mechanismus)

	Toxisch	Hypersensitiv
Ajmalin		x
Äthinylöstradiol	x	
Azathioprin	x	
Chlorpromazin	x	x
Cimetidin		x
Erythromycin		x
Halothan		x
Isonikotinsäurehydrazid (INH)	x	
α-Methyldopa		x
Paraaminosalizylat (PAS)		x
Paracetamol	x	
Penizilline		x
Phenylbutazon		x
Phenytoin		x
Thioharnstoffe		x
Sulfasalazin		x
Sulfonamide		x

Tabelle 2. Medikamente mit möglicher cholestatischer Nebenwirkung (Auswahl, geordnet nach Häufigkeit)

Relativ häufig auftretende Cholestase

Erythromycin
Norethandolon

Mäßig häufig auftretende Cholestase

Chlorpromazin
Äthinylöstradiol

Selten auftretende Cholestase

Phenothiazine
Trizyklische Antidepressiva
Benzodiazepine
Penizilline
Sulfonamide
Nitrofurantoin
Rifampicin
Tolbutamid
Phenylbutazon
Goldsalze
Carbimazol, Methimazol
Ajmalin

sibilisierten Lymphozyten freigesetzt werden und als Cholestasefaktoren wirken sollen
[101]. In seltenen Fällen, wie bei Rifampicin, Novobiocin und Gallenkontrastmitteln
wird als Ursache der bewirkten Cholestase eine direkte Interferenz mit Aufnahme-
systemen an der Sinusoidalmembran des Hepatozyten angenommen [144].

Zu den cholestatisch wirkenden Faktoren zählen auch solche, die bei entzündlichen Prozessen, vor allem im Darm und bei Sepsis, zu einer exkretorischen Funktionsstörung der Leber führen. Zu ihnen gehören Endotoxine und im Körper selbst gebildete Cholestasefaktoren. Endotoxine werden zunächst von Kupffer-Sternzellen aufgenommen und bewirken später entzündliche Veränderungen in der Leber mit Leber-
zellnekrosen und Cholestase. Die unter Cholestase beeinträchtigte Endotoxinklärung
des Blutes führt zu einer Endotoxinämie, die als mögliche Ursache für sekundäre Or-
ganschäden, wie z.B. Nierenfunktionsstörungen bei Cholestase angesehen wird. Bei
der Entwicklung der Leberschädigung spielt offenbar die Bildung von Leukotrienen
(C4, D4, E4) eine wesentliche Rolle. Leukotriene werden effektiv hepatobiliär elimi-
niert. Sie können zu entzündlicher Exsudation um die intrahepatischen Gallenwege
herum führen und so eine mechanische Abflußstörung hervorrufen. Verstärkend wirkt
Prostaglandin E2 (Übersicht s. [84]).

Für die experimentelle Cholestase von Bedeutung sind:

- Inhibitoren der Mikrotubulusfunktion, wie Kolchizin oder Vinblastin, die allerdings einen nur geringen Einfluß auf den Gallefluß ausüben,
- Verbindungen, die den Cholesteringehalt und damit die Fluidität der Zellmembra-
  nen verändern, wie Äthinylöstradiol und monohydroxylierte Gallensäuren,
- metabolische Gifte, wie 2,4-Dinitrophenol,
- Hemmstoffe der membranständigen Na^+/K^+-ATPase, wie Äthinylöstradiol, Chlor-
  promazin, Endotoxine, Protoporphyrine,
- Inhibitoren mikrosomaler Enzymaktivitäten, wie Äthinylöstradiol, Chlorpromazin,
  α-Naphthylisothiocyanat (ANIT) und Gallensäuren,
- Hemmstoffe der Proteinbiosynthese, wie Cycloheximid,
- Verbindungen, die die Permeabilität der "tight junctions" erhöhen, wie ANIT,
  Taurolithocholat und die Mikrofilamentinhibitoren Cytochalasin B und Phalloidin.

Die meisten der angeführten Verbindungen wirken über mehrere Mechanismen
cholestatisch, so daß viele der mit ihnen in der experimentellen Cholestaseforschung
erhaltenen Ergebnisse hinsichtlich der Pathogenese nicht eindeutig zu interpretieren
sind.

2.4 Entwicklung einer Cholestase

Bei der Entwicklung einer Cholestase werden die hepatobiliären Transportmechanismen zunehmend beeinträchtigt, und die zonale Funktionsaufteilung der Hepatozyten
bei der Gallebildung wird verändert. Gallensäuren erreichen mit dem Blut in zuneh-
mendem Maß die Hepatozyten der Zonen 2 und 3 (Abb. 5), bis sie schließlich quantitativ erfaßbar in die Lebervene und den systemischen Kreislauf überfließen, so daß ihr
Plasmaspiegel ansteigt. Die Funktion der Gallensäureausscheidung kann in der ersten
Phase aufrecht erhalten werden, da die perivenös liegenden Hepatozyten zunehmend

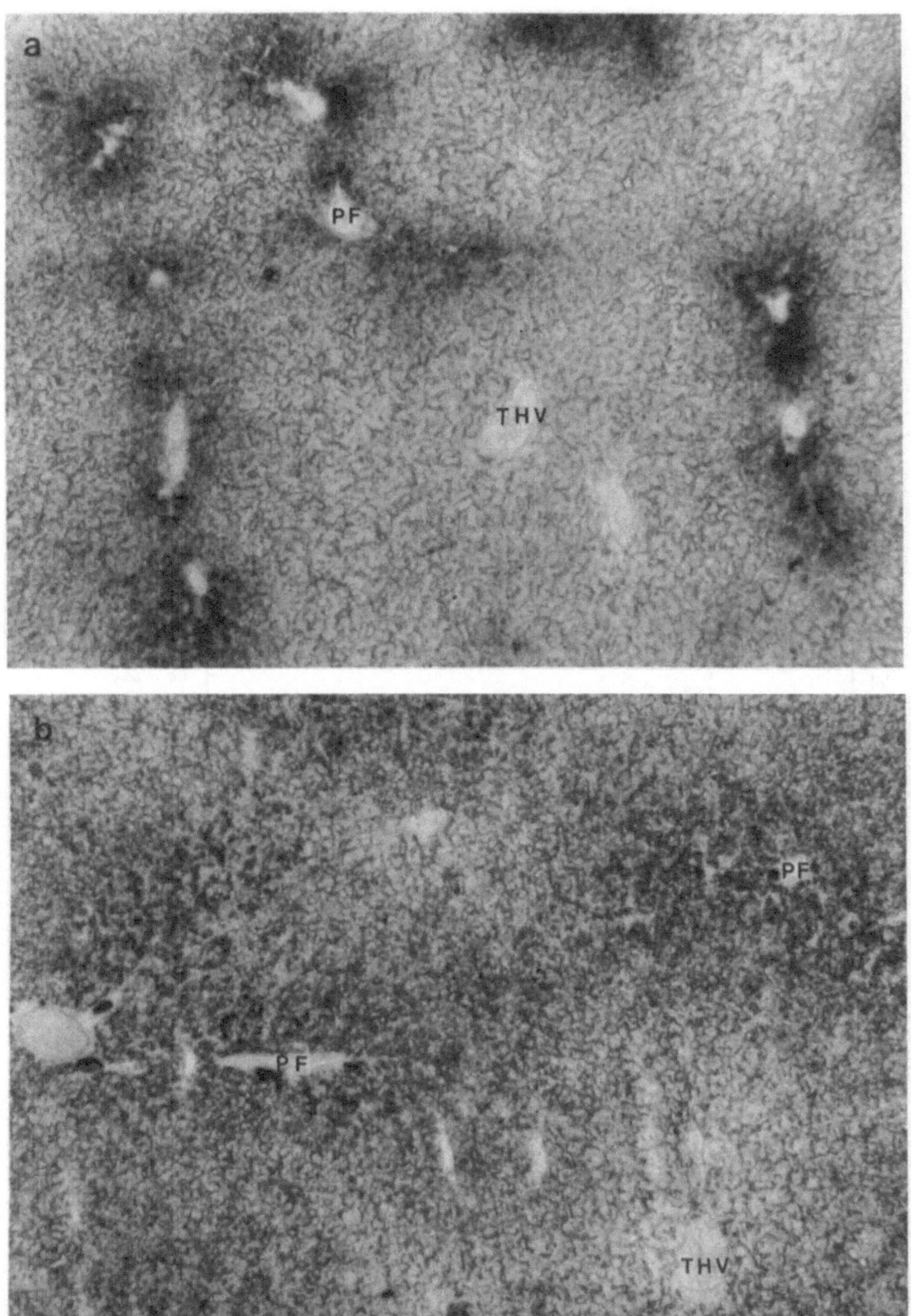

Abb. 5a,b. Histoautoradiographische Verteilung von (^{3}H)-Taurocholat in der Rattenleber 1 min nach Injektion in eine Mesenterialvene. **a** Verteilung ohne Cholestase, **b** Verteilung bei einer Senkung des Galleflusses durch Chlorpromazin auf 40%. Unter Chlorpromazin werden zusätzlich Hepatozyten der azinären Zonen 2 und 3 für den Taurocholattransport rekrutiert. (*PF* Portalfeld, *THV* terminale hepatische Venole)

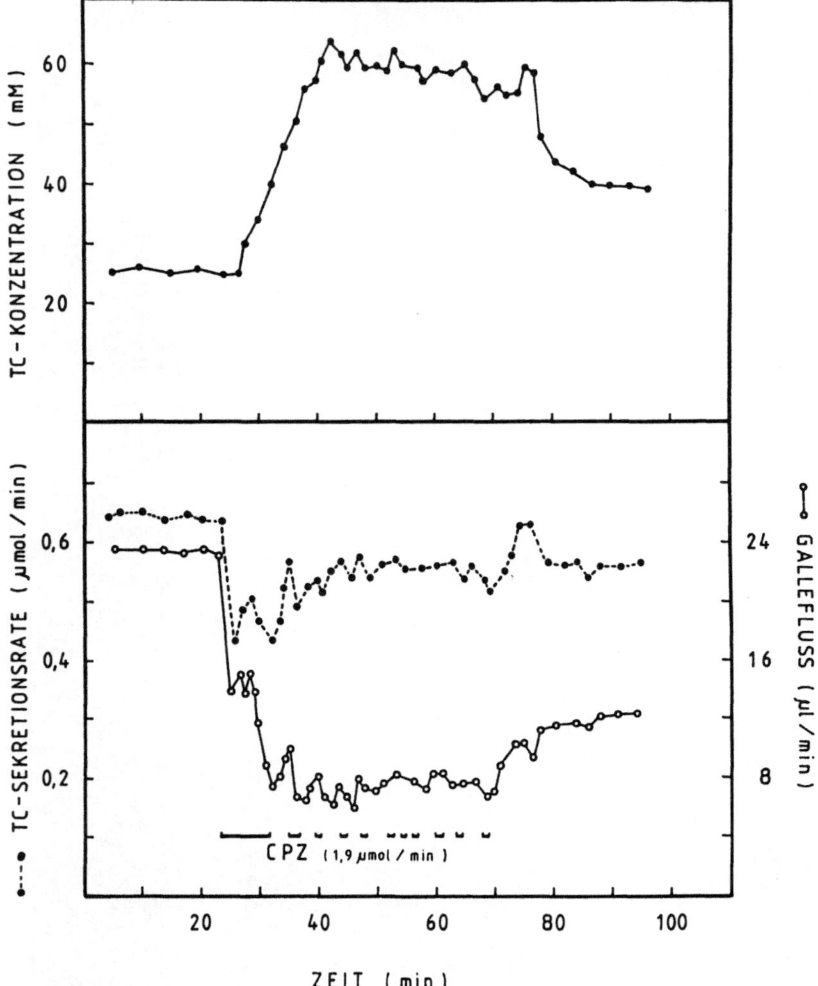

Abb. 6. Wirkung von Chlorpromazin auf Gallefluß, biliäre Sekretionsrate und biliäre Konzentration von Taurocholat (TC)

für den Transport rekrutiert werden. Die Bildung des gallensäureunabhängigen Galleflusses dagegen wird bereits beeinträchtigt, was zur Folge hat, daß die Konzentration der Gallensäuren in der Galle ansteigt (Abb. 6). Dies gilt zumindest für die experimentelle durch Chlorpromazin induzierte Cholestase der Ratte [31], ist aber auch für andere Cholestaseformen, die durch primär periportal angreifende Faktoren induziert werden, wahrscheinlich. Es ist anzunehmen, daß in dieser ersten Phase der Cholestaseentwicklung die biliäre Ausscheidung gallepflichtiger Verbindungen, die sehr viel schlechter als Gallensäuren aus dem Plasma aufgenommen werden, im Gegensatz zu der von Gallensäuren nicht kompensiert werden kann. In der zweiten Phase kommt bei zunehmender Schädigung auch der hepatobiliäre Transport von Gallensäuren in den perivenösen Zonen zum Erliegen.

Die Veränderungen im hepatobiliären Transport von Verbindungen beinhaltet einen Rückstau im Hepatozyten und Rückwirkungen auf ihre Aufnahme durch die Sinusoidalmembran. Die Folge sind metabolische Veränderungen, die zum Teil diagnostische Bedeutung haben und im klinisch-chemischen Labor untersuchbar sind. In der Leber treten histologische und ultrastrukturelle Veränderungen auf, die einerseits als Folge der Cholestase zu verstehen sind, andererseits selber wieder die Cholestase verstärken können. Im folgenden werden die wichtigsten Ereignisse und Veränderungen besprochen, die bei der Entwicklung einer Cholestase eine Rolle spielen und für die Pathogenese bedeutsam sind. Sie werden schematisch getrennt besprochen, auch wenn sie wahrscheinlich weitgehend ineinandergreifen und praktisch nicht trennbar sind (Abb. 7 und 8).

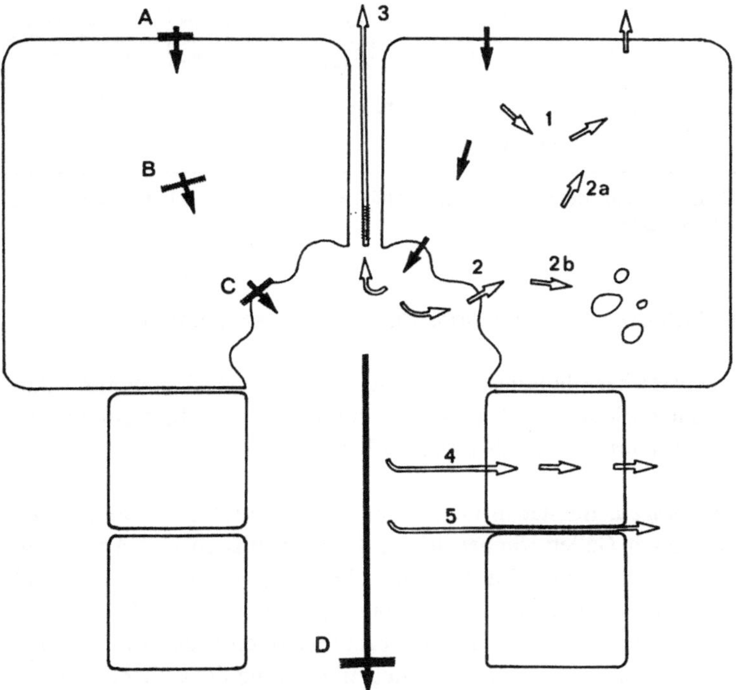

Abb. 7. Schema über die zu einer Cholestase führenden Defekte (*A–D*) und über das Schicksal gallepflichtiger Substanzen (*1–5*). Bei nicht-obstruktiver Cholestase kann eine Störung der Aufnahme (*A*), von intrazellulären Funktionen (*B*) und/oder der Gallebildung (*C*) vorliegen. Bei obstruktiver Cholestase kann die Obstruktion intra- oder extrahepatisch lokalisiert sein (*D*). Gallepflichtige Substanzen können, wenn sie in den Hepatozyten aufgenommen werden, die Zelle sinusseitig wieder verlassen – ggf. nach metabolischer Veränderung – (*1*), biliär ausgeschieden und aus der Galle wieder aufgenommen werden (*2*), dann entweder diazytotisch in das Plasma gelangen (*2a*) oder in Golgi-Apparat oder Lysosomen gespeichert oder abgebaut werden (*2b*), aus der Galle durch undichte "tight junctions" direkt in das Plasma zurückgelangen (*3*) und/oder durch das Epithel der Gallenwege wieder aufgenommen werden (*4* und *5*)

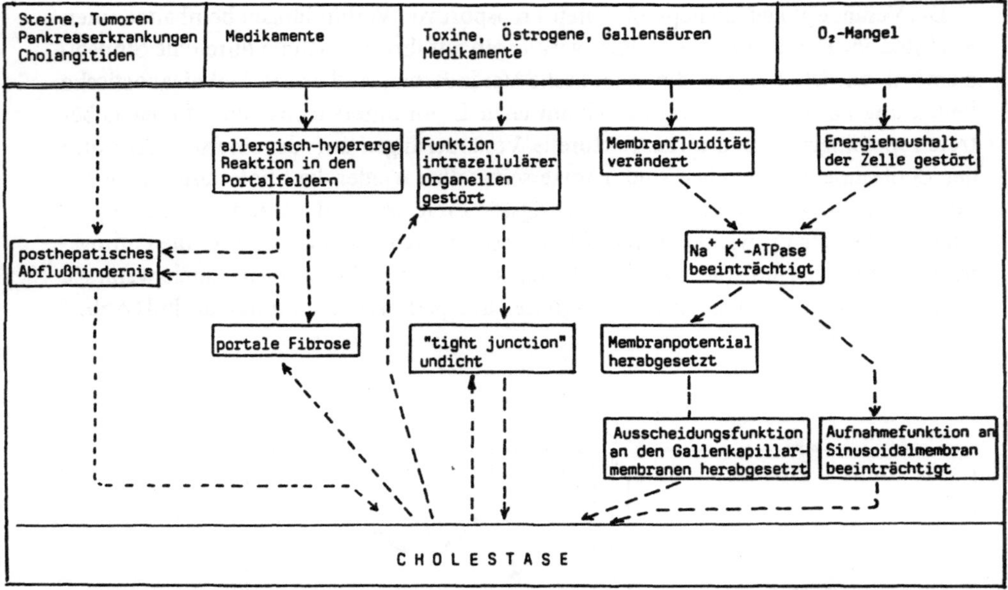

Abb. 8. Schema möglicher pathogenetischer Zusammenhänge bei der Entwicklung obstruktiver und nichtobstruktiver Cholestasen

2.4.1 Histologische, histochemische und ultrastrukturelle Veränderungen

Bei intra- und extrahepatischer Cholestase finden sich licht- und elektronenmikroskopisch sehr ähnliche Bilder. Sie sind uncharakteristisch und lassen häufig nicht eindeutig auf die Ursache der Cholestase schließen [40, 122, 123, 155].

Histologische Veränderungen. Bei der intra- wie der extrahepatischen Cholestase lassen sich lichtmikroskopisch Gallethromben in den Gallenkapillaren und Ablagerungen von Bilirubin in Hepatozyten und Kupffer-Sternzellen nachweisen, die vorwiegend im perivenösen Bereich der Leberazini (azinäre Zone 3) lokalisiert sind. Schon nach wenigen Tagen beginnen die Gallengänge in den Portalfeldern erheblich zu proliferieren. Nicht alle dieser Proliferate gewinnen Anschluß an das Netz der Gallenkapillaren [123]. Gleichzeitig verbreitern sich die Portalfelder durch Vermehrung des kollagenen Bindegewebes, häufig begleitet von Infiltrationen durch Entzündungszellen. Die portalen Veränderungen führen im Laufe der Zeit zur Zirrhose. Die Auslösung der Gallengangsproliferationen ist nicht geklärt. Humorale Faktoren sollen eine Rolle spielen [52]. Ihre Funktion ist ebenfalls unbekannt. Bei der gallengangsligierten Ratte findet nach etwa 10 Tagen eine erneute intensive Taurocholatausscheidung in die intrahepatischen Gallenwege statt, obwohl kein Abfluß in den Darm möglich ist (Abb. 9). Als Hypothese kann daher angenommen werden, daß die biliären Epithelzellen durch die Gallengangsproliferationen eine so hohe resorptive Kapazität erlangen, daß sie als Voraussetzung für die beobachtete Intensivierung biliärer Gallensäuresekretion zu einer effektiven Rückführung von Gallebestandteilen in das Blut beitragen [31]. Die an cholestatischen Ratten erhobenen Befunde stützen damit das hypothetische Bild eines

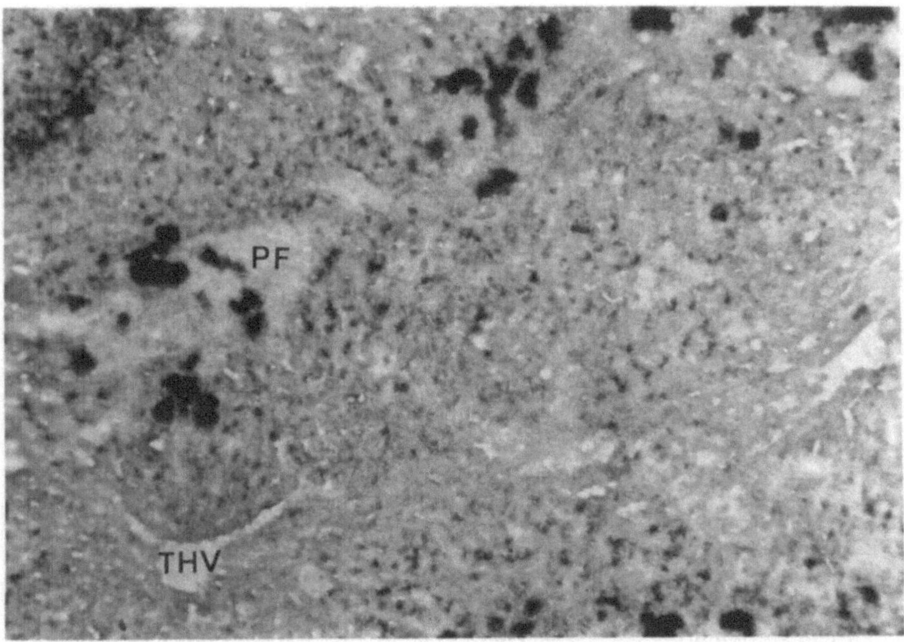

Abb. 9. Rattenleber nach 15tägiger Gallengangsligatur: Histoautoradiographischer Nachweis einer intensiven hepatobiliären Sekretion von (^{3}H)-Taurocholat bereits 1 min nach Bolusinjektion in eine Mesenterialvene. Die proliferierten Ductuli in dem erheblich erweiterten Portalfeld sind durch Silberkörner geschwärzt. (*PF* Portalfeld, *THV* terminale hepatische Venole)

kleinen biliohepatischen Kreislaufs [69]. Als Vorteil eines solchen Kreislaufs wäre die durch die wiederauflebende biliäre Sekretion mögliche Intensivierung der hepatischen Aufnahme gallepflichtiger lipophiler Verbindungen aus dem Blut anzusehen, die zuvor weitgehend unterdrückt ist. Die Aufnahme jedoch ist wieder Vorbedingung für eine Biotransformation zu wasserlöslichen Verbindungen und damit für ihre renale Elimination.

Histochemische Veränderungen. Enzyme der Plasmamembran von Hepatozyten mit Lokalisation auf der gallenkanalikulären Seite, zu denen die hepatische alkalische Phosphatase (aP), die γ-Glutamyltranspeptidase (γ-GT), die Leucinaminopeptidase (LAP), die Mg^{++}-ATPase und die 5′-Nucleotidase gehören, werden wahrscheinlich durch den Detergenseffekt der Gallensäuren bereits unter physiologischen Umständen abgelöst und finden sich in der Galle [100, 70]. Die Mg^{++}-ATPase [107] und die aP [180] wurden zudem auch auf der luminalen Oberfläche der duktulären Epithelzellen nachgewiesen. Die aP wird nach Gallengangsligatur, aber auch bei intrahepatischer Cholestase in ihrer Aktivität im Lebergewebe erhöht gefunden. Ein möglicher Stimulus dafür scheinen Gallensäuren zu sein [65, 67, 81]. Histochemisch lassen sich Enzyme, die sich normalerweise nur in gallenkapillären Membranen befinden, wie die Mg^{++}-ATPase und die γ-GT unter Cholestasebedingungen an der sinulateralen Zellseite nachweisen, die Mg^{++}-ATPase jedoch nicht mehr auf der gallenkapillären [27, 159]. Ähnliche Befunde lassen sich auch an Leberzellkulturen erheben [78], die zunehmend cholestatisch reagieren [31], und die als Modelle für die Untersuchung von Cholestasen benutzt werden [5, 59]. Die funktionelle Polarität der normalen Leberzelle ist damit bei Cholestasen histochemisch nachweisbar gestört. Einzelne, normalerweise nur den Gallenkapillaren zukommende Eigenschaften, orientieren sich auf sinulaterale Membranbezirke um. Ob auch biliäre Ausscheidungsfunktionen davon mitbetroffen sind, ist noch unklar.

Ultrastrukturelle Veränderungen. Elektronenmikroskopisch finden sich in den periportal gelegenen Hepatozyten (azinäre Zone I) Veränderungen, die auf einen Detergenseffekt der retinierten Gallensäuren zurückgeführt und als „Cholatstase" bezeichnet worden sind [40]: Der Zelleib schwillt hydropisch an, das Zytoplasma wird granuliert und Mallory-Körper treten auf. Daneben können Hinweise auf eine Störung des Zytoskeletts gefunden werden. Die Gallenkapillaren erweitern sich auf bis zu 10 μm Durchmesser und enthalten stellenweise Gallenthromben; Mikrovilli sind rarefiziert oder fehlen; zudem finden sich einzelne divertikelartige Invaginationen der Gallenkapillarmembran. Es bilden sich sekundäre Gallenkapillaren, die durch mehr als 2 Hepatozyten begrenzt werden, so daß tubuläre Strukturen entstehen, wie sie bei entwicklungsgeschichtlich älteren Tierspezies anzutreffen sind [40]. Das glatte endoplasmatische Retikulum der Hepatozyten hypertrophiert, ebenso der Golgi-Apparat und die perikanalikulären Filamente, die ein dichtes Netzwerk um die Gallenkapillaren bilden. Die Zahl perikanalikulärer Vesikel und lysosomaler Vakuolen, in denen sich unkonjugiertes Bilirubin nachweisen läßt (lysosomale Dekonjugation durch β-Glucuronidase), erhöht sich. Die Mitochondrien weisen häufig zirkulär verlaufende Cristae auf und sind hin und wieder zu Riesenmitochondrien verformt.

Die Zell-Zell-Kontakte der Hepatozyten verändern sich ebenfalls erheblich. Die lateralen Spalträume zwischen den Zellen erweitern sich, die lateralen Plasmamembranen erhalten Mikrovilli, "gap junctions" können verschwinden und "tight junctions" undicht werden. Die elektronenoptisch bei extra- wie intrahepatischen Cholestasen nachweisbare Undichtigkeit der "tight junctions" [47] ist ein morphologisches Substrat für den Übertritt von Bestandteilen der Galle in das Blut und belegt das bereits von *Eppinger* aufgestellte Konzept der parazellulären Regurgitation von Galle bei Cholestase [49].

Duktuläre Epithelzellen zeigen ebenso wie die Hepatozyten zum Lumen der Gallenwege hin eine Reduktion der Mikrovilli an Zahl und Größe. In ihnen finden sich zahlreiche elektronendichte Einschlüsse, die als Gallenpräzipitate gedeutet werden und durch Resorption von Galle aus dem Lumen der Gallenwege zustandekommen sollen [133]. In entsprechender Weise sollen auch Hepatozyten die Fähigkeit zur Retropinozytose besitzen [77]. Dieser Weg scheint damit neben dem parazellulären Weg durch undichte "tight junctions" für die Rückführung von Gallebestandteilen in das Blut eine Rolle zu spielen. Die duktulären Epithelzellen vermögen offenbar in sehr viel ausgeprägterem Maße, als bisher angenommen wurde, Galleninhaltsstoffe aufzunehmen, was sich fluoreszenzmikroskopisch mit Hilfe fluoreszierender Derivate von Gallensäuren und autoradiographisch mit Hilfe radioaktiver Gallensäuren nachweisen läßt [31]. Die nach einer Gallengangsobstruktion einsetzenden erheblichen Proliferationen der Duktuli in den Portalfeldern könnte daher ein adaptiver Vorgang zur Rück-

führung biliär sezernierter Verbindungen ins Blut sein, was eine Vorbedingung für ihre
renale Elimination ist (s.o.).

2.4.2 Ereignisse an der Sinusoidalmembran

Alle diejenigen Vorgänge an der sinusoidalen Zellmembran, die die Aufnahme von Gallensäuren beeinträchtigen, führen prinzipiell zu einer Verminderung der BSDF und
damit zu einer cholestatischen Reaktion. Dazu gehören a) Konkurrenz an den Carriern,
b) Konkurrenz um die Transportenergie und c) eine Hemmung der Funktion der
Na^+/K^+-ATPase und/oder der Carrier. Direkte Konkurrenz an den Carriern als Cholestaseursache ist bisher nicht bekannt. Konkurrenz um die Transportenergie dagegen
wird als Ursache für die durch Aminosäuren induzierbare Verminderung des Galleflusses diskutiert [22]. Sie bedingt möglicherweise die Cholestase, die bei total parenteraler Ernährung auftreten kann [34, 166]. Eine Hemmung der Na^+/K^+-ATPase kann experimentell durch Ouabain erzielt werden, allerdings in kardiotoxischen Dosen. Sie
kann auch, was klinisch wichtig ist, durch Östrogene (z.B. Äthinylöstradiol [8, 19, 36]),
durch Pharmaka (z.B. Chlorpromazin [83, 132]), durch endogen entstandene toxische
Metabolite (z.B. physiologische [137] und atypische Gallensäuren [13, 169], Protoporphyrin [10] und durch Endotoxine, die in den Körper gelangen [161], eintreten.
Da die Fluidität der Plasmamembran einen wesentlichen Einfluß auf die Aktivität des
Enzyms und möglicherweise auch auf die Carrier direkt ausübt und da sie sich darüber
hinaus auch auf die kanalikulären Ausscheidungsvorgänge negativ auswirkt, kommen
alle Faktoren, die sie verändern, als Auslöser cholestatischer Reaktionen in Frage [85,
134]. Eine Hypothyreose, thyreostatische Medikamente und Hypothermie können so
über eine Beeinflussung der Membranfluidität zu einer Cholestase führen.

2.4.3 Intrazelluläre Ereignisse

Intrazelluläre Veränderungen bei Cholestasen betreffen praktisch alle Zellorganel-
len. Mikrofilamente haben Verbindungen mit den "tight junctions" und beeinflussen
ihre Permeabilität für parazelluläre Transportprozesse. Ihre Störung kann damit zu
einer parazellulären Galleregurgitation in das Blut führen (s.u.) [46]. Eine Funktionsstörung der Mikrofilamente kann möglicherweise auch über einen zweiten Mechanismus zur Ausbildung einer Cholestase beitragen. Ihre intrazelluläre direkt perikanali-
kuläre Anordnung und ihre Zusammensetzung aus Aktin lassen vermuten, daß sie sich
kontrahieren können. Rhythmische Lumenänderungen von Kapillaren sind in Leberzellkulturen und an isolierten Leberzellcouplets [102, 112, 116, 143, 175] beobachtet
worden. Ihre Funktionsstörung, wie sie experimentell durch Cytochalasin B [116]
oder Phalloidin [174] hervorgerufen werden kann, führte zu einer Reduktion der be-
obachtbaren Lumenverkleinerungen und wird daher als mögliche Ursache einer Cholestase gedeutet [116]. Es muß jedoch bedacht werden, daß die beobachteten Phäno-
mene auch durch wiederholtes Auffüllen und Entleeren infolge druckbedingter Un-
dichtigkeiten der Verschlußmechanismen bei stetiger Galleproduktion zustande kommen können.

Mikrotubuli sind an der Sekretion von Proteinen und Lipiden beteiligt. Verbindungen, die ihre Funktion hemmen, haben eine nur schwach cholestatische Wirkung. An ihr soll eine Hemmung der Gallensäureaufnahme beteiligt sein [125].

Endoplasmatisches Retikulum und Golgi-Apparat stellen wahrscheinlich Etappen auf dem transzellulären Weg der Gallensäuren aus dem Blut in die Galle dar, wie aus Untersuchungen mit einer gallensäureanalogen Verbindung geschlossen werden kann [152]. Ihre elektronenoptisch sichtbaren Veränderungen werden als Ausdruck des Gallensäurerückstaus bei Cholestase angesehen. Im Fall der arteriohepatischen Dysplasie (Alagille-Erkrankung) soll ein funktioneller Defekt dieser Organellen oder des gallebildenden Apparates, mit dem sie in Beziehung stehen, für den in ihnen sichtbaren Rückstau gallepflichtiger Bestandteile verantwortlich sein und sekundär eine Dysplasie des ableitenden Systems der Gallenwege bewirken [162].

Mikrosomale Zellelemente als Orte der Proteinbiosynthese scheinen für den cholestatischen Effekt von Lithocholsäure [181] mitverantwortlich und wahrscheinlich Angriffsort vieler weiterer cholestatisch wirkender Faktoren zu sein.

Mitochondrien sind an der Biosynthese der Gallensäuren beteiligt. Angeborene Störungen des Gallensäuremetabolismus mit Bildung atypischer monohydroxylierter Derivate (z.B. Byler-Erkrankung [41, 179]) und auch von Gallenalkoholen [82] können über deren toxische Wirkungen zu Cholestasen führen.

2.4.4 Ereignisse an der Gallenkapillarmembran

Alle Beeinflussungen der Leberzelle, die eine Erniedrigung des Membranpotentials bewirken, ziehen eine Verminderung der Gallensäureausscheidung und damit auch des Galleflusses nach sich; sie fördern die Entstehung einer Cholestase. Erhöhungen der Permeabilität der Plasmamembran der Hepatozyten bei Hypoxämien und bei entzündlichen oder toxischen Zellschädigungen, die zu einem Natriumeinstrom und damit zu einer Verminderung des Membranpotentials führen, sind daher auch mit einer Beeinträchtigung der exkretorischen Leistung verbunden.

Die Veränderungen an der Gallenkapillarmembran durch cholestatisch wirkende Faktoren, wie Äthinylöstradiol [2], monohydroxylierte Gallensäuren und ihre Derivate [79, 96, 169] und möglicherweise auch Phalloidin [44, 174], sind so hervorstechend, daß ihnen eine oder gar die wesentliche Bedeutung bei der Auslösung einer Cholestase zugeschrieben wird [115]. Auch Bilirubin kommt als eine Verbindung in Frage, die Ausscheidungsprozesse an der Gallenkapillarmembran durch Veränderung der Membranfluidität stören kann [119]. Die cholestatische Wirkung monohydroxylierter Gallensäuren, aber auch die von D-Ringglucuroniden von Östrogen kann experimentell durch mizellenbildende Gallensäuren unterdrückt werden [2, 80, 86, 93]; lipophile Verbindungen werden in gemischten Mizellen kompartmentiert und ausgeschieden. Erkrankungen, die mit einer Verringerung des "Pools" von Cholsäure und Chenodesoxycholsäure einhergehen, sind daher umgekehrt anfälliger für die cholestatische Wirkung lipophiler Verbindungen. Da die cholestatische Wirkung von Lithocholsäure auch durch Cycloheximid, einen Hemmer der Proteinbiosynthese [181], unterdrückbar ist, scheint sie nicht nur durch Lösung von Lithocholsäure in der Zellmembran zustande zu kommen, sondern in erster Linie ein vermittelter Effekt zu sein. Änderungen der Membranfluidität durch Veränderung der Lipidzusammensetzung spielen hier offensichtlich eine bedeutende Rolle, ähnlich, wie es auch für Äthinylöstradiol diskutiert wird. Während jedoch Äthinylöstradiol zu einem vermehrten Cholesteringehalt in der gesamten Plasmamembran führt, bewirkt Lithocholat solch eine Veränderung hauptsächlich in der Gallenkapillarmembran. Die durch Östrogene ausgelöste Cholestase läßt sich wie die durch Lithocholat bedingte durch Gallensäuren vermeiden [2]. Sie ist aber auch vermeidbar durch eine direkte gegensinnige Beeinflussung der Membranfluidität, wie sie durch Triton WR 1339 [142], S-Adenosyl-Methionin [55] und durch diäthetische Regime [151] experimentell erreicht werden kann.

Ungeklärt ist die auffallende Dilatation der Gallenkapillaren, die nicht nur bei posthepatozellulären Abflußhindernissen auftritt, sondern auch bei Störungen der hepatozellulären Gallebildung. Es werden daher neben einer biliären Druckerhöhung auch andere Faktoren als Ursache angenommen. Möglicherweise wirkt sich hier eine Funktionsstörung der intrazellulär direkt perikanalikulär gelegenen Mikrofilamente aus.

2.4.5 Posthepatozelluläre Ereignisse

Kanalikuläre Präzipitate, wie sie in der Regel bei Cholestasen läppchenzentral auftreten, spiegeln eine Störung in der Zusammensetzung der Galle wider. Sie wurden im Falle der durch Taurolithocholat und der durch Chlorpromazin induzierten Cholestase jedoch auch als pathogenetisch wirksame Faktoren diskutiert [33, 76]. Im Falle der „benignen rekurrierenden intrahepatischen Cholestase" stellen Gallethromben häufig das einzige histologische Zeichen dar.

Bakterielle und abakterielle Entzündungen oder tumoröse Infiltrationen in den Portalfeldern können als intrahepatische posthepatozelluläre Ereignisse ebenso zur Cholestase führen, wie extrahepatische Abflußstörungen der Galle.

Die Erhöhung der Permeabilität der "tight junctions" zwischen den Hepatozyten wird bei extrahepatischer Cholestase als Folge der biliären Druckerhöhung aufgefaßt. Bei der durch Äthinylöstradiol ausgelösten Cholestase, bei der eine biliäre Druckerhöhung keine Rolle spielt, ist sie ebenfalls so ausgeprägt [47, 75, 106], daß ihr eine wesentliche primäre pathogenetische Bedeutung beigemessen wird [47]. Sie soll durch Störungen der Mikrofilamentfunktion mitbedingt sein (s.o.) und damit einen wesentlichen Mechanismus für Auslösung und Verstärkung auch einer intrahepatischen Cholestase darstellen.

2.5 Metabolische Konsequenzen

2.5.1 Lipoproteine

Sowohl bei extra- wie bei intrahepatischer Cholestase finden sich signifikante Erhöhungen des Cholesterin- und Phospholipidspiegels im Blutplasma. Genauere Untersuchungen ergeben ein außerordentlich komplexes Bild von Veränderungen im Lipidhaushalt, das sich in der Lipoproteinzusammensetzung des Plasmas widerspiegelt [130]: a) Die High-density-Lipoproteine (HDL) enthalten weniger Apolipoprotein AI (Apo AI) als normal, beinhalten eine Fraktion von abnormal vergrößerten HDL mit einem vermehrten Gehalt an Apo E und eine normalerweise unbedeutende Fraktion diskoidaler HDL-Partikel. Zudem ist die Aktivität der mit HDL assoziierten Lezithin-Cholesterin-Acyltransferase (LCAT) vermindert. b) Den Very-low-density-Lipoproteinen (VLDL) mangeln Apo E und die C-Apolipoproteine, sie sind kleiner und enthalten weniger Triglyzeride als normal. c) Die Low-density-Lipoproteine (LDL) enthalten ein Spektrum unterschiedlicher Spezies, zu denen auch triglyzeridreiche Lipoproteine und das cholestasetypische Lipoprotein-X (Lp-X) gehören. An den komplexen Veränderungen des Lipoproteinmetabolismus sind pathogenetisch mehrere Faktoren beteiligt. Abgrenzbar sind: a) Die beeinträchtigte Lipidverdauung und -resorption, b) der LCAT-Mangel, der zu einer Beeinträchtigung der Cholesterinveresterung führt, die wiederum eine Veränderung der Lipoproteinkomposition im Plasma bewirkt, wie sie teilweise auch bei hereditärem LCAT-Mangel auftritt, c) das Auftreten von Lp-X unter Cholestase und d) wahrscheinlich eine "down"-Regulation der hepatozellulären LDL-Rezeptoren (s.u.). An der Verminderung der Apo-B,E(LDL)-Rezeptoren scheinen Gallensäuren beteiligt zu sein, da sie experimentell drastisch und rasch durch Taurocholatinfusionen erzielt werden kann [7]. Die Regulation des Apo-B,E-Rezeptors durch Gallensäuren findet ausschließlich in der Leber statt, nicht dagegen in der Nebenniere, die zwar ebenfalls den Apo-B,E-Rezeptor exprimiert, jedoch Gallensäuren nicht aufnimmt.

Lp-X ist ein Lipoprotein, das sich in seiner Dichte nicht von LDL unterscheidet, in der Agarelektrophorese jedoch im Gegensatz zu ihm und als einziges Lipoprotein zur Kathode wandert. Es entsteht als phospholipid- und cholesterinreiche, bilamelläre diskoidale Struktur mit einem Durchmesser von 40–60 nm und einer Dicke von 10 nm durch Wechselwirkung der Galle mit Bestandteilen des Bluts: Aufnahme von geringen Mengen Albumin in das hydrophile Innere und Assoziation von C-Apolipoproteinen an der Oberfläche. Mit Lp-X finden sich auch Aktivitäten der alkalischen Phosphatase und der γ-Glutamyltranspeptidase assoziiert. Lp-X ist für das Auftreten der Hypercholesterinämie von besonderer Bedeutung, da es selbst reich an unverestertem Cholesterin ist und zudem auch indirekt eine Hypercholesterinämie fördert: Es hemmt die Aufnahme von Chylomikronenresten ("chylomicron remnants") in Hepatozyten und fördert die hepatische Cholesterinbiosynthese durch Aktivierung der HMG-CoA-Reduktase [171]. Bei extrahepatischer und intrahepatischer Cholestase finden sich unterschiedliche Formen von Lp-X. Das bei intrahepatischer Cholestase auffindbare Lp-X$_1$ unterscheidet sich von dem bei extrahepatischer vorherrschenden Lp-X$_2$ durch seinen von den Hepatozyten stammenden Gehalt an Apo E [140]. Lp-X-ähnliche Partikel können auch nach Lipidinfusionen gefunden werden.

2.5.2 Bilirubin

Sichtbarstes Zeichen einer Cholestase ist der Ikterus. Das den Ikterus verursachende Bilirubin wird überwiegend in der Milz durch Abbau des Hämoglobins gebildet und im Blut an Albumin gebunden zur Leber transportiert. Dort wird es mit nur geringer Effektivität (Aufnahmefraktion 5,4%) von Hepatozyten aufgenommen, intrazellulär mit Glucuronsäure konjugiert und biliär sezerniert. Neubildungsrate und Klärung des Bluts durch die Leber halten sich unter physiologischen Bedingungen bei einem Blutplasmaspiegel von bis zu 1,2 mg/100 ml (15,4 mM) die Waage. Unter cholestatischen Bedingungen kann Bilirubin ebenfalls noch hepatozellulär aufgenommen werden.

Wenn lediglich eine biliäre Sekretionsstörung und nicht auch eine erhebliche Störung des Metabolismus der Leberzelle vorliegt, wird das anfallende Bilirubin mit Glucuronsäure gekoppelt und wieder an das Blut abgegeben. Es erscheint dort jedoch vorwiegend als Mono- und nicht wie in der Galle als Diglucuronid. Neben unkonjugiertem und konjugiertem Bilirubin, das im Serum mit Albumin in schwacher Bindung assoziiert ist, findet sich bei Cholestasen eine Subfraktion, die durch die Diazomethode, nicht jedoch durch Hochdruckflüssigkeitschromatographie (HPLC) erfaßt werden kann. Diese als δ-Bilirubin bezeichnete Spezies [92] ist fest an Albumin gebunden und kann daher nicht abdissoziieren und ausgeschieden werden. Sie kann bei Cholestasen die Hauptfraktion des durch die Diazoreaktion bestimmbaren Bilirubins werden [164, 177] und ist wahrscheinlich mit dafür verantwortlich, daß nach Auflösung einer Cholestase der Bilirubinspiegel nur sehr langsam sinkt, sehr viel langsamer als der Gallensäurespiegel.

2.5.3 Biotransformationen

Zu den metabolischen Konsequenzen einer Cholestase gehören Veränderungen der biotransformierenden Aktivitäten [117]. Es finden sich erniedrigte Konzentrationen an bestimmten Hämoproteinen, mitbedingt durch eine erniedrigte Synthese an Cytochrom P450 [39, 95, 135]. Andererseits findet sich eine Aktivitätserhöhung einiger mikrosomaler mischfunktioneller Oxidasen und einer UDP-Glucuronyltransferase, die als Reaktion auf Gallensäuren oder andere lipophile Verbindungen gedeutet wird [106, 128]. Auf die Aktivität dieser Enzyme ist die Biotransformation lipophiler Verbindungen zurückzuführen, die in vielen Fällen in einer Hydroxylierung und anschließenden Glucuronidierung oder Sulfatierung besteht. Auf diese Weise wird ihre Wasserlöslichkeit erhöht und somit eine Vorbedingung für die renale Elimination geschaffen. Auf die Aktivität dieser Enzyme ist auch die Bildung polyhydroxylierter und atypischer Gallensäuren zurückzuführen. Da letztere selbst cholestatisch wirksam sein können, wie auch einige Biotransformationsprodukte von Medikamenten [118], kommt den biotransformierenden Enzymsystemen nicht uneingeschränkt eine Schutzfunktion zu. Einen positiven Effekt auf die Cytochrom-P450-abhängigen Hydroxylierungen, die Gallensäurereglucuronidierung und den Gallefluß zeigt Phenobarbital. Phenobarbital hat sich daher bei langdauernden intrahepatischen Cholestasen, wie beispielsweise der primär biliären Zirrhose, zur Therapie der Begleitsymptome, vor allem des Juckreizes, bewährt [15, 146, 160] (s.u.).

2.5.4 Weitere metabolische Konsequenzen

Auch Entgiftungsvorgänge durch Makrophagen sind verändert. In der Ratte sinkt in den ersten 3 Wochen nach Gallengangsligatur die Phagozytoseaktivität in der Leber. Sie steigt mäßig in der Milz und deutlich in den Lungen, in der sich eine starke Vermehrung aktiver Makrophagen findet [71]. Wenn die Filterfunktion der Kupffer-Sternzellen in der Leber für Endotoxine, Bakterien o.ä. abnimmt, können Folgeschäden an anderen inneren Organen, wie beispielsweise den Nieren (s.u.), eintreten.

Metabolische Konsequenzen hat auch die bei Cholestasen eintretende Umschaltung der Glykolyseaktivierung, die normalerweise vorwiegend über α-Agonisten vor sich geht, auf eine überwiegende Aktivierung durch β-Agonisten. Veränderungen in der Glukosehomöostase des Körpers sind durch diese bisher nicht erklärte Umstellung mitbedingt [111].

Eine Folge biliärer Sekretionsstörungen ist die intrazelluläre Akkumulation von Kupfer, dessen pathogenetische Bedeutung bei Cholestasen noch unklar ist. In seltenen Fällen kann bei lang anhaltender und ausgeprägter Cholestase, z.B. bei primär biliärer Zirrhose, die Kupferretention zu einer Kupferablagerung in anderen Organen und zu der Ausbildung eines Kayser-Fleischer-Kornealringes führen, wie er sonst nur bei Morbus Wilson auftritt.

3 Klinische Manifestationen

Grundsätzlich lassen sich Symptome der Cholestase, die durch ungenügende Ausscheidung gallepflichtiger Substanzen und ihre Retention im Körper herrühren, von solchen unterscheiden, die durch Gallemangel im Darm bedingt sind (Tabelle 3).

3.1 Symptome durch Retention gallepflichtiger Verbindungen

Die Retention gallepflichtiger Verbindungen führt zur Erhöhung der Serumspiegel von Bilirubin, Gallensäuren und einer Reihe von Xenobiotika. Klinische Folgen sind vor allem Ikterus, Stuhlentfärbung, Dunkelfärbung des Urins und häufig Juckreiz. Die Retention von Xenobiotika ist klinisch bedeutsam, wenn diese pharmakologisch oder toxikologisch wirksam sind und damit weitere Symptome hervorrufen [117].

Der Ikterus ist das klinisch führende Zeichen einer Cholestase. Ein Bilirubinspiegel von 2 mg% (34 mM) im Plasma ist bereits als Sklerenikterus erkennbar. Der Ikterus bei posthepatischer Cholestase neigt zu einem Grünstich (Verdinikterus). Der bei intrahepatischer Cholestase kann ihn ebenfalls erkennen lassen, wenn, wie bei der Cholangiolitis, eine bedeutende posthepatozelluläre Komponente vorhanden ist. Bei vorherrschend hepatozellulärer Komponente kann er aber auch ähnlich der prähepatischen Hyperbilirubinämie zu einer leicht rötlichen Verfärbung (Rubinikterus) tendieren. Die Differentialdiagnose des Ikterus umfaßt damit verschiedene Formen cholestatischer Erkrankungen der Leber und der ableitenden Gallewege (Tabelle 4) und darüber hinaus auch eine Reihe nichtcholestatischer Erkrankungen.

Der generalisierte Juckreiz ist ein Zeichen meist fortgeschrittener Cholestasen; er kann jedoch auch sehr früh auftreten, noch bevor es zum Ikterus kommt. Bei chronischem Verlauf kann er zu einer Qual werden. Die genaue Erklärung seiner Entstehung steht noch aus. Gallensäuren werden als ätiologische Faktoren diskutiert, sind jedoch umstritten [104]. Patienten leiden in unterschiedlichem Ausmaß unter ihm, so daß eine eindeutige Korrelation zu Gallensäure- oder Bilirubinspiegel im Blut nicht hergestellt werden kann.

Zu den Symptomen, die häufig mit einer Cholestase verbunden sind, und wahrscheinlich mit der Retention gallepflichtiger Verbindungen zusammenhängen, zählen

Tabelle 3. Symptome und Folgen einer Cholestase

---

1. Symptome durch Retention gallepflichtiger Verbindungen

   Klinische Symptome:

   Ikterus (Verdin-, Rubin-)
   Braunfärbung des Urins
   Juckreiz
   Abnorme Reaktion auf Pharmaka oder Xenobiotika

   Klinisch-chemische Befunde:

   Hyperbilirubinämie, Hyperbilirubinurie
   Gallensäurespiegel i.S. erhöht
   atypische Gallensäuren i.U.
   Cholesterin und Phospholipide i.S. erhöht
   Lipoprotein X
   Enzymaktivitäten i.S. erhöht (aP, γ-GT, LAP)

2. Symptome durch Gallemangel im Darm

   Stuhlentfärbung
   Diarrhö, Steatorrhö
   intestinale Mißempfindungen
   Malabsorption

3. Symptome mit komplexem Zusammenhang zur Cholestase

   Bradykardie
   Hypotonie
   Nierenfunktionsstörungen

4. Symptome bei lang anhaltender Cholestase

   Gewichtsverlust, Gedeihstörung beim Kind
   Vitamin-A-Mangel (trockene, hyperkeratotische Haut, Xerophthalmie, Sehstörungen, Gehör-
      störungen)
   Vitamin-D-Mangel (Osteomalazie)
   Vitamin-E-Mangel (neuromuskuläre Degenerationen, Neuropathie, Myopathie, zerebelläre
      Dysfunktion)
   Vitamin-K-Mangel (Gerinnungsstörungen mit hämorrhagischer Diathese)
   Xanthelasmen und Xanthome
   Leberzirrhose

---

die Neigung zur Bradykardie und zur arteriellen Hypotension. Letztere soll sich aus
einer verminderten Erregbarkeit der vaskulären glatten Muskulatur auf Noradrenalin
und Tyramin erklären [26]. Funktionsstörungen der Nieren im Rahmen einer cholestatischen Erkrankung sollen pathogenetisch mit Ablagerungen von IgA-Immunkom-
plexen in den Mesangien der Glomerula zusammenhängen und Folge der cholestatisch
bedingten Erhöhung des Spiegels von sekretorischem Immunglobulin A (sIgA) im Blut
sein [48]. Aber auch eine Erhöhung des Endotoxinspiegels im Blut, die durch eine bei
Cholestasen eingeschränkte Funktion der Kupffer-Sternzellen zustande kommt [43],
kann bei der Funktionsverschlechterung der Nieren eine Rolle spielen.

Tabelle 4. Differentialdiagnose cholestatischer Erkrankungen

A) Obstruktiv bedingte Cholestasen

1. Extrahepatische Obstruktion

   Cholelithiasis
   Tumoren der Gallenwege
   Entzündungen der Gallenwege
   Papillitis stenosans
   Pankreaserkrankungen (Pankreatitis, Tumoren, Pseudozysten)
   Parasiteninfektion (Fasciolosis, Askaridiasis)
   Choledochuszyste
   Duodenaldivertikel
   Gallengangsatresie und -hypoplasie
   Mirizzi-Syndrom

2. Intrahepatische Obstruktion

   Intrahepatische Tumoren oder Metastasen
   Entzündungen und Fibrosen im Bereich der Portalfelder
   Intrahepatische Gallensteine (Hepatolithiasis)

B) Nicht-obstruktiv bedingte hepatozelluläre Cholestasen

   Hepatitiden (virus-, alkohol-, medikamentenbedingt)
   Leberzirrhosen
   Toxisch bedingte Cholestasen (Medikamente, Endotoxine, Pilzgifte, Industriegifte)
   Rechtsherzinsuffizienz
   Schwangerschaftscholestase
   Cholestase bei total parenteraler Ernährung
   Benigne rekurrierende Cholestase
   Cholestasen auf Grund angeborener Stoffwechselanomalien
   α_1-Antitrypsinmangel
   Dubin-Johnson-Syndrom
   Rotor-Syndrom
   Alagille-Syndrom (arteriohepatische Dysplasie)
   Byler-Erkrankung
   Trihydroxycoprostanaturie (THC-Syndrom)

3.2 Symptome durch Gallemangel im Darm

Symptome, die durch Gallemangel im Darm hervorgerufen werden, betreffen die frühzeitig einsetzende Stuhlentfärbung und die insuffiziente Verdauung und Resorption
von Fetten. Daraus folgen bakterielle Fehlbesiedlung des Darms mit Neigung zu Me-
teorismus und intestinalen Mißempfindungen, Völlegefühl und Inappetenz bis Ekel
vor Speisen, besonders wenn sie fetthaltig sind. Brechreiz und Steatorrhö können uncharakteristische Symptome darstellen, die auf eine Cholestase, aber auch auf eine
Reihe anderer Erkrankungen des Darms und der Darmanhangsorgane hinweisen können. Eine biliäre Steatorrhö (Stuhlgewicht über 200 g, Fettausscheidung über 7g/Tag)
tritt erst bei weitgehender Einschränkung der Gallensäurenausscheidung von unter
30 mg/Tag auf (normal 300–500 mg/Tag) [105]. Ein durch mangelhafte Resorption
zustande gekommener systemischer Mangel an fettlöslichen Vitaminen macht sich erst

verzögert und mit vieldeutiger Symptomatik bemerkbar (Tabelle 3). Mangelzustände werden vor allem bei Kindern mit langdauerndem Cholestasesyndrom wie z.B. bei kongenitaler biliärer Atresie, arteriohepatischer Dysplasie oder der Byler-Erkrankung apparent. Der Vitamin-E-Spiegel sinkt erst etwa 4 Monate nach der Geburt [6] und führt dann zu Neuropathie, Myopathie und zerebellarer Dysfunktion [5, 167]. Die Vitamin-E-Malabsorption übersteigt die des Vitamin D [144], so daß der Vitamin-D-Mangel klinisch längere Zeit verdeckt bleibt. Während der Mangel an den Vitaminen A, E und D bei schweren Formen der Cholestase bei Neugeborenen und auch Erwachsenen damit erst nach mehreren Wochen bemerkbar wird, kann ein Mangel an Vitamin K durch eine Blutungsneigung sehr viel früher manifest werden (Tabelle 3).

3.3 Ätiologisch bedeutsame Symptome

Zu den Symptomen, die auf das Vorliegen einer Cholestase hinweisen, finden sich häufig solche, die auch auf ihre Ursache hinweisen. Lebergröße und -konsistenz, Milzgröße, Dolenz im Abdomen, speziell im Gallenblasenbereich, Resistenzen im mittleren und rechten Epigastrium, Courvoisier-Zeichen, Leber-Haut-Zeichen, Foetor ex ore und Fieber können bereits durch klinische Untersuchung zu einer weitgehenden Einengung der Differentialdiagnosen führen.

3.4 Folgen langdauernder Cholestasen

Bei langdauernder Cholestase finden sich häufig Xanthelasmen und xanthomatöse Hautveränderungen, typisch besonders bei der primär biliären Zirrhose. Knochenveränderungen mit Rarefizierung des Gerüsts finden sich bei lange anhaltendem Vitamin-D-Mangel und werden häufig erst nach mehreren Monaten sichtbar. Ebenfalls relativ spät erst werden die Folgen des Mangels an den Vitaminen A und E manifest, die vor allem bei Neugeborenen und Kleinkindern bei angeborener Gallengangsatresie auftreten (s.o.).

Spätfolge der chronischen Cholestase ist die Leberzirrhose. Während die Cholestase an sich wegen adaptiver Veränderungen im Stoffwechsel der Entgiftungsvorgänge (s.u.) relativ gut verkraftet wird, können die sekundären morphologischen Veränderungen mit der konsekutiven portalen Hypertension zu lebensbedrohlichen Komplikationen führen. Kinder mit angeborener Gallengangsatresie, einer Erkrankung, die ebenfalls in eine Leberzirrhose mündet, sind vor der Einführung der Behandlung durch die Kasai-Operation in der Regel innerhalb der ersten 2 Lebensjahre an diesen Komplikationen gestorben [4].

4 Diagnostik

Eine Cholestase ist meistens eindeutig anhand anamnestischer Angaben, klinischer und laborchemischer Manifestationen und mit Hilfe bildgebender Verfahren zu erkennen. Die Diagnostik richtet sich auf ihre Ätiologie, ihren Schweregrad und auf ihre Folgen (Tabelle 3, Differentialdiagnosen s. Tabelle 4).

4.1 Invasive Techniken und bildgebende Verfahren

Der Verdacht auf eine obstruktiv bedingte Cholestase erfordert zur Differenzierung und Lokalisierung ihrer Ursache die Sonographie, gefolgt von einer ERCP (endoskopische retrograde Cholangiopankreatikographie) oder — wenn technisch nicht durchführbar — einer PTC (perkutan transhepatische Cholangiographie). Bei tumorbedingtem Verschluß können je nach Konsequenz, die für die Therapie erwartet wird, eine Computertomographie und eine Angiographie indiziert sein. Der Verdacht auf eine nicht obstruktiv bedingte Cholestase macht häufig zur weiteren Differentialdiagnose die histologische Untersuchung einer Lebergewebsprobe notwendig. Bei Verdacht auf eine Leberzirrhose oder auf herdförmig lokalisierte Prozesse sollte die Histologiegewinnung laparoskopisch durchgeführt werden. Die Gewinnung einer Leberhistologie ist bei akuten Hepatitiden oder bei Morbus Gilbert-Meulengracht in der Regel zur Sicherung der Diagnose nicht erforderlich.

4.2 Klinisch-chemische Diagnostik

Laborchemisch erfaßbare Veränderungen, die auf eine mangelhafte Ausscheidungsfunktion der Leber und einen Gallerückstau zurückzuführen sind, umfassen die Erhöhung der Konzentrationen von konjugiertem Bilirubin, Gallensäuren, Cholesterin, Kupfer, Coeruloplasmin und sekretorischem Immunglobulin A im Serum, eine erhöhte Ausscheidung konjugierten Bilirubins und polyhydroxylierter, sulfatierter und glucuronidierter Gallensäuren im Urin, das Auftreten von Lipoprotein-X (Lp-X) im Plasma und die Erhöhung der Aktivität der Cholestaseenzyme γ-Glutamyltranspeptidase (γ-GT), alkalischer Phosphatase (aP) und Leucinaminopeptidase (LAP) im Plasma. Auf Gallemangel im Darm zurückzuführen sind im wesentlichen verminderte Blutspiegel der fettlöslichen Vitamine A, D, E und K und in Folge des Vitamin-K-Mangels verminderte Spiegel der Gerinnungsfaktoren II (Prothrombin), VII (Prokonvertin, Autoprothrombin I), IX (Christmas-Faktor, antihämophiles Globulin B, Autoprothrombin II) und X (Stuart-Prower-Faktor, Autoprothrombin III). Zudem finden sich komplexe Störungen des Lipoproteinmusters, in denen sich einerseits der Gallerückstau und andererseits der Gallemangel im Darm auswirken.

Bilirubin. Der Bilirubinspiegel im Plasma ist ein ausreichend empfindlicher und zugleich der gebräuchlichste Parameter zur Feststellung einer Cholestase und Bestimmung seiner Ausprägung. Er kann bei kompletter extrahepatischer Cholestase täglich um 1,5 bis 2 mg/dl (25,6–34,2 μM) steigen und etwa 30 mg/dl (513 μM) erreichen. Höhere Werte werden bei erhaltener Glucuronidierung und renaler Ausscheidung nicht beobachtet. Bei zusätzlicher schwerer Funktionsstörung des Leberparenchyms und der Niere dagegen sind Werte bis 70 mg/dl (1200 μM) möglich. Intestinale Abbauprodukte von Bilirubin, wie das farblose Urobilinogen, können reabsorbiert werden, in den systemischen Kreislauf gelangen und renal ausgeschieden werden. Der Nachweis einer Erhöhung des Blutspiegels an konjugiertem Bilirubin (überwiegend Monoglucuronide) und seiner Ausscheidung im Urin weisen auf eine Cholestase. Einer Beurteilung der Urobilinogenausscheidung im Urin kommt heute wegen der Ungenauigkeit der Aussage keine Bedeutung mehr zu. Ihr vollständiges Fehlen ist vereinbar mit dem Vorliegen einer kompletten Cholestase.

Gallensäuren. Gallensäuren sind als Cholestaseparameter empfindlicher als Bilirubin. Sie können in ihrer Konzentration von etwa 3 μM auf über 300 μM im peripheren Blutplasma ansteigen. Die Bestimmung des Gesamtgallensäurespiegels ist aufwendiger als die des Bilirubins und auch selten zusätzlich notwendig. Sie ist, wenn ein geeignetes Fluorimeter vorhanden ist, über den 3a-Steroiddehydrogenasetest im klinisch-chemischen Labor durchführbar. Sie kann dann von Bedeutung sein, wenn es um die Erkennung einer subklinischen Cholestase geht [108, 117], oder wenn die Besserung einer Cholestase, bei der der Gallensäurespiegel sehr viel rascher absinkt als der Bilirubinspiegel, frühzeitig erkannt werden soll. Die wegen ihrer technischen Aufwendigkeit nicht routinemäßig durchführbare differenzierte Bestimmung individueller Gallensäuren durch Hochdruckflüssigkeitschromatographie (HPLC) oder Gaschromatographie (GC) kann in Einzelfällen sinnvoll sein, wenn eine subklinische Cholestase frühzeitig erkannt werden soll. In diesen Fällen kann nach tetrahydroxylierten Gallensäuren im Urin gesucht werden. Sie kann ebenfalls sinnvoll sein, wenn es um die Verlaufskontrolle und prognostische Beurteilung einer Cholestase unter Therapie geht, wie beispielsweise mit Phenobarbital bei primär biliärer Zirrhose [14].

Lipide. Die Bestimmung der Phospholipide und des Cholesterins spielt zur Diagnostik einer Cholestase nur eine untergeordnete Rolle. Da Lp-X entgegen früherer Anschauung nicht auf die extrahepatische Cholestase beschränkt ist (s.o.), kann es nicht, wie früher vermutet wurde, zur Differenzierung der extra- und der intrahepatischen Cholestase herangezogen werden. Eine Quantifizierung des Lp-X-Spiegels ist im Routinebetrieb nicht sinnvoll, da er über den Schweregrad einer Cholestase keine Aussagen macht, die nicht auch über schneller und billiger testbare Parameter, wie den Bilirubinspiegel, zu erhalten sind. Zudem kann die Lp-X-Bestimmung trotz schwerer Cholestase negativ verlaufen. Wertvoll kann die Lp-X-Bestimmung bei Neugeborenen mit ausgeprägtem, anhaltendem Ikterus sein, wenn es darum geht, eine Gallengangsatresie auszuschließen [120]: Bei offenem Gallengangssystem vermag eine Therapie mit Colestyramin im Laufe von 2–3 Wochen den Lp-X-Spiegel deutlich zu senken.

Enzyme. Diagnostische Bedeutung für eine Cholestase haben die aP, die γ-GT und die LAP erlangt. Die Beurteilung der Aktivität der Enzyme im Serum muß ihre Empfindlichkeit und ihre Organspezifität berücksichtigen. Die γ-GT ist als Cholestasemarker etwa 9mal empfindlicher als die LAP und 6mal empfindlicher als die aP. Die Aktivitäten der γ-GT und der LAP im Blut weisen praktisch eindeutig auf die Leber. Isoenzyme der aP finden sich auch in Knochen, Dünndarm und Plazenta.

5 Mögliche Diagnosen

Die Differentialdiagnosen cholestatischer Erkrankungen sind in Tabelle 4 dargestellt.

5.1 Obstruktiv bedingte Cholestasen

Häufigste Ursache einer obstruktiv bedingten Cholestase ist eine Abflußstörung der Galle durch Gallensteine. Tumoren, die von den Gallenwegen oder vom Pankreas ausgehen sind deutlich seltener. Auch eine Cholangitis/Cholangiolitis kann durch entzündliche Verschwellung der Portalfelder eine überwiegend obstruktive Cholestase bewirken.

Die extrahepatische Gallengangsatresie. Dieser Anlagefehler tritt häufig in der Folge einer Virusinfektion in der Frühschwangerschaft auf (Zytomegalie, Röteln, Reovirus 3), so daß er zum Teil erworben zu sein scheint. Ein Teil ist mit Trisomie 18 assoziiert. Durch die komplette anhaltende Cholestase kommt es zu Malnutrition, vor allem auch zu einem Mangel an fettlöslichen Vitaminen und seinen Folgen. Charakteristischerweise findet sich eine ausgeprägte Fettstoffwechselstörung mit Hyperlipidämie und Xanthombildungen. Unbehandelt führt die Krankheit zur Leberzirrhose, an deren Komplikationen die Kinder früher innerhalb der ersten 2 Lebensjahre starben. Heute haben sie eine gute Lebensaussicht, wenn frühzeitig die Indikation zur Portoenterotomie (Kasai-Operation) gestellt wird.

5.2 Nicht-obstruktiv bedingte Cholestasen

Hepatitiden verschiedener Genese und Leberzirrhosen im Stadium der Dekompensation können mit ausgeprägter Cholestase einhergehen. Vor allem bei der Leberzirrhose muß differentialdiagnostisch an Gallensteine als Ursache des Ikterus gedacht werden.

Medikamenteninduzierte Cholestase. Medikamente können über 2 Mechanismen zu cholestatischen Leberschädigungen führen, über toxische Wirkungen oder über die Auslösung allergisch-hypererger Reaktionen, die sich an der Leber manifestieren. Toxisch bedingte Leberschäden treten sofort ein und sind dosisabhängig; allergisch bedingte haben eine Latenz von 1–5 Wochen, bedürfen mehr als einer oder einer lang anhaltenden Exposition und sind nicht dosisabhängig. Die wichtigsten Medikamente mit möglichen cholestatischen Nebenwirkungen sind in den Tabellen 1 und 2 aufgeführt.

Cholestase bei Rechtsherzinsuffizienz. Im Rahmen einer akuten wie auch chronischen Rechtsherzdekompensation kann es zu einer Leberschädigung mit Cholestase kommen, deren Ausprägung nicht eindeutig mit dem Grad der Kongestion korrelliert. Ursächlich soll der Mangel an O_2 eine wesentliche Rolle spielen.

Schwangerschaftscholestase. Cholestatische Reaktionen der Leber in der Schwangerschaft, besonders im letzten Trimenon, treten mit autosomal dominantem Erbgang familiär gehäuft auf. Klinisch können Juckreiz und leichter Ikterus auftreten; laborchemisch imponieren mäßige Erhöhungen der Cholestaseparameter; histologisch ist die Leber jedoch in der Regel unauffällig. Seltener kommt es zu schweren Cholestasen. Frauen, bei denen diese Form der idiopathischen Schwangerschaftscholestase auftritt, reagieren häufig entsprechend auch auf östrogenhaltige Medikamente. Ursächlich scheint ein abnormer Östrogenstoffwechsel in der Leber vorzuliegen. Therapeutisch sind erfolgversprechende Versuche mit S-Adenosyl-Methionin durchgeführt worden [57]. Die idiopathische Schwangerschaftscholestase muß differentialdiagnostisch von anderen cholestatischen Erkrankungen abgetrennt werden, wie einer Hepatitis oder einem Verschlußikterus bei Cholelithiasis. Die akute Schwangerschaftsfettleber geht in der Regel mit nur einer geringen Cholestase einher.

Cholestase bei total parenteraler Ernährung. Bei Kindern, seltener bei Erwachsenen, kann es im Rahmen einer lang dauernden parenteralen Ernährung zur Cholestase kommen. Ihre Pathogenese ist nicht geklärt. Diskutiert werden Interferenzen der Aufnahme von Aminosäuren in die Leberzellen mit der von Gallensäuren, Veränderungen des Lipidstoffwechsels und toxische Einflüsse bei bakterieller Fehlbesiedlung des Darms. Da es bei total parenteraler Ernährung auch zu Gallensteinbildungen kommen kann, muß differentialdiagnostisch auch an einen posthepatischen Verschluß gedacht werden.

Benigne rekurrierende Cholestase (Summerskill-Walshe-Syndrom). Bei dieser seltenen familiären Erkrankung mit autosomal-rezessivem Erbgang treten wiederholt Schübe einer Cholestase in unterschiedlicher Ausprägung auf. Die Schübe beginnen in der Kindheit und dauern oft mehrere Monate. Während dieser Zeit kann der Bilirubinspiegel 20 mg/dl (342 μM) erreichen. Auch der Gallensäurespiegel, die aP und die β-Globuline sind stark erhöht. Histologisch finden sich nur uncharakteristische Cholestaseveränderungen perivenös, die, wie auch die klinischen und laborchemischen Veränderungen, im Intervall völlig verschwinden. Welche Faktoren einen Schub auslösen, ist unbekannt. Die Therapie ist symptomatisch. Bei Juckreiz bewährt sich Cholestyramin. Phenobarbital scheint keinen sicheren Effekt zu haben.

Alagille-Syndrom (arteriohepatische Dysplasie). Bei dieser angeborenen Erkrankung handelt es sich um eine Dysplasie der ableitenden intrahepatischen Gallenwege, die als Folge einer defekten Gallebildung im Hepatozyten aufgefaßt wird. Vermutet wird ein funktioneller Defekt des endoplasmatischen Retikulums und des Golgi-Apparates am gallenkapillären Pol der Leberzelle. Dieser Defekt soll einerseits die Retention gallepflichtiger Substanzen in der Zelle und andererseits die nur schwache Ausbildung der interlobulären Ductuli zur Folge haben [162]. Charakteristisch ist eine nicht-obstruktive Cholestase ohne Hyperlipidämie, die mit einer Störung der geistigen Entwicklung, einer Ataxie und Fingermißbildungen verbunden ist.

Byler-Syndrom. Hierbei handelt es sich um eine genetisch bedingte, bisher nicht genauer definierte Störung des Gallensäuremetabolismus als wahrscheinliche Ursache für eine früh auftretende Cholestase. Klinisch imponieren Hepatosplenomegalie, Ikterus und Juckreiz. Hyperlipämie und Xanthombildungen fehlen. Es bildet sich früh eine Zirrhose, an deren Folgen die Patienten bereits im Kindes- oder Jugendalter sterben.

THC-Syndrom. Die Trihydroxycoprostanaturie ist eine weitere, sehr seltene Störung des Gallensäurestoffwechsels, die mit einer Cholestase ohne Hyperlipidämie einhergeht.

Cholestase bei α_1-Antitrypsinmangel. Ein α_1-Antitrypsinmangel führt bei Neugeborenen häufig zu einer passageren Cholestase, die sich meist spontan wieder zurückbildet. Nur selten entwickelt sich später ein Leberschaden, der zur Zirrhose führt.

Dubin-Johnson-Syndrom und Rotor-Syndrom. Bei diesen beiden genetisch determinierten Erkrankungen handelt es sich um eine biliäre Sekretionsstörung, die vorwiegend Bilirubin und wenige andere organische Anionen, wie beispielsweise Bromsulphthalein (BSP), jedoch nicht oder nur gering Gallensäuren betrifft. Häufig findet man gleichzeitig eine erhöhte Ausscheidung an Koproporphyrinen im Urin, beim Dubin-Johnson-Syndrom hauptsächlich Koproporphyrin I. Die Erkrankungen lassen sich durch 2 Kriterien voneinander unterscheiden: 1. Die BSP-Konzentration nimmt bei beiden gegenüber der Norm verlangsamt ab, erreicht beim Dubin-Johnson-Syndrom jedoch nach etwa 90 min einen zweiten Gipfel; 2. die Leber beim Dubin-Johnson-Syndrom ist makroskopisch dunkel und in der Leberhistologie fallen intrazelluläre Ablagerungen eines schwarzen Pigments auf, die beim Rotor-Syndrom fehlen.

Amyloidose. Eine diffuse oder parenchymatöse Amyloidose der Leber kann zu einer gering ausgeprägten, häufig nur laborchemisch erfaßbaren Cholestase führen. Die perivaskuläre Form hat in der Regel keine Cholestase zur Folge.

6 Therapie

Bei posthepatischer Cholestase kommen operative, endoskopische oder perkutan transhepatische Eingriffe zur Behebung der Abflußbehinderung in Betracht. Eine Galleableitung über perkutantranshepatische Drainage (PTD) oder nasobiliäre Sonde scheint einen günstigen Einfluß auf den perioperativen Verlauf geplanter chirurgischer Eingriffe auszuüben, wenn sie nur für wenige Tage angelegt wird. Bei einer Verweildauer über mehrere Wochen treten zunehmend Komplikationen durch aufsteigende Infektionen auf, so daß der palliative Wert ableitender Maßnahmen bei inoperablen Patienten mit Tumorverschluß der Gallenwege noch nicht endgültig gesichert ist [63, 145]. In vielen Fällen kann durch die Einlage einer Gallengangsendoprothese die allgemeine Lebensqualität erheblich gesteigert werden, wenn sich dadurch Ikterus, Juckreiz und Verdauungsbeschwerden zurückbilden. Nach Behebung der Cholestase kommt es in der Regel wegen unterschiedlicher Effizienz der hepatobiliären Transportsysteme zu einem deutlich rascheren Abfall des Gallensäurespiegels als des Bilirubinspiegels.

Die therapeutischen Möglichkeiten der intrahepatischen Cholestase sind häufig unbefriedigend. Sie beschränken sich auf das Absetzen oder Vermeiden von Medikamenten, die eine toxische oder allergisch-hypererge Reaktion an der Leber hervorrufen können, und auf die Vermeidung toxischer Expositionen. Bei toxisch oder durch Medikamente bedingten Cholestasen sind die Erkennung des verursachenden Agens und seine Vermeidung oder seine Entfernung entscheidend. Bei einer allergisch-hyperergen Komponente bewirken Kortikoide in der Regel eine rasche Befundbesserung, sind jedoch wegen des guten Spontanverlaufs bei Absetzen des verursachenden Medikaments selten notwendig.

Cholestasen bei Infektionserkrankungen sind meist durch die Therapie der Grunderkrankung rückläufig. Cholestasen bei total parenteraler Ernährung können auf Metronidazol ansprechen [32]. In den Fällen eines positiven Ansprechens kann davon ausgegangen werden, daß eine bakterielle Fehlbesiedlung des Darms mit Endotoxinbildung [161] oder Dehydroxylierung von Gallensäuren mit Bildung der cholestatisch wirkenden Lithocholsäure [54] vorgelegen hat.

Pruritus kann mit Colestyramin behandelt werden, wenn die Cholestase nicht komplett ist. Bei der primär biliären Zirrhose wirkt häufig Phenobarbital als Dauertherapie günstig auf die Symptomatik; es kann nachhaltig zu einer Senkung der Serumgallensäuren und des Bilirubins führen und den Juckreiz lindern.

Erste Erfolge bei der Behandlung der Schwangerschaftscholestase sind mit S-Adenosyl-Methionin erzielt worden, einer Verbindung, die die Fluidität der Plasmamembran der Zellen zu beeinflussen vermag [55]. Diese Therapie kann jedoch zur Zeit wegen bisher zu geringer klinischer Erfahrung noch nicht allgemein empfohlen werden.

Bei lang anhaltender Cholestase müssen die Vitamine A, D, E und K, häufig auch Kalzium und Phosphat, substituiert werden.

Eine Applikation von 25-Hydroxy-Vitamin-D3, das bei nicht vollständiger Cholestase auch enteral resorbiert werden kann, vermag die intestinale Kalziumaufnahme zu normalisieren, wohingegen 1,25-Dihydroxy-Vitamin-D keinen Einfluß auf die Kalziumaufnahme ausübt [18]. Diätetisch empfiehlt sich eine Umstellung von lang- auf mittelkettige Triglyzeride, die auch ohne Anwesenheit von Gallensäuren enteral resorbiert werden können. Auf eine ausreichende Zufuhr von Kalorien und Eiweiß muß geachtet werden, um bei Inappetenz nicht in eine katabole Stoffwechsellage zu geraten. Die tolerierte Eiweißmenge kann bei einer Leberzirrhose als Cholestaseursache jedoch durch eine auftretende Enzephalopathie begrenzt sind, so daß in diesem Fall empfohlen werden muß, die Obergrenze der zumutbaren Eiweißbelastung über den Ammoniakspiegel im Blut festzulegen und gegebenenfalls verzweigtkettige Aminosäuren zu substituieren.

Literatur

1. Abberger H, Buscher HP, Fuchte K, Gerok W, Giese U, Kramer W, Kurz G, Zanger U (1983) Compartmentation of bile salt synthesis and transport revealed by photoaffinity labelling of isolated hepatocytes. In: Paumgartner G, Stiehl A, Gerok W (eds) Bile acids and cholesterol in health and disease. MTP, Boston The Hague Dordrecht Lancaster, pp 77–87
2. Adinolfi LE, Utili R, Gaeta GB, Abernathy CO, Zimmerman HJ (1984) Cholestasis induced by estradiol-17β-D-glucuronide: mechanisms and prevention by sodium taurocholate. Hepatology 4:30–37

3. Aggerbeck M, Ferry N, Zafrani ES, Billon MC, Barouki R, Hanoune J (1983) Adrenergic regulation of glycogenolysis in rat liver after cholestasis. Modulation of the balance between alpha1 and beta2 receptors. J Clin Inv 71:476−486

4. Alagille D (1984) Extrahepatic bilary atresia. Hepatology 4:7S−10S

5. Alvarez F, Landrieu P, Laget P, Lemonnier F, Odievre M, Alagille D (1983) Nervous and ocular disorders in children with cholestsis and vitamin A and E deficiencies. Hepatology 3: 410−414

6. Alvarez F, Cresteil D, Lemonnier F, Lemonnier A, Alagille D (1984) Plasma vitamine E levels in children with cholestasis. J Ped Gastroenterol Nutr 3:390−393

7. Angelin B, Raviola CA, Mahley RW (1983) Rapid regulation of canine hepatic lipoprotein receptors by bile acids. In: Paumgartner G, Stiehl A, Gerok W (eds) Bile acids and cholesterol in health and disease. MTP, Boston The Hague Dordrecht Lancaster, pp 139−150

8. Arias IM (1985) What is primary in cholestasis? In: Brunner H, Thaler H (eds) Hepatology: A Festschrift for Hans Popper. Raven, New York, pp 281−284

9. Anver MS, Hegner D (1978) Effect of Na^+ on bile acid uptake by isolated rat hepatocytes. Hoppe Seyler's Z Physiol Chem 359:181−192

10. Avner DL, Larsen R, Berenson MM (1983) Inhibition of liver surface membrane Na^+,K^+-adenosintriphosphatase and 5'-nucleotidase activities by protoporphyrin. Gastroenterology 85:700−706

11. Back P, Ross K (1972) Identification of 3β-hydroxy-5-cholenoic acid in human meconium. Hoppe Seyler's Z Physiol Chem 354:83−89

12. Back P, Walter K (1980) Developmental pattern of bile acid metabolism as revealed by bile acid analysis of meconium. Gastroenterology 78:671−676

13. Back P (1980) Atypische Gallensäuren. Klin Wochenschr 58:55−63

14. Back P (1981) Klinische Bedeutung der Bestimmung atypischer Gallensäuren. Lab Med 5: 123−128

15. Back P (1982) Phenobarbital-induced alterations of the bile acid metabolism in cases of intrahepatic cholestasis. Klin Wochenschr 60:541−549

16. Bear C, Strasberg SM (1984) Techniques for studying biliary secretion: electrolytes in bile. Hepatology 4:25S−30S

17. Bear CE, Petrunca CN, Strasberg SM (1985) Evidence for a channel for the electrogenic transport of chloride ion in the rat hepatocyte. Hepatology 5:383−391

18. Bengoa JM, Sitrin MD, Meredith S, Kelly SE, Shah N, Baker AL, Rosenberg IH (1984) Intestinal calcium absorption and vitamin D status in chronic cholestatic liver disease. Hepatology 4:261−265

19. Berr F, Simon FR, Reichen J (1984) Ethinylestradiol impairs bile salt uptake and Na^+/K^+ pump function of rat hepatocytes. Am J Physiol 247:G437−G443

20. Bioulac-Sage P, Dubuisson L, Bedin C, Balabaud C (1983) Failure to induce selective cholestasis in the rat after long-term extrahepatic selective biliary obstruction. Liver 3:338−342

21. Blitzer BL, Boyer JL (1982) Cellular mechanisms of bile formation. Gastroenterology 82: 346−357

22. Blitzer BL, Bueler RL (1985) Kinetic and energetic aspects of the inhibition of taurocholate uptake by Na^+-dependent amino acids: studies in liver plasma membrane vesicles. Am J Physiol 249:G120−G124

23. Bloomer JR, Boyer JL (1975) Phenobarbital effects in cholestatic liver disease. Ann Int Med 82:310−317

24. Bremmelgaard A, Sjövall J (1979) Bile acid profiles in urine of patients with liver diseases. Eur J Clin Invest 9:341−348

25. Bremmelgaard A, Sjövall J (1980) Hydroxylation of cholic, chenodeoxycholic, and deoxycholic acids in patients with intrahepatic cholestasis. J Lipid Res 21:1072−1081

26. Bromzon A, Finberg PM, Tovbin D, Naidu SG, Better OS (1984) Bile salts, hypotension, and obstructive jaundice. Clin Sci 67:177−183

27. Busachi C, Mebis J, Broeckaert L, Desmet V (1981) Histochemistry of γ-glutamyltranspeptidase in human liver biopsies. Pathol Res Pract 172:99−108

28. Buscher HP, Gerok W, Kurz G, Schneider S (1985) Visualization of bile salt transport with fluorescent derivatives. In: Paumgartner G, Stiehl A, Gerok W (eds) Enterohepatic circula-

tion of bile acids and sterol metabolism. MTP, Boston The Hague Dordrecht Lancaster, pp 243–247

29. Buscher H-P, Fricker G, Gerok W, Kramer W, Kurz G, Müller M, Schneider S (1986) Membrane transport of amphiphilic compounds by hepatocytes. In: Greten H, Windler E, Beisiegel U (eds) Receptor-mediated uptake in the liver. Springer, Berlin Heidelberg New York, pp 189–199

30. Buscher HP, Beger M, Sauerbier H, Gerok W Bile salt shift from albumin to HDL in cholestasis. Hepatology 7, im Druck

31. Buscher H-P et al. (in Vorbereitung)

32. Capron JP, Gineston JL, Herve MA et al. (1983) Metronidazole in prevention of cholestasis associated with total parenteral nutrition. Lancet I:446–447

33. Carey MC, Hirom PC, Small DM (1976) A study of the physicochemical interactions between biliary lipids and chlorpromazine hydrochloride. Biochem J 153:519–531

34. Cano N, Gerolami A (1983) Intrahepatic cholestasis during total parenteral nutrition. Lancet I:985

34a. Chianale J, Dvorak C, May M, Gumucio JJ (1986) Heterogeneous expression of phenobarbital-inducible cytochrome P-450 genes within the hepatic acinus in the rat. Hepatology 6: 945–951

35. Crofton PM, Smith AF (1981) High-molecular-mass alkaline phosphatase in serum and bile: nature and relationship with lipoprotein-X. Clin Chem 27:860–874

36. Davis RA, Kern K Jr, Showalter R, Sutherland M, Sinensky M, Simon FR (1978) Alterations of hepatic Na,K-ATPase and bile flow by estrogen: effects on liver surface membrane lipid structure and function. Proc Natl Acad Sci USA 75:4130–4134

37. De Lamirande E, Plaa GL (1979) Bilirubin excretion pattern in manganese-bilirubin cholestasis. Arch Int Pharmacodyn 239:24–35

38. Deleze G, Paumgartner G, Karlaganis G, Giger W, Reinhard M, Sidiropoulos D (1978) Bile acid pattern in human amniotic fluid. Eur J Clin Invest 8:41–45

39. Denk H, Greim H, Hutterer F et al. (1973) Turnover of hepatic cytochrome P-450 in experimental cholestasis. Exp Mol Pathol 19:241–247

40. Desmet VJ (1983) Cholestasis: a problem. In: Csomos G, Thaler H (eds) Clinical hepatology. History, present state, outlook. Springer, Berlin Heidelberg New York, pp 299–320

41. De Vos R, De Wolf-Peters C, Desmet V, Eggermont E, Van Acker K (1975) Progressive intrahepatic cholestasis (Byler's disease): Case report. Gut 16:943–950

42. Douglas JG, Beckett GJ, Nimmo IA, Finlayson NCD, Percy-Robb IW (1981) Clinical value of bile salt tests in anicteric liver disease. Gut 22:141–148

43. Drivas G, James O, Wardle N (1976) Study of reticuloendothelial phagocytic capacity in patients with cholestasis. Br Med J I:1568–1569

44. Dubin M, Maurice M, Feldmann G, Erlinger S (1978) Phalloidin-induced cholestatis in the rat: relation to changes in microfilaments. Gastroenterology 75:450–455

45. Duncan JS, Kennedy HJ, Triger DR (1984) Treatment of pruritus due to chronic obstructive liver disease. Br Med J 289:22

46. Elias E, Hruban Z, Wade JB, Boyer JL (1980) Phalloidin induced cholestasis: a microfilament mediated change in junctional complex permeability. Proc Natl Acad Sci 77:2229–2233

47. Elias E, Iqbal S, Knutton S, Hickey A, Coleman R (1983) Increased tight junction permeability: a possible mechanism of oestrogen cholestasis. Eur J Clin Inv 13:383–390

48. Emancipator SN, Gallo GR, Razaboni R, Lamm ME (1983) Experimental cholestasis promotes the deposition of glomerular IgA immune complexes. Am J Pathol 113:19–26

49. Eppinger H (1902) Beiträge zur normalen und pathologischen Histologie der menschlichen Gallencapillaren mit besonderer Berücksichtigung der Pathogenese des Ikterus. Beitr Pathol Anat 31:230–293

50. Erlinger S (1986) Biliary physiology and disease. In: Arias IM, Frenkel M, Wilson JHP (ed) The liver annual 5/1986. Elsevier, Amsterdam, pp 343–367

51. Floren CH (1984) Apolipoproteins in cholestatic liver disease. Scand J Gastroenterol 19, suppl 98:abstr 98

52. Forker EL, Luxon BA (1981) Albumin helps mediate removal of taurocholate by rat liver. J Clin Invest 67:1517–1522

53. Forker EL, Luxon BA (1985) Effects of unstirred Disse fluid, nonequilibrium binding, and surface-mediated dissociation on hepatic removal of albumin-bound organic anions. Am J Physiol 248:G709–G717

54. Fouin-Fortunet H, Le Quernec L, Erlinger S et al. (1982) Hepatic alterations during total parenteral nutrition in patients with inflamatory bowel disease: a possible consequence of lithocholate toxicity. Gastroenterology 82:932–937

55. Frezza M, Pozzato G, Chiesa L, Stramentinoli G, Di Padowa C (1984) Reversal of intrahepatic cholestasis of pregnancy in women after high dose S-adenosyl-L-methionine administration. Hepatology 4:274–278

56. Fukuda Y, Imoto M, Hayakawa T (1985) Serum levels of secretory immunglobulin A in liver disease. Am J Gastroenterol 80:237–241

57. Fulton IC, Douglas JG, Hutchon DJR, Beckett GJ (1983) Is normal pregnancy cholestatic? Clin Chim Acta 130:171–176

58. Gebhard R (1983) Primary cultures of rat hepatocytes as a model system of canalicular development, biliary secretion, and intrahepatic cholestasis. Gastroenterology 84:1462–1470

59. Gebhardt R (1986) Use of isolated and cultured hepatocytes in studies on bile formation. In: Guillouzo A, Guguen-Guillouzo C (eds) Research in isolated and cultured hepatocytes. John Libbey Eurotext Ltd/INSERM, pp 353–376

60. Glaser HJ, Balistreri EF, Morecki R (1984) Role of reovirus type 3 in persistent infantile cholestasis. J Paediatr 105:912–915

61. Goldsmith MA, Huling S, Jones AL (1983) Hepatic handling of bile salts and protein in the rat during intrahepatic cholestasis. Gastroenterology 84:978–986

61a. Gooding PE, Chayen J, Sawyer B et al. (1978) Cytochrome P-450 distribution in rat liver and the effect of sodium phenobarbitone administration. Chem Biol Interactions 20:299–310

62. Groothius GMM, Hardonk MJ, Keulemans KPT, Nieuwenhuis P, Meijer DKF (1982) Autoradiographic and kinetic demonstration of acinar heterogeneity of taurocholate transport. Am J Physiol 243:G455–G462

63. Grundy SR, Strodel WE, Knol JA, Eckhauser FE, Thompson NW (1984) Efficacy of preoperative biliary tract decompression in patients with obstructive jaundice. Arch Surg 119: 703–708

64. Gumucio JJ, Balabaud C, Miller DL, DeMason LJ, Appelman HD, Stoecker TJ, Franzblau DR (1978) Bile secretion and liver cell heterogeneity in the rat. J Lab Clin Med 91:350–362

65. Hatoff DE, Hardison WGM (1979) Induced synthesis of alkaline phosphatase by bile acids in rat liver cell culture. Gastroenterology 77:1062–1067

66. Hatoff DE, Hardison WG (1982) Bile acid-dependent secretion of alkaline phosphatase in rat bile. Hepatology 2:433–439

67. Hatoff DE, Hardison WGM (1981) Bile acids modify alkaline phosphatase induction and bile secretion pressure after bile duct obstruction in the rat. Gastroenterology 80:666–672

68. Hedenborg G, Norlander A, Norman A (1985) Conjugation, metabolism, and excretion of (24-^{14}C) chenodeoxycholic acid in patients with extrahepatic cholestasis before and after biliary drainage – analysis of conjugated bile acids by HPLC. Scand J Clin Lab Invest 45: 157–164

69. Hofmann AF, Palmer KR, Yoon YB et al. (1985) The novel physiologic properties and uncommon enterohepatic circulation of nor-chenodeoxycholate and nor-ursodeoxycholate. In: Paumgartner G, Stiehl A, Gerok W (eds) Enterohepatic circulation of bile acids and sterol metabolism. MTP, Lancaster

70. Holdsworth G, Coleman R (1975) Enzyme profiles of mamalian bile. Biochim Biophys Acta 389:47–50

71. Holmberg JT, Bergquist L, Hultberg B, Hägerstrand I, Ihse I, Ryden S (1986) Radiolabelled colloid uptake distribution and pulmonary contents and localization of lysosomal enzymes in cholestatic rats. Scand J Gastroenterol 21:291–299

72. Hutterer F, Bacchin PG, Genk H, Schenkman JB, Schaffner F, Popper H (1970) Mechanism of cholestasis. II. Effect of bile acids on the microsomal electron transfer system in vitro. Life Sci 9:1159–1166

73. Iida Y (1984) Autoradiographic studies of bilirubin transport in the normal and cholestatic liver. Acta Hepatol Jpn 25:897–906

74. Inue M, Kinne R, Tran T, Arias IM (1984) Taurocholate transport by rat liver canalicular membrane vesicles. Evidence for the presence of a Na^+-independent transport system. J Clin Invest 73:659–663

75. Iqbal S, Mills CD, Elias E (1985) Biliary permeability during ethinyl estradiol-induced cholestasis studied by segmented retrograde intrabiliary injections in rats. J Hepatol 1:211–219

76. Javitt NB, Emerman S (1968) Effect of sodium taurolithocholate on bile flow and bile acid excretion. J Clin Invest 47:1002–1014

77. Jones AL, Hradek GT, Schmucker DL, Underdown BJ (1984) The fate of polymeric and secretory immunoglobulin A after retrograde infusion into the common bile duct in rats. Hepatology 4:1173–1183

78. Jung W, Gebhardt R, Mecke D (1982) Alterations in activity and ultrastructural localization of several phosphatases on the surface of rat hepatocytes in monolayer culture. Eur J Cell Biol 27:230–241

79. Kakis G, Yousef IM (1978) Pathogenesis of lithocholate and taurolithocholate-induced intrahepatic cholestasis in rats. Gastroenterology 75:595–607

80. Kakis G, Yousef IM (1980) Mechanism of cholic acid protection in lithocholate-induced intrahepatic cholestasis in rats. Gastroenterology 78:1402–1411

81. Kaplan MM, Ohkubo A, Quaroni EG, Sze-Tu D (1983) Increased synthesis of rat liver alkaline phosphatase by bile duct ligation. Hepatology 3:368–376

82. Karlaganis G, Karlaganis K, Sjövall J (1984) Identification of 27-nor-5β-cholestane-3α,7α, 12α,24ξ,25ξ,26-hexol and partial characterization of bile alcohol profile in urine. J Lipid Res 25:693–702

83. Keeffe EB, Blankenship NM, Scharschmidt BF (1980) Alteration of rat liver plasma membrane fluidity and ATPase activity by chlorpromazine hydrochloride and its metabolites. Gastroenterology 79:222–231

84. Keppler D, Hagmann W, Rapp S, Denzlinger C, Koch HK (1985) The relation of leucotrienes to liver injury. Hepatology 5:883–891

85. Kimmelberg HK, Paphadjopoulos D (1974) Effects of phospholipid acyl chain fluidity, phase transitions and cholesterol on Na^+,K^+-stimulated adenosin triphosphatase. J Biol Chem 249: 1071–1080

86. Knipers F, Havinga R, Vonk RJ (1985) Cholestasis induced by sulfated glycolithocholic acid in the rat: protection by endogenous bile acids. Clin Sci 68:127–134

87. Knodell RG, Shafer RB, Stanley LN, Goodman M, Elson MK (1984) Effect of cholestasis on hepatic transport of 99m-technetium-p-isopropyl-iminodiacetic acid. J Lab Clin Med 104: 517–527

88. Kramer W, Buscher H-P, Gerok W, Kurz G (1979) Bile salt binding to serum components. Taurocholate incorporation into high-density lipoprotein revealed by photoaffinity labelling. Eur J Biochem 102:1–9

89. Kramer W, Bickel U, Buscher H-P, Gerok W, Kurz G (1982) Bile-salt-binding polypeptides in plasma membranes of hepatocytes revealed by photoaffinity labelling. Eur J Biochem 129: 13–24

90. Krell H, Höke H, Pfaff E (1982) Development of intrahepatic cholestasis by a-naphthylisothiocyanate in rats. Gastroenterology 82:507–514

91. Laperche Y, Preaux AM, Berthelot P (1981) Two systems are involved in the sulfobromophthalein uptake by rat liver cells: one is shared with bile salts. Biochem Pharmacol 30:1333–1336

92. Lauff JJ, Kasper ME, Ambrose RT (1981) Separation of bilirubin species in serum and bile by high-performance-reversed-phase liquid chromatography. J Chromatogr 226:391–402

93. Layden TJ, Boyer JL (1977) Taurolithocholate-induced cholestasis: taurocholate, but not dehydrocholate, reverses cholestasis and bile canalicular membrane injury. Gastroenterology 73:120–128

94. Ludwig J, Axelsen R (1983) Drug effects on the liver. An updated tabular compilation of drugs and drug related hepatic diseases. Dig Dis Sci 2:651–666

95. Mackinnon AM, Simon FR (1974) Reduced synthesis of hepatic microsomal cytochrome P450 in the bile duct ligated rat. Biochem Biophys Res Commun 56:437–443

96. Mathis U, Karlaganis G, Preisig R (1983) Monohydroxy bile salt surfaces: tauro-3β-hydroxy-5-chenoate-3-sulfate induces intrahepatic cholestasis in rats. Gastroenterology 85:674–681
97. Meier PJ, Meier-Abt AS, Barrett C, Boyer JL (1984) Mechanisms of taurocholate transport in canalicular and basolateral rat liver plasma membrane vesicles. J Biol Chem 259:10614–10622
98. Meier PJ, Knickelbein R, Moseley RH, Dobbins JW, Boyer JL (1985) Evidence for carrier-mediated chloride/bicarbonate exchange in canalicular rat liver plasma membrane vesicles. J Clin Invest 75:1256–1263
99. Middelhoff G, Mordasini R, Stiehl A, Greten H (1979) A bile-acid-rich high-density lipoprotein (HDL) in acute hepatitis. Scand J Gastroenterol 14:267–272
100. Mitamura T (1984) Alterations of high density lipoproteins in experimental intrahepatic cholestasis in the rat induced by administration of a-naphthyl-isothiocyanate. J Biochem 95: 29–36
101. Mizoguchi Y, Ohnishi F, Monna T, Yamamoto S, Otani S, Morisawa S (1981) Studies on intrahepatic cholestasis in drug-induced allergic hepatitis: intrahepatic cholestasis induced in the rat by culture supernatant of activated lymphocytes. Hepato-Gastroenterol 28:147–150
102. Miyairi M, Oshio C, Watanabe S et al. (1984) Taurocholate accelerates bile canalicular contractions in isolated rat hepatocytes. Gastroenterology 87:788–792
103. Miziguchi Y, Sawai H, Tsutsui H et al. (1984) Augmentation of cholestatic factor production from the activated lymphocytes and a long-term culture of its producing cells by interleucin 2. Jpn J Gastroenterol 81:213–220
104. Nakamura T, Makuno I, Imamura K et al. (1984) Skin surface bile acid contents in patients with hepatobilary diseases and their relationship to pruritus. Acta Hepatol Jpn 25:1573–1578
105. Nakamura T, Makino I, Imamura K et al. (1984) Relation between fat malabsorption and fecal bile acid excretion in patients with hepatobiliary diseases. Jpn J Gastroenterol 81:900–906
106. Obata T (1983) Intrahepatic cholestasis and hyperbilirubinemia in ethinyl estradiol and chlorpromazine-treated rats. Gastroenterol Jpn 16:538–548
107. Oda M, Phillips MJ (1975) Electron microscopic cytochemical characterization of bile canaliculi and bile ducts in vitro. Virchows Archiv (Cell Pathol) 18:109–118
108. Oda M, Phillips MJ (1977) Bile canalicular membrane pathology in cytochalasin B-induced cholestasis. Lab Invest 37:350–356
109. Oelberg DG, Chari MV, Little JM, Adcock EW, Lester R (1984) Lithocholate glucoronide is a cholestatic agent. J Clin Invest 73:1507–1514
110. Oelberg DG, Lester R (1986) Cellular mechanisms of cholestasis. In: Creger WP, Coggins CH, Hancock EW (eds) Ann Rev Med. Annual Reviews Inc, Palo Alto, C, pp 297–317
111. Okajima F, Ui M (1984) Predominance of β-adrenergic over α-adrenergic receptor functions involved in phosphorylase activation in liver cells of cholestatic rats. Arch Biochem Biophys 230:640–651
112. Oshio C, Phillips MJ (1981) Contraction of bile canaliculi: implications for liver function. Science 212:1041–1042
113. Phillips MJ, Oda M, Mak E, Fisher MM, Jeejeebhoy KN (1975) Microfilament dysfunction as a possible cause of intrahepatic cholestasis. Gastroenterology 69:48–58
114. Phillips MJ, Fisher RL, Anderson DW et al. (1983) Ultrastructural evidence of intrahepatic cholestasis before and after chenodeoxycholic acid therapy in patients with cholelithiasis: the national cooperative gallstone study. Hepatology 3:209–220
115. Phillips MJ, Oshio C, Miyairi M, Smith CR (1983) Intrahepatic cholestasis as a canalicular disorder. Lab Invest 48:205–211
116. Phillips MJ, Oshio C, Miyaire M, Smith CR (1983) Intrahepatic cholestasis as a canalicular motility disorder. Lab Invest 48:205–211
117. Plaa GL, Hewitt WR (1982) Biotransformation products and cholestasis. In: Popper H, Schaffner F (eds) Progress in liver diseases, vol VII. Grune and Stratton, New York London Paris San Diego San Francisco Sao Paulo Sydney Tokyo Toronto, pp 179–206
118. Plaa GL, Hewitt WR (1982) Biotransformation products and cholestasis. Prog Liver Dis 7: 179–194

119. Plaa GL, Lamirande ED, Lewittes M, Yousef IM (1982) Liver cell plasma membrane lipids in manganes-bilirubin-induced intrahepatic cholestasis. Biochem Pharmacol 31:3698–3701

120. Poley JR, Caplan DB, Magnani HN et al. (1978) Quantitative changes of serum lipoprotein-X after cholestyramine administration in infants with cholestatic biliary tract and liver disease. Eur J Clin Invest 8:397–404

121. Popper H, Szanto PB (1956) Intrahepatic cholestasis (cholangiolitis). Gastroenterology 31: 683–700

122. Popper H, Schaffner F (1963) Fine structural changes of the liver. Ann Int Med 59:674–691

123. Popper H (1981) Cholestasis: the future of a past and present riddle. Hepatology 1:187–191

124. Reichen J, Paumgartner D, Berk PD, Paumgartner G (1979) Effects of bile acids on enzymes of the canalicular membrane and on protein excretion into bile. In: Paumgartner G, Stiehl A, Gerok W (eds) Biological effects of bile acids. MTP, Lancaster, pp 25–26

125. Reichen J, Berman MD, Berk PD (1981) The role of microfilaments and of microtubules in taurocholate uptake by isolated rat liver cells. Biochim Biophys Acta 643:123–133

126. Reichen J, Simon F (1982) Cholestasis. In: Arias IM, Popper H, Schachter D, Shafritz DA (eds) The liver. Biology and pathobiology. Raven, New York, pp 785–800

127. Reichen J, Berr F, Le M, Warren GH (1985) Characterization of calcium deprivation-induced cholestasis in the perfused rat liver. Am J Physiol 249:G48–G57

128. Remmer H (1975) Experimental cholestasis. In: Gentilini P, Teodori U, Gorini S, Popper H (eds) Intrahepatic cholestasis. Raven, New York, pp 165–177

129. Reuben A (1984) Bile formation: sites and mechanisms. Hepatology 4:15S–24S

130. Sabesin SM (1982) Cholestatic lipoproteins – their pathogenesis and significance. Gastroenterology 83:704–709

131. Salen G, Mosbach EH (1976) The metabolism of sterols and bile acids in cerebrotendinous xanthomatosis. In: Nair P, Kritchevsky D (eds) The bile acids, vol 3. Plenum, New York, pp 115–153

132. Samuels AM, Carey MC (1978) Effects of chlorpromazine hydrochloride and its metabolites on Mg^{++}- and Na^+, K^+-ATPase activities of canalicular-enriched rat liver plasma membranes. Gastroenterology 74:1183–1190

133. Sasaki H, Schaffner F, Popper H (1967) Bile ductules in Cholestasis: morphologic evidence for secretion and absorption in man. Lab Invest 16:84–95

134. Schachter D (1984) Fluidity and function of hepatocyte plasma membranes. Hepatology 4: 140–151

135. Schacter BA, Joseph E, Firneisz G (1983) Effect of cholestasis produced by bile duct ligation on hepatic heme and hemoprotein metabolism in rats. Gastroenterology 84:227–235

136. Schaffner F, Popper H (1969) Cholestasis is the result of hypoactive hypertrophic smooth endoplasmic reticulum. Lancet II:355–359

137. Scharschidt BF, Keeffe E, Vessey DA, Blankenship NM, Ockner RK (1981) In vitro effect of bile salts on liver plasma membrane, lipid fluidity, and ATPase activity. Hepatology 1:137

138. Schreiber AJ, Simon FR (1983) Estrogen-induced cholestasis: clues to pathogenesis and treatment. Hepatology 3:607–613

139. Seiffert UB, Siede WH, Welsch GJ, Oremek G (1984) Multiple forms of alkaline phosphatases in human liver tissue. Clin Chim Acta 144:17–27

140. Seishima M, Aoki Y, Yoshida H et al. (1983) Formation of Lp-X subfractions and its underlying mechanism in experimental cholestasis. Jap J Gastroenterol 80:1760–1771

141. Seishima M, Okuno F, Aokori Y et al. (1984) Analysis of the Apo E-rich HDL in plasma of patients with cholestasis and its clinical significance. Jpn J Gastroenterol 81:1405–1416

142. Simon FR, Gonzales M, Sutherland E, Accantino L, Davis RA (1980) Reversal of ethinyl estradiol-induced bile secretory failure with Triton WR-1339. J Clin Invest 65:851–860

143. Utili R, Abaernathy CO, Zimmerman HJ (1977) Inhibition of Na^+,K^+-adenosine triphosphatase by endotoxin: a possible mechanism for endotoxin-induced cholestasis. J Infect Dis 136: 583–587

144. Sokol RJ, Farell MK, Heubi JE, Tsang RC, Balistreri WF (1983) Comparison of vitamin E and 25-hydroxy-vitamin D absorption during childhood cholestasis. J Pediatr 103:712–717

145. Stambuk EC, Pitt HA, Pais SO, Mann LL, Louis JF, Gomes AS (1983) Percutaneous transhepatic drainage. Arch Surg 118:1388–1394

146. Stiehl A, Thaler M, Admirand WH (1972) The effects of phenobarbital on bile salts and bilirubin in patients with intrahepatic and extrahepatic cholestasis. N Engl J Med 286:858–861

147. Stiehl A (1977) Disturbances of bile acid metabolism in cholestasis. Clin Gastroenterol 6:45–67

148. Stiehl A, Becker M, Czygan P, Fröling W, Kommerell B, Rotthauwe HW (1980) Bile acids and their sulfated and glucuronidated derivatives in bile, plasma, and urine of children with intrahepatic cholestasis: effects of phenobarbital treatment. Eur J Clin Invest 10:307–316

149. Stiehl A, Raedsch R, Rudolph G, Gundert-Remy U, Senn M (1985) Biliary and urinary excretion of sulfated, glucuronidated and tetrahydroxylated bile acids in cirrhotic patients. Hepatology 5:492–495

150. Stremmel W, Gerber M, Glezerov V, Thung SN, Kochwa S, Berk PD (1983) Physicochemical and immunohistological studies of a sulfobromophthalein- and bilirubin-binding protein from rat liver plasma membranes. J Clin Invest 71:1796–1805

151. Storch J, Schachter D (1984) A dietory regimen alters hepatocyte plasmamembrane lipid fluidity and ameliorates ethinyl estradiol cholestasis in the rat. Biochim Biophys Acta 798:137–140

152. Suchy FJ, Balistreri WF, Hung J, Miller P, Garfield SA (1983) Intracellular bile acid transport in rat liver as visualized by electron microscope autoradiography using a bile salt analogue. Am J Physiol 245:G681–G689

153. Takikawa H, Beppu T, Seyama Y (1984) Urinary concentrations of bile acid glucuronides and sulfates in hepatobilary diseases. Gastroenterol Jpn 19:104–109

154. Takinawa H, Beppu T, Seyama Y, Obitana K, Nittono H (1985) Serum concentrations of glucuronidated and sulfated bile acids in children with cholestasis. Biochem Med 33:381–386

155. Tanikawa K (1979) Ultrastructural aspects of the liver and its disorders, 2nd edn. Igaku-Shoin, Tokyo New York

156. Tarao K, Oliger EJ, Ostrow JD, Balistreri WF (1982) Impaired bile acid efflux from hepatocyted isolated from the liver of rats with cholestasis. Am J Physiol 243:G253–G258

157. Tazawa Y, Yamada M, Nakagawa M, Konno T, Tada K (1985) Bile acid profiles in siblings with progressive intrahepatic cholestasis: absence of biliary chenodeoxycholate. J Paediatr Gastroenterol Nutr 4:32–37

158. Thomassen PA (1979) Urinary bile acids in late pregnancy and in recurrent cholestasis of pregnancy. Eur J Clin Inv 9:425–432

159. Toda G, Kako M, Oka H, Oda T, Ikeda Y (1978) Uneven distribution of enzymatic alterations on the liver cell surface in experimental extrahepatic cholestasis of rat. Exp Mol Pathol 28:10–24

160. Trotman BW, Shaw L, Roy-Chowdhury J, Malet PF, Rosato EF (1983) Effect of phenobarbital on serum and biliary parameters in an patient with Criggler-Najjar syndrome and aquired cholestasis. Dig Dis Sci 28:753–762

161. Utili R, Abaernathy CO, Zimmerman HJ (1977) Inhibition of Na$^+$,K$^+$-adenosine triphosphatase by endotoxin: a possible mechanism for endotoxin-induced cholestasis. J Infect Dis 136:583–587

162. Valencia-Mayoral P, Weber J, Cutz E, Edwards VD, Phillips MJ (1984) Possible defect in the bile secretory apparatus in arteriohepatic dysplasia (Alagille's syndrome): a review with observations on the ultrastructure of liver. Hepatology 4:691–698

163. Van Dyke RW, Gollan JL, Scharschmidt BF (1983) Oxygen consumption by rat liver: effects of taurocholate and sulfobromophthalein transport, glucagon, and cation substitution. Am J Physiol 244:G523–G531

164. Van Hootegem P, Fevery J, Blanckaert N (1985) Serum bilirubins in hepatobiliary disease -- the postobstructive period. Hepatology 5:112–117

165. Vila MM, Haot J, Desmet VJ (1984) Cholestatic features in focal nodular hyperplasia of the liver. Liver 4:387–395

166. Vileisis RA, Inwood RJ, Hunt CE (1980) Prospective controlled study of perenteral nutrition-associated cholestatic jaundice: effect of protein intake. Pediatrics 96:893–897

167. Vitamin E deficiency in children with chronic cholestasis. Nutr Rev 42 (1984):284–286

168. Von Dippe P, Levy D (1983) Characterization of the bile acid transport system in normal and transformed hepatocytes. J Biol Chem 258:8896–8901
169. Vonk RJ, Tuchweber B, Masse D, Perea A, Audet A, Roy CC, Yousef IM (1981) Intrahepatic cholestasis induced by allo monohydroxy bile acid in rats. Gastroenterology 81:242–249
170. Vore M, Hadd H, Slikker W (1983) Ethinylestradiol-17β-D-ring glucuronide conjugates are potent cholestatic agents in the rat. Life Sci 32:2989–2993
171. Walli AK, Seidel D (1984) Role of lipoprotein-X in the pathogenesis of cholestatic hypercholesterolemia. Uptake of lipoprotein-X and its effect on 3-hydroxy-3-methylglutaryl coenzyme A reductase and chylomicron remnant removal in human fibroblasts, lymphocytes and in the rat. J Clin Invest 74:867–879
172. Wannagat FJ, Adler RD, Ockner RK (1978) Bile acid-induced increase in bile acid-independent flow and plasma membrane activity in rat liver. J Clin Invest 61:297–307
173. Watanabe M, Taketa K, Izumi M, Nagashima H (1984) Association of γ-glutamyltransferase with plasma lipoprotein and lipid-protein complex in cholestasis. Hepato-Gastroenterol 31:204–207
174. Watanabe S, Miyairi M, Oshio C, Smith CR, Phillips MJ (1983) Phalloidin alters bile canalicular contractility in primary monolayer cultures of rat liver. Gastroenterology 85:245–253
175. Watanabe S, Smith CR, Philips MJ et al. (1985) Coordination of the contractile activity of bile canaliculi: evidence from calcium microinjection of triplet hepatocytes. Lab Invest 53:275–279
176. Weisiger RA (1985) Dissociation from albumin: a potentially rate-limiting step in the clearance of substances by the liver. Proc Natl Acad Sci 82:1563–1567
177. Weiss JS, Gautan A, Lauff JJ et al. (1983) The clinical importance of serum bilirubin in patients with hyperbilirubinaemia. N Engl J Med 309:147–150
178. Wieland T, Nassal M, Kramer W, Fricker G, Bickel U, Kurz G (1984) Identity of hepatic membrane transport systems for bile salts, phalloidin, and antamanide by photoaffinity labelling. Proc Natl Acad Sci 81:5232–5236
179. Williams CN, Kaye R, Baker L, Hurwitz R, Senior JR (1972) Progressive familiar cholestatic cirrhosis and bile acid metabolism. J Pediatr 81:493–500
180. Wootton AM, Neale G, Moss DW (1975) Some properties of alkaline phosphatases in parenchymal and biliary tract cells separated from rat liver. Clin Chim Acta 61:183–190
181. Yousef IM, Tuchweber B, Weber A (1983) Prevention of lithocholate-induced cholestasis by cycloheximide, an inhibitor of protein synthesis. Life Sci 33:103–110
182. Zimmerman JH, Maddrey WC (1982) Toxic and drug-induced Hepatitis. In: Schiff L, Schiff ER (eds) Diseases of the liver. Lippincott, Philadelphia, pp 621–692

Der Einfluß verschiedener Formen der oralen Dekontamination auf die bakterielle Kolonisation bei Kindern mit Neutropenie*

R. Roos, B. Kinateder[1], Ch. Bender-Goetze[2] und G. Ruckdeschel[3]

[1] Dr. von Haunersches Kinderspital der Universität München
[2] Kinderpoliklinik der Universität München
[3] Max-v.-Pettenkofer-Institut für Hygiene und Medizinische Mikrobiologie

* Mit Unterstützung durch die Deutsche Forschungsgemeinschaft Ro 448/3/4

Ergebnisse der Inneren Medizin
und Kinderheilkunde, Bd. 56
© Springer-Verlag Berlin Heidelberg 1988

Key words: *Orale Dekontamination – Granulozytopenie – Darmflora – Leukämie bei Kindern – Bakterielle Kolonisation – Laminar air flow Einheit – Besiedelung durch Pseudomonas – Anaerobe Darmflora – Kolonisation durch Candida – Keimzählung*

1 Einleitung

1.1 Allgemeines

Neben Blutungen sind Infektionen für die schwerwiegendsten Komplikationen und am häufigsten für den Tod von Patienten mit akuten Leukämien verantwortlich [2, 19, 45]. Die starke Infektionsanfälligkeit ist Folge der Granulozytopenie, die durch die Grunderkrankung und durch die zytostatische Therapie bedingt ist [2, 7]. Anämien lassen sich durch Transfusionen gut korrigieren. Eine Verringerung des Infektionsrisikos durch Granulozytenersatz ist schwierig, da durch Granulozytentransfusion viele Nebenwirkungen, wie eine erhöhte Häufigkeit von Zytomegalieinfektionen und pulmonale Reaktionen, und insbesondere auch eine rasche Alloimmunisierung, hervorgerufen werden [39, 88]. Andererseits erscheinen prophylaktische Granulozytengaben nur wenig effektiv [88].

Es wurde deshalb in letzter Zeit zunehmend der Versuch unternommen, bei Patienten mit akuten Leukämien und anderen onkologischen Erkrankungen mit Granulozytopenie die körpereigene Mikroflora medikamentös zu beeinflussen. Man geht davon aus, daß die Infektionen zu einem großen Teil durch Erreger aus der Körperflora des Patienten, hauptsächlich aus dem Gastrointestinaltrakt, hervorgerufen werden [40, 77].

1.2 Dekontaminationsmaßnahmen

Es gibt insgesamt 3 Methoden der Dekontamination infektionsgefährdeter Patienten.

1.2.1 Totale Dekontamination mit strikter reverser Isolation

Basierend auf der Erkenntnis, daß die Keime, die bei Patienten mit onkologischen Erkrankungen Infektionen hervorrufen, sowohl exogenen [76], als auch endogenen [40, 77] Ursprungs sind, wurde versucht, die körpereigene Flora, besonders die Intestinalflora, durch schwer resorbierbare Antibiotika zu eliminieren. Gleichzeitig wurde der Versuch unternommen, die Patienten durch strikte reverse Isolation in Plastikisolatoren oder in Laminar-air-flow-Systemen vor exogenen Keimen zu schützen.

Die anfangs angestrebte totale Dekontamination mit strikter Umkehrisolation ist nie richtig gelungen [15, 41], wobei sich hauptsächlich der Oropharynx nicht völlig dekontaminieren ließ [4, 41, 42]. Das Infektionsrisiko konnte aber trotzdem, wie mehrere Studien zeigen, signifikant gesenkt werden [33, 46, 60, 67, 89]. Die Remissionsraten konnten jedoch nicht entscheidend gesteigert werden [40]. Trotz allem wird die totale Dekontamination mit strikter Isolation weiterhin praktiziert, sie ist jedoch mit einer großen psychischen Belastung des Patienten während der Isolation und mit einem hohen personellen, technischen und finanziellen Aufwand verbunden.

1.2.2 Totale Dekontamination ohne strikte reverse Isolation

Die totale Dekontamination ohne strikte reverse Isolation wurde angewandt, um die Patienten vor der hohen psychischen Belastung durch die Isolation zu bewahren. Es wurde mehrfach gezeigt, daß auch mit dieser Methode eine Reduktion des Infektionsrisikos erzielt werden kann [33, 46, 67, 69, 89]. Es besteht allerdings hier neben der großen Gefahr, die auch unter strikter Umkehrisolation auftritt, nämlich, daß sich gegen die Antibiotika resistente Keime bilden, die dann zu unter Umständen tödlichen Infektionen führen [67], noch zusätzlich das Risiko, daß es durch Einschleppung fremder Keime zu gefährlichen Infektionen kommt.

1.2.3 Selektive Dekontamination

Dieses in den letzten Jahren durchgeführte Verfahren der selektiven Dekontamination [39, 74] oder partiellen Dekontamination [16] geht von der Erkenntnis aus, daß die meisten Infektionen bei Patienten mit Granulozytopenie unter zytostatischer Therapie durch aerobe gramnegative Keime [66] und durch Sproßpilze der Candidagruppe [16] aus dem Intestinum verursacht werden. In diesem Zusammenhang prägte *van der Waaij* den Begriff der "colonization resistance" [73–75, 77–79]. Er hat dabei in Tierversuchen, später auch in Untersuchungen an gesunden Menschen, herausgefunden, daß die Kolonisation des Intestinaltrakts mit verschiedenen Mikroorganismen von mehreren Faktoren abhängig ist. *Van der Waaij* stellte die Theorie auf, daß hauptsächlich die anaerobe Flora eine Besiedelung mit pathogenen oder fakultativ pathogenen Keimen verhindern kann [74].

Bei der selektiven Darmdekontamination (SDD) wird in diesem Sinne versucht, durch gezielten Einsatz nicht oder schwer resorbierbarer Antibiotika und Antimykotika die aeroben Anteile der Intestinalflora zu eliminieren, gleichzeitig aber die Anaerobier zu erhalten [17, 78]. In mehreren Studien wird unter dieser Therapie eine signifikante Senkung des Infektionsrisikos bei Patienten mit Granulozytopenie [11, 18, 20, 29, 30, 68, 80, 81] und ohne Granulozytopenie [25, 26, 28, 62] beschrieben. Manche Autoren berichten zusätzlich über eine geringere Letalität der selektiv dekontaminierten Patienten [68]. Die SDD ist außerdem, im Vergleich zur totalen Dekontamination, einfacher durchführbar, weil keine aufwendigen Isolationsmaßnahmen nötig sind.

In mehreren Untersuchungen wurde nachgewiesen, daß der Effekt der Verringerung der Infektionshäufigkeit bei diesem Verfahren genauso ohne strikte Isolation auftritt [20, 29, 30, 68, 81].

2 Fragestellung

Die Wirkung verschiedener schwer resorbierbarer Antibiotika und Antibiotikakombinationen auf die einzelnen Bestandteile der aeroben und anaeroben Darmflora bei immunsuppressiv behandelten Patienten unter Granulozytopenie ist bislang nur wenig untersucht. Man ist sich aber darüber im Klaren, daß gerade bei diesen Patienten gnotobiotische prophylaktische Maßnahmen von erheblicher Bedeutung sind [67, 71, 86]. Der Begriff der Gnotobiotik, der sich primär auf keimfreie Tiere und deren Besiedelung mit bestimmten Keimen bezog, wird in diesem Zusammenhang für die Dekontamination und Wiederbesiedelung von Patienten mit Leukämie, auch nach Knochenmarktransplantation, benützt [24].

Es wird in dieser Studie der Versuch unternommen, den Effekt verschiedener Antibiotikaregimes auf die verschiedenen aeroben und anaeroben Bakterien und Pilze des Intestinaltrakts zu untersuchen.

In dieser Untersuchungsreihe soll auch geprüft werden, ob die von *van der Waaij* geforderte "colonization resistance" (s. S. 76) zutreffend ist. Es konnte nämlich bisher nicht nachgewiesen werden, welche Keimarten genau bei diesem komplexen Mechanismus beteiligt sind [77] und wie die Wirkung bei Patienten mit Immundefekten ist.

3 Methodik

3.1 Gewinnung der Stuhlproben

Es wurden spontane Stuhlentleerungen von Kindern mit Granulozytopenie untersucht. Die Proben wurden in sterile Röhrchen gegeben, im Kühlschrank aufbewahrt und so schnell wie möglich ins Labor zur Untersuchung gebracht. War es möglich, das Untersuchungsmaterial innerhalb von 2 h nach Abnahme ins Labor zu schaffen, wurde es auf aerob und anaerob wachsende Keime untersucht, lag die Entleerung länger als 2 h zurück, wurde auf eine Bestimmung der anaeroben Darmflora verzichtet.

3.2 Aerobe und anaerobe Stuhluntersuchung

3.2.1 Kulturmedien

Zur Züchtung der aerob wachsenden Keime wurden folgende Optimal- und Selektivnährmedien verwendet:

1. Sabouraud-Agar;
2. Mannitol-Kochsalz-Agar, Oxoid;
3. Slanetz-Bartley-Agar, Oxoid;
4. McConkey-Agar, Oxoid;
5. Rogosa-Agar, Merck.

Für die Züchtung der Anaerobier wurden beimpft:

1. Schafblut-Agar [Columbia Agar Base, Oxoid, mit Zusatz von Hefeextrakt (0,5%),
   Hämin (5 mg/l) und Vitamin K (0,5 mg/l)];
2. KV-Blut-Agar [wie oben, mit Zusatz von Kanamycin (100 mg/l) und Vancomycin
   (7,5 mg/l)];
3. Nagler-Agar;
4. Rogosa-Agar, Merck.

3.2.2 Bestimmung der Keimzahlen im Stuhl

Von den Stuhlproben wurde jeweils eine Menge zwischen 0,5 g und 1 g entnommen,
gewogen und im Verhältnis 1:5 in Puffer (0,85% NaCl-Lösung mit Zusatz von 0,05%
L-Cystein-HCl) in einer Anaerobenkammer (Forma Anaerobic System, Forma Scien-
tific) durch 2minütiges Schütteln mit Glasperlen homogen suspendiert. Diese Ausgangs-
suspension wurde im gleichen anaeroben Medium in Stufen von $1:0,5 \cdot 10^1$ bis $1:0,1 \cdot$
10^8 verdünnt. Dies geschah durch Überpipettieren von je 0,2 ml auf 1,8 ml und Schütteln der Suspension auf jeder Verdünnungsstufe mit einem Vortexmixer über ca. 45 s.
Von jeder Verdünnung wurden dann je 0,02 ml unter anaeroben Bedingungen auf prä-
reduzierte Agarplatten pipettiert. Auf jedes der verwendeten Nährmedien wurden also
8mal 0,02 ml pipettiert. Die Agarplatten für die Zählung der Anaerobier wurden in
Gas-Pak-Töpfen aus der Kammer ausgeschleust und unter Kontrolle der Anaerobier
durch Redoxindikatoren bei 37 °C 4 Tage bebrütet. Die Agarplatten zur Zählung der
aeroben Keime wurden 2 Tage bei 37 °C aerob inkubiert.

3.2.3 Keimzählung

Die Zählung der Kolonien auf den Platten erfolgte manuell mit einem Koloniezählge-
rät (Colony Counter, New Brunswick). Tabelle 1 zeigt, welche Mikroorganismen auf
den Platten gezählt wurden.

Die Zahl der Koloniebildner in der Stuhlprobe wurde nach folgender Formel berechnet [65]:

$$x = \frac{S_{ci}}{S_{ni} \cdot S_{zi}}$$

c: Summe der gezählten Kolonien auf den Platten der zählbaren Verdünnungen,
n: Zahl der zählbaren Platten,
z: zählbare Verdünnungen.

Endergebnis in log Keimzahlen/g Stuhl.

3.3 Aerobe Stuhluntersuchung zur Kontrolle

3.3.1 Anlegen der Kultur

Von den Stuhlproben wurde jeweils 1 g in einen sterilen Glasmörser eingewogen. Dazu wurden 10 ml Pufferlösung (Zusammensetzung s. Tabelle 2) gegeben und das

Tabelle 1. Keimarten und Nährmedien

Pilze	Sabouraud-Agar
Staphylokokken	Mannitol-Kochsalz-Agar
Enterokokken	Slanetz-Bartley-Agar, McConkey-Agar
Enterobacteriaceae	McConkey-Agar
Aerobe Laktobazillen	Rogosa-Agar
Clostridium perfringens	Nagler-Agar
Bifidusbakterien	Rogosa-Agar
Bacteroides-Gruppe	KV-Blut-Agar
Anaerobe Gesamtkeimzahl	Schafblut-Agar

Tabelle 2. Zusammensetzung der Pufferlösung

Lösung	Menge	Zusammensetzung
Lösung 1	37,5 ml	780 mg K_2HPO_4 100 ml Aqua dest.
Lösung 2	37,5 ml	470 mg K_2HPO_4 1180 mg NaCl 1200 mg $(NH_4)_2SO_4$ 250 mg $MgSO_4 \cdot H_2O$ 100 ml Aqua dest.
Lösung 3	10 ml	5 g L-Cystein-HCl $\cdot H_2O$ 100 ml Aqua dest.
Lösung 4	2 ml	2,5 g Ascorbinsäure 10 ml Aqua dest.
Lösung 5	100 ml	8 g Na_2CO_3 100 ml Aqua dest.

Aqua dest. ad 1000 ml

Ganze 1 min lang mit dem Magnetrüttler homogenisiert. Von dieser Stuhlaufschwemmung wurde anschließend jeweils 1 ml in 10 ml Puffer weiter verdünnt. So entstand eine Verdünnungsreihe von 1:10 bis $1:10^8$. Dann wurde von jeder Verdünnungsstufe 0,05 ml auf je einer halben Agarplatte gleichmäßig verteilt. Die Platten wurden 24- bis 48-h lang bei 37 °C bebrütet.

3.3.2 Verwendete Kulturmedien

Zur Züchtung der aeroben Keime wurden folgende Medien beimpft:

1. Blutagarplatte, Difco 0045-01-6 (Kalbsherzextrakt von 500 g, Trypticase Pepton 10 g, NaCl 5 g, Agar 15 g);
2. Endonährboden, Difco 0006-01-3 (Pepton 10 g, Laktose 10 g, K_2HPO_4 3,5 g, Bas. Fuchsin 0,5 g, Na-Sulfit 2,5 g, Agar 15 g).

Die Zusammensetzung der Pufferlösung zeigt Tabelle 2.

3.3.3 Keimzählung

Die Keimzählung wurde bei den bebrüteten Platten noch vor der Keimdifferenzierung durchgeführt. Dazu wurden die Keime bei der Verdünnungsstufe gezählt, bei der getrennte Kolonien noch gut erkennbar waren. Die Keimzahl pro Gramm Stuhl errechnet sich folgendermaßen:

$$X = 20 \cdot 1/Y \qquad X: \text{Keimzahl}$$
$$Y: \text{Verdünnungsfaktor}$$

Die Keimzahl wird als Zehnerlogarithmus angegeben (pro Gramm Stuhl).

3.3.4 Differenzierung der aerob gewachsenen Keime

Die Differenzierung erfolgte zunächst nach dem Verhalten der Keime in der Gramfärbung. Es wurde bestimmt, ob der zu differenzierende Keim ein Stäbchen oder ein Kokkus, grampositiv oder gramnegativ war. Aerobe grampositive Stäbchen und aerobe gramnegative Kokken wurden nicht weiter differenziert.

Die Differenzierung aerober grampositiver Kokken erfolgte nach dem in Abb. 1 dargestellten Verfahren.

Die aeroben gramnegativen Stäbchen wurden durch handelsübliche Systeme differenziert. Es wurde nach dem in Abb. 2 dargestellten Verfahren vorgegangen.

Die Auswertung von Oxyferm und Enterotube erfolgte nach dem Kode des Herstellers.

3.4 Untersuchung der Colistin- und Neomycinresistenz aerober Keime

Das Anlegen der Kultur geschah genauso wie unter 3.3.1 beschrieben. Als Kulturmedien wurden verwendet:

1. Blutagarplatte, Difco 0045-01-6;
2. Endonährboden, Difco 0006-01-3;
3. Antibiotika-Agar mit 2,5 μg/ml Colistin;
4. Antibiotika-Agar mit 8,0 μg/ml Neomycin.

Keimzählung und Differenzierung erfolgten genauso wie unter 3.3.3 bzw. 3.3.4 beschrieben.

3.5 Untersuchung der Rachenflora

3.5.1 Gewinnung von Untersuchungsmaterial

Um Untersuchungsmaterial zu gewinnen, wurde der Patient aufgefordert, ca. 10 ml Aqua dest. kräftig im Mund zu spülen und dann in ein steriles Gefäß zu geben.

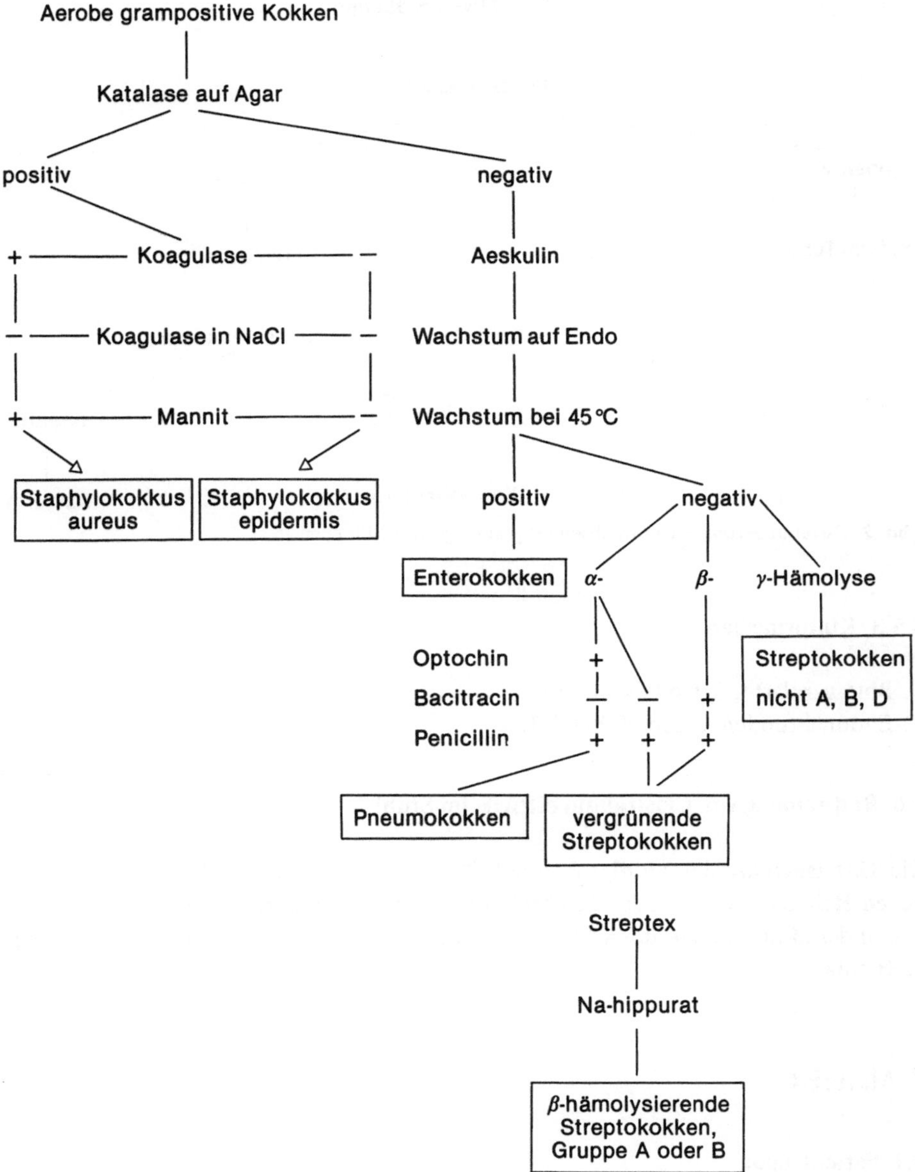

Abb. 1. Differenzierung aerob wachsender grampositiver Kokken |63|

3.5.2 Anlegen der Kultur

Die Untersuchung der aeroben Keime erfolgte im Bakteriologischen Labor der Universitätskinderklinik München. 0,5 ml Rachenspülflüssigkeit wurden abgemessen und in einem sterilen Glasbehälter mit 4,5 ml Pufferlösung (Zusammensetzung s. Tabelle 2) gemischt. Das weitere Vorgehen erfolgte wie S. 78 bzw. S. 80 beschrieben.

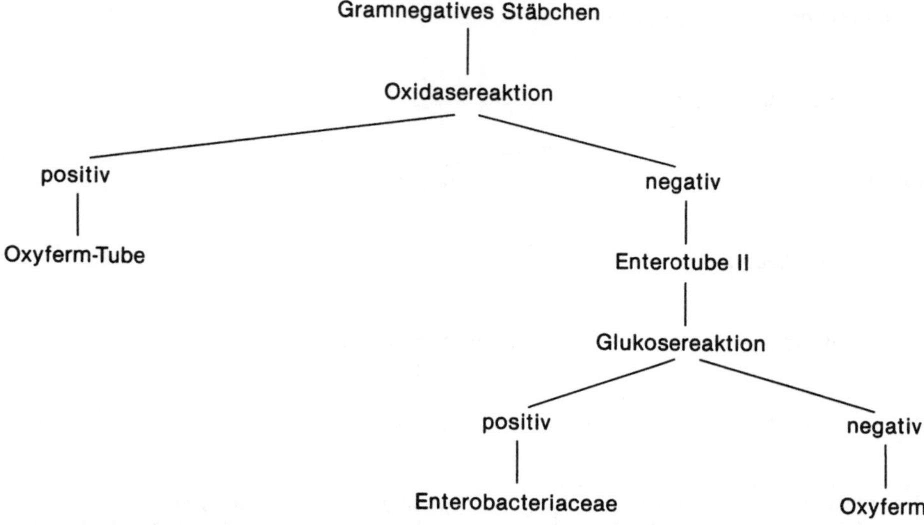

Abb. 2. Differenzierung aerob wachsender gramnegativer Stäbchen [63]

3.5.3 Kulturmedien

1. Blutagarplatte, Difco 0045-01-6;
2. Endonährboden, Difco 0006-01-3.

3.6 Bestimmung von Clostridium difficile im Stuhl

Die Untersuchung der Stuhlproben auf Clostridium difficile wurde nicht im eigentlichen Rahmen dieser Studie durchgeführt. Sie erfolgte unregelmäßig bei einigen Proben in der Mikrobiologie des Klinikums Großhadern, München, nach der dort üblichen
Methodik.

4 Material

4.1 Patientengut

Alle ausgewerteten Untersuchungen wurden an Patienten der Kinderklinik und der
Kinderpoliklinik der Universität München durchgeführt. Es wurden in dem Zeitraum
von April 1982 bis Oktober 1983 insgesamt 30 Patienten im Alter zwischen 1 und
18 Jahren untersucht (s. Tabellen 3 und 4). Nur Patienten, die zumindest über einen
Zeitraum von 8 Tagen eine Granulozytopenie unter $1000/mm^3$ aufwiesen, wurden in
die Studie aufgenommen. Es handelt sich in 27 Fällen um Kinder mit Leukämie (in
23 Fällen um eine ALL, in 4 Fällen um eine AML); zusätzlich wurden 3 Fälle mit
aplastischer Anämie in die Untersuchungsreihe aufgenommen. Das Patientengut teil-

Tabelle 3. Patienten der Universitätskinderpoliklinik München

Nr.	Initialen	Alter(J)	Erkran- kung	Pflegebe- dingungen	Antibiotika Antimykotika
1	K.A., m.	3 1/4	ALL	o.St.	Col/Col+AB/Col+Bac/Bac NR/R+NR/R
2	R.K., w.	1 3/4	ALL	o.St.	Col/Col+AB/Col+Bac R
3	E.S., w.	4	Apl.A.	o.St.	AB
4	Z.K., m.	10 1/3	ALL	o.St.	Col/AB R+NR
5	W.R., m.	16	AML	o.St.	AB R + NR
6	Z.D., m.	1 1/2	ALL	o.St.	Col/Bac/Bac+AB R
7	H.W., m.	13 2/3	ALL	o.St.	Bac
8	H.A., m.	12 1/4	ALL	o.St.	Neo+Bac/Bac/Col+Bac/Neo R+NR
9	O.J., m.	18	Apl.A.	LAF	Col+AB/AB/Bac+AB R+NR/R
10	B.R., m.	12 1/4	AML	LAF	Col+Neo/AB/Col R+NR
11	H.A., m.	12 1/2	ALL	LAF	AB/Col+AB R+NR/R
12	E.S., w.	4 1/2	Apl.A.	LAF	Col+AB/AB R+NR

Abkürzungen:

m.	männlich
w.	weiblich
ALL	Akute lymphatische Leukämie
AML	Akute myeloische Leukämie
Apl.A.	Aplastische Anämie
o.St.	offene Station
LAF	Laminar-air-flow
Col	Colistin, 1 Mio. E bis 3 Mio. E tgl.
Bac	Bactrim, Trimethoprim/Sulfamethoxazol: 40 mg/200 mg bis 160 mg/800 mg tgl.
Neo	Neomycin, 1,5 g bis 2,5 g tgl.
AB	Systemische Antibiotika: Penizilline, Tetrazykline, Cephalosporine, Aminoglykoside
NR	Nichtresorbierbare Antimykotika (Ampho-Moronal), 400 mg bis 1200 mg tgl.
R	Resorbierbare Antimykotika (Ketokonazol), 50 mg bis 100 mg tgl.

te sich in beiden Kliniken in 2 Pflegegruppen:

- Patienten auf offener Station
- Patienten unter Laminar-air-flow-(LAF)-Bedingungen, d.h. in sterilem Zelt mit sterilem Essen bei Pflegepersonal mit Handschuhen, sterilem Kittel und Maske.

20 der untersuchten Patienten mit Induktions- und Rezidivbehandlung wurden unter Beachtung der hygienischen Regeln auf offener Station gepflegt. Auf sterile Behandlung wurde verzichtet. Bei den übrigen 10 Kindern wurde nach mehrmaligen hämatologischen Rezidiven eine Knochenmarktransplantation durchgeführt. Diese Patienten wurden für einen Zeitraum von durchschnittlich 6 Wochen in einem LAF-Zelt unter strengster Isolierung gepflegt.

Die Kinder wurden zum größten Teil während ihres gesamten Klinikaufenthaltes in die Untersuchungsreihe aufgenommen, unabhängig davon, ob sie die ganze Zeit über unter Intensivbehandlung standen oder nicht. Im Optimalfall wurden wöchentlich 2 Stuhlproben pro Kind untersucht.

Tabelle 4. Patienten der Universitätskinderklinik München

Nr.	Initialen	Alter (J)	Erkran-kung	Pflegebe-dingungen	Antibiotika Antimykotika
1	B.C., m.	1 3/4	ALL	o.St.	Col+AB NR
2	A.M., w.	4	ALL	o.St.	Col+AB/Col+Bac+AB Col NR
3	Z.T., m.	13	ALL	o.St.	AB R
4	K.R., w.	3 1/4	ALL	o.St.	Col+AB R/R+NR
5	W.M., m.	3	ALL	o.St.	Col+AB/AB R+NR
6	Ö.B., m.	5 1/2	AML	o.St.	Col+Bac/Col+Bac+AB R+NR
7	S.R., m.	4	AML	o.St.	Col/Col+AB r+NR/R
8	G.S., m.	13 3/4	ALL	o.St.	AB NR
9	S.H., m.	3 1/3	ALL	o.St.	Col+AB/AB R
10	F.Y., w.	2 3/4	ALL	o.St.	Col/Col+AB NR
11	D.H., m.	11	ALL	o.St.	AB R+NR
12	H.K., m.	12	ALL	o.St.	AB R+NR
13	L.M., m.	17 1/2	ALL	LAF	Col+Neo+Bac+AB/Col+Neo+Bac R
14	Z.T., m.	13 1/3	ALL	LAF	Col+Neo+Bac+AB/Bac/Col+Neo+Bac R+NR
15	G.T., m.	9	ALL	LAF	Col+Neo+Bac/Col+Neo+AB R+NR
16	H.D., m.	14 1/2	ALL	LAF	Col+Neo+Bac/Col+Neo+AB R+NR
17	G.S., m.	14	ALL	LAF	Col+Neo+AB R+NR
18	S.P., m.	4 3/4	ALL	LAF	Col+Neo+Bac/Col+Neo/ Col+Neo+Bac+AB R+NR

Abkürzungen: s. Tabelle 3

4.2 Quantitative Stuhluntersuchung

Es wurden jeweils die Keimzahlen der aeroben und anaeroben Bestandteile der Darmflora bestimmt.

Es wurden im gesamten Untersuchungszeitraum von 30 Kindern 208 Stuhlproben
untersucht. Davon waren 85 Untersuchungen von 10 Kindern in der Sterileinheit und
123 Untersuchungen von 20 Kindern, die auf offener Station gepflegt wurden.

4.3 Stuhluntersuchung – Kontrolle der Methodik

Bis auf 2 Ausnahmen wurde bei allen Patienten eine zusätzliche Bestimmung der aeroben Darmflora im Bakteriologischen Labor der Universitätskinderklinik München zur
Kontrolle veranlaßt. Es wurden insgesamt von 28 Kindern 173 Bestimmungen der
aeroben Intestinalflora durchgeführt.

4.4 Untersuchung der Colistin- und Neomycinresistenz aerober Keime

Bei 67% aller Stuhlproben wurde zusätzlich die Resistenzentwicklung auf Colistin und
Neomycin getestet. Es wurden dazu insgesamt 115 Proben von 28 Kindern bestimmt.
Dabei wurde nicht berücksichtigt, mit welchen Antibiotika die Kinder vorbehandelt
waren.

4.5 Untersuchung der Rachenflora

Bei 5 der 6 Patienten aus der Universitätskinderklinik, die unter LAF-Bedingungen gepflegt wurden, wurde zusätzlich zur Stuhluntersuchung eine regelmäßige Bestimmung der Rachenflora durchgeführt. Es wurde dabei Rachenspülflüssigkeit auf aerob wachsende Keime untersucht. Um Vergleichswerte zu erhalten, wurden Stuhl- und Rachenspülflüssigkeitsuntersuchung nach Möglichkeit jeweils am selben Tag durchgeführt. Insgesamt wurden 43 Kulturen angelegt und ausgewertet.

5 Ergebnisse

5.1 Allgemeines

Die selektive Darmdekontamination erfolgte mit verschiedenen nichtresorbierbaren Antibiotika. Es wurden Colistin, Neomycin und Bactrim allein, in Kombination und in Kombination mit systemischen Antibiotika eingesetzt. Bei einigen Therapieprotokollen war allerdings die Anzahl der untersuchten Patienten nicht ausreichend, um Vergleiche anstellen zu können. Es wurden nur die Therapieprotokolle in die Auswertung aufgenommen, die Ergebnisse von mindestens 4 Patienten enthielten.

Die ausgewerteten Antibiotikakombinationen sind:

Colistin (+Antimykotika)
Colistin + Systemische Antibiotika (+Antimykotika)
Colistin + Bactrim (+Antimykotika)
Colistin + Bactrim + Neomycin (+Antimykotika)
Colistin + Neomycin + Systemische Antibiotika (+Antimykotika)
Bactrim (+Antimykotika)
Systemische Antibiotika (+Antimykotika).

Die Schemen Col+Neo+Bac und Col+Neo+AB wurden nur bei Kindern unter LAF-Bedingungen eingesetzt. Die Ergebnisse unter den restlichen Therapieprotokollen sind fast ausschließlich von Patienten auf Normalstation.

Das Wachstum der Pilze wurde mit nichtresorbierbaren (Ampho-Moronal) und resorbierbaren (Ketokonazol) Antimykotika und der Kombination beider zu unterdrükken versucht. Einige der untersuchten Kinder waren ohne antimykotische Therapie.

5.2 Methodenvergleich

Die durch spontane Entleerungen gewonnenen Stuhlproben wurden auf anaerobe Keime und in 2 verschiedenen Labors mit verschiedenen Methoden parallel auf aerob wachsende Mikroorganismen untersucht. In 95% wurden identische Keimzahlen gezählt. In 5% der Untersuchungen ergaben sich mit beiden Methoden Differenzen von maximal log 3–4 Keime/g Stuhl.

5.3 Darmflora in Abhängigkeit von der Behandlungsdauer

Um nachweisen zu können, ob die Dauer der Therapie einen Einfluß auf die intestinale Kolonisation hat, wurde unter 7 verschiedenen Therapieprotokollen in der 1., 2. und ab der 3. Behandlungswoche eine quantitative Keimbestimmung durchgeführt. Anhand von Medianwert und Bereich wurde ein Vergleich zwischen Dauer der Therapie und Keimzahl erstellt. Die Nachweisgrenze lag bei log 1,7 Keime/g Stuhl.

5.3.1 Pseudomonas aeruginosa

Eine Abhängigkeit zwischen Behandlungsdauer und Kolonisation des Intestinums mit Pseudomonas aeruginosa ist nicht erkennbar. Es waren nur ganz wenige Kinder mit diesem Keim kolonisiert, und zwar nur unter der Therapie mit Col+AB, AB und in einem einzigen Fall unter Col. Unter Col+AB trat Pseudomonas aeruginosa während des gesamten Untersuchungszeitraums auf, wobei kein Unterschied besteht, ob die Kinder in der Sterileinheit oder auf offener Station gepflegt wurden. Während der Behandlung mit AB konnte dieser Keim nur in der ersten und ab der 3. Behandlungswoche kultiviert werden (s. Abb. 3).

5.3.2 Staphylokokken

Unter Col und unter Col+Neo+Bac konnten in jedem der untersuchten Fälle Staphylokokken kultiviert werden. Die Abhängigkeit der Keimzahl von der Behandlungsdauer ist in beiden Fällen unwesentlich. Unter dem Therapieprotokoll Col+Neo+AB sind die Kinder während des gesamten Behandlungszeitraums ziemlich gleichmäßig mit Staphylokokken kolonisiert. Während der Behandlung mit Col+Bac und mit Bac treten größere Schwankungen auf, ohne daß aber eine Abhängigkeit von der Behandlungsdauer erkennbar wäre. Lediglich unter der Therapie mit Col+AB ist ab der 3. Behandlungswoche ein unwesentlicher Anstieg der Kolonisation mit Staphylokokken erkennbar. Ein geringeres Auftreten dieser Keimart bei unter LAF-Bedingungen gepflegten Kindern ist nicht zu verzeichnen (s. Abb. 4).

5.3.3 Enterokokken

Mit den Therapieprotokollen Col+Neo+Bac, Col+AB, Bac und AB waren die Kinder während des gesamten Untersuchungszeitraums ziemlich gleichmäßig mit Enterokokken kolonisiert. Es konnten unter diesen Therapien in 20 von 114 Fällen keine Enterokokken kultiviert werden, unabhängig von den jeweiligen Pflegebedingungen. Unter den Antibiotikaregimes Col und Col+Bac wurden in jedem untersuchten Fall Enterokokken gefunden. Unter Col+Neo+AB traten während des gesamten Beobachtungszeitraums in bezug auf Kolonisation mit Enterokokken größere Schwankungen auf, ohne daß aber ein Zusammenhang mit der Behandlungsdauer erkennbar wäre (s. Abb. 5).

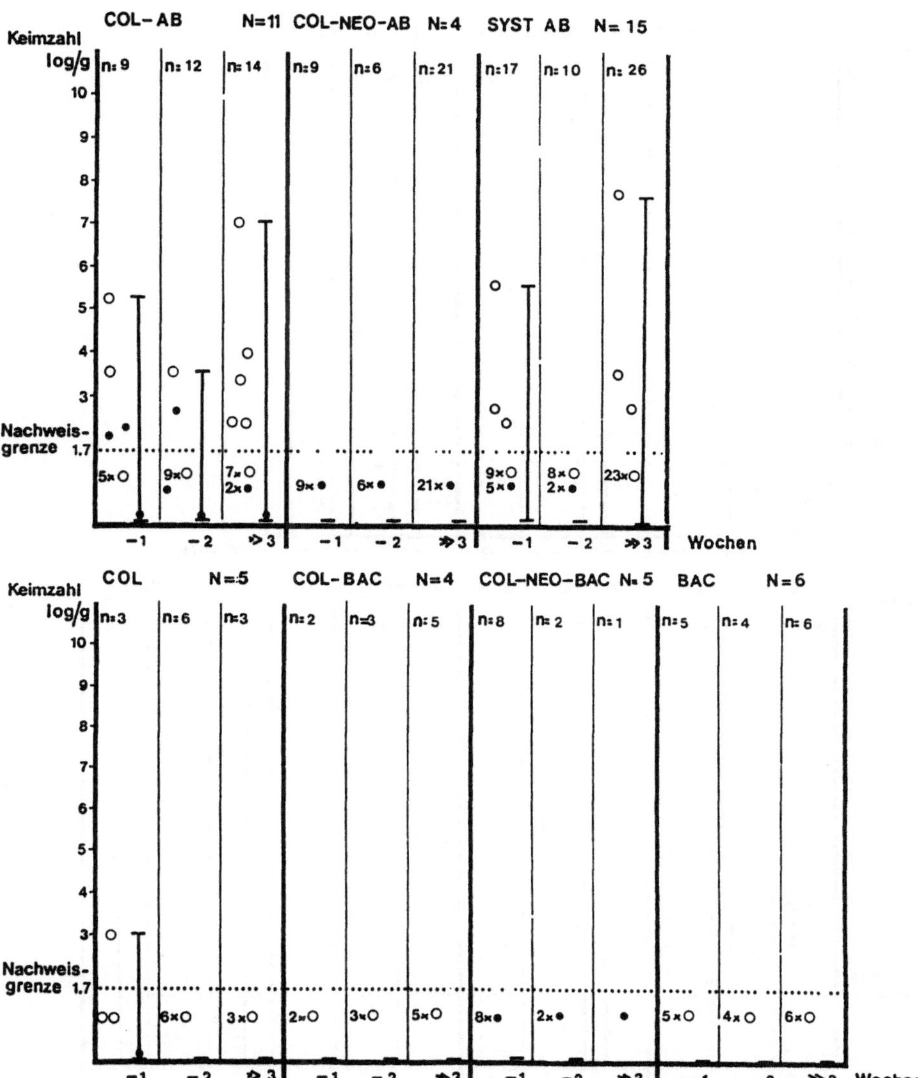

Abb. 3. Intestinale Kolonisation mit Pseudomonas aeruginosa. Keimzahlen im Verlauf unter antibiotischer Therapie mit Einzelwerten, Medianwert und Bereich. ● LAF, ○ Normalstation

5.3.4 Enterobacteriaceae

Eine wesentliche Abhängigkeit der Kolonisation des Intestinaltrakts mit Enterobakterien von der Behandlungsdauer ist nicht zu erkennen, wobei diese Keimgruppe allerdings bei Kindern auf offener Station etwas häufiger auftritt als bei Patienten unter sterilen Pflegebedingungen. Unter den Therapieprotokollen Col+AB, Col+Neo+AB, Col+Bac und Col+Neo+Bac sind die Keimzahlen der Enterobakterien während des gesamten Untersuchungszeitraums in etwa gleichbleibend. Unter Bac und unter AB findet man Schwankungen, jedoch ohne einen erkennbaren Zusammenhang mit der

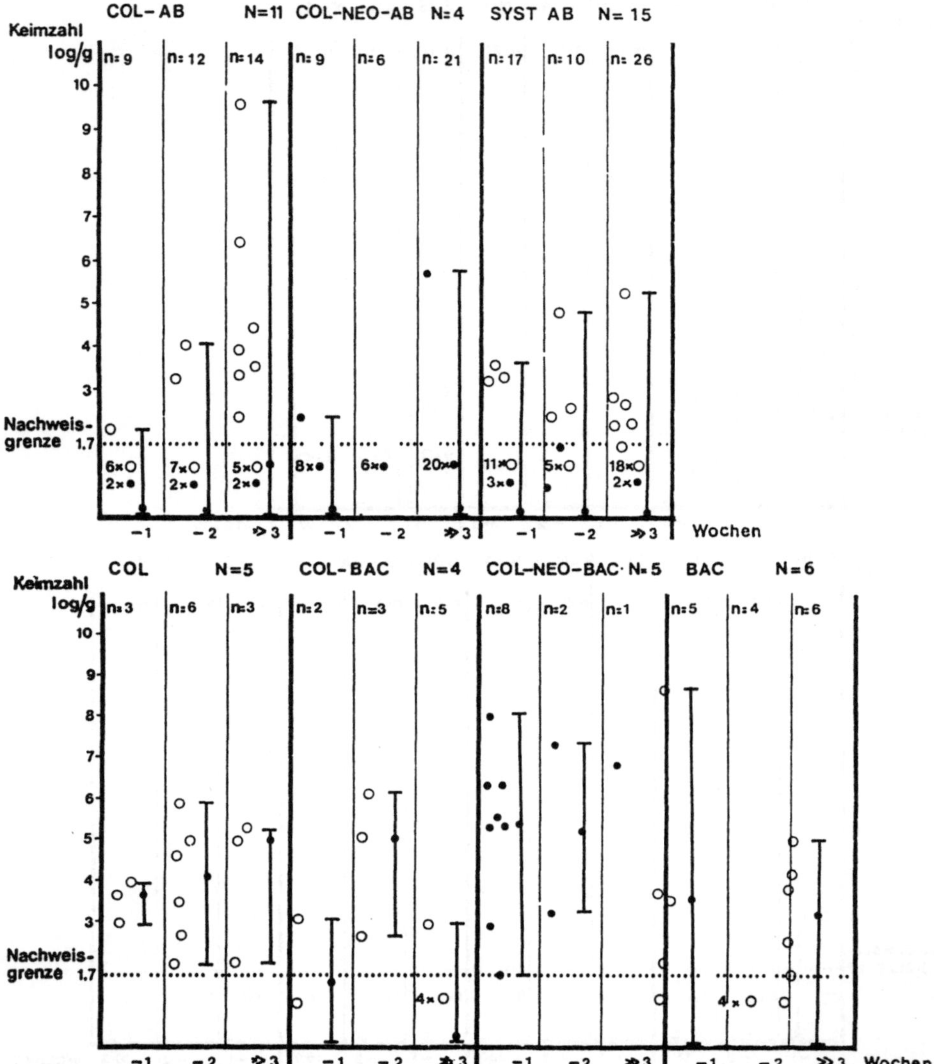

Abb. 4. Intestinale Kolonisation mit Staphylokokken. Keimzahlen im Verlauf unter antibiotischer Therapie mit Einzelwerten, Medianwert und Bereich. ● LAF, ○ Normalstation

Behandlungsdauer. Lediglich während der Therapie mit Col findet man, wenn man die Medianwerte zum Vergleich heranzieht, einen leichten Anstieg von Enterobacteriaceae in der Intestinalflora mit der Behandlungsdauer (s. Abb. 6).

5.3.5 Aerobe Laktobazillen

Bei den Therapieprotokollen Col, Bac, Col+Bac, Col+Bac+Neo und Col+AB ist keinerlei Beziehung zwischen Keimzahl der Laktobazillen und Behandlungsdauer erkennbar.

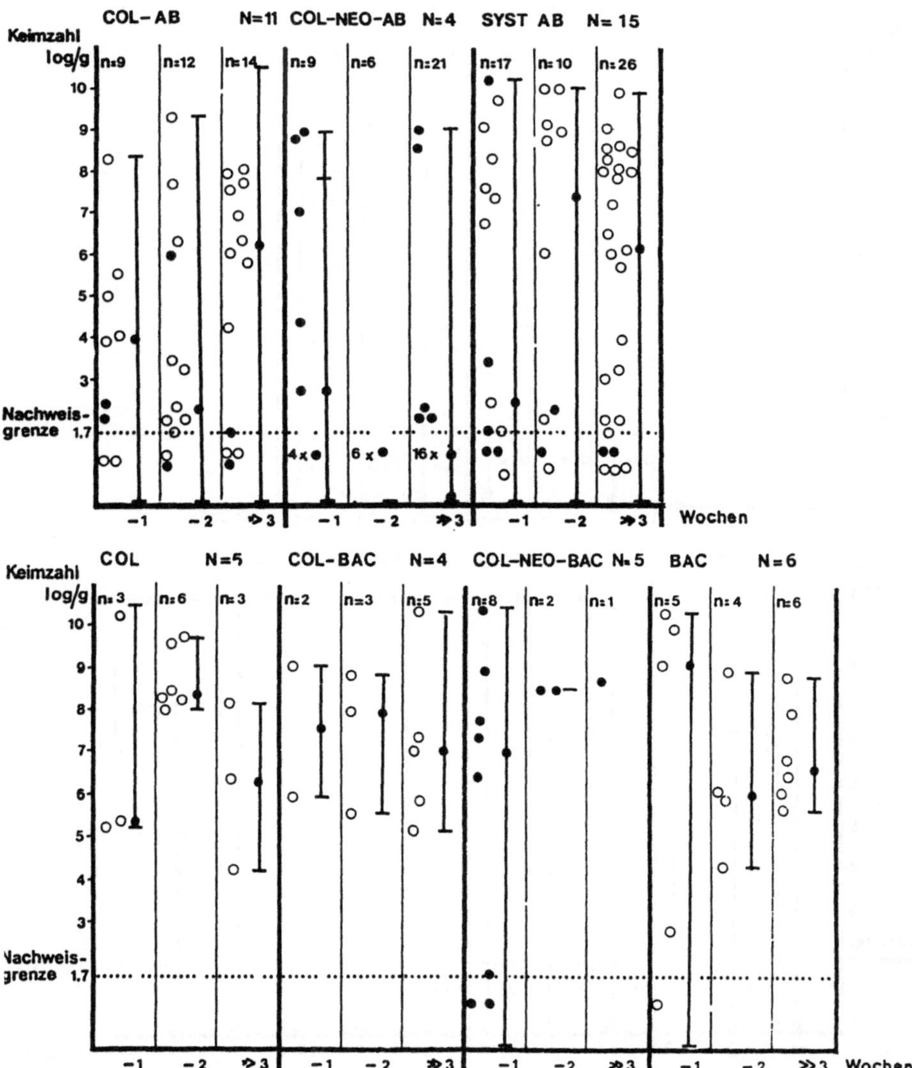

Abb. 5. Intestinale Kolonisation mit Enterokokken. Keimzahlen im Verlauf unter antibiotischer Therapie mit Einzelwerten, Medianwert und Bereich. ● LAF, ○ Normalstation

Unter Col+Neo+AB ist während der ersten 2 Behandlungswochen kein Kind mit aeroben Laktobazillen kolonisiert, ab der 3. Woche findet man diesen Keim in 2 von 20 Fällen. Unter der Therapie mit AB ist im Verlauf der Behandlung ein leichter Anstieg der Keimzahlen erkennbar, der Medianwert bleibt allerdings die ganze Zeit über unter der Nachweisgrenze von log 1,7 Keime/g Stuhl. Eine Beziehung zwischen Keimzahl und Pflegebedingungen ist nicht nachweisbar (s. Abb. 7).

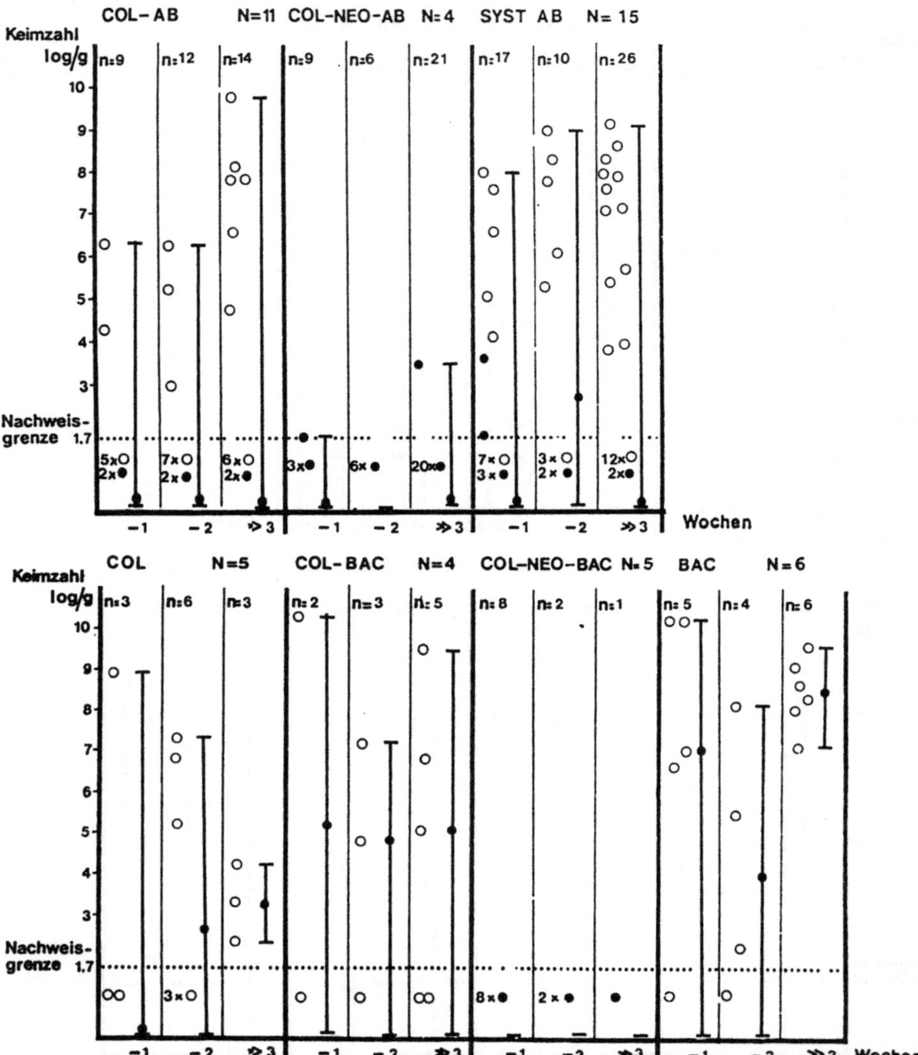

Abb. 6. Intestinale Kolonisation mit Enterobacteriaceae. Keimzahlen im Verlauf unter antibiotischer Therapie mit Einzelwerten, Medianwert und Bereich. ● LAF, ○ Normalstation

5.3.6 Clostridium perfringens

Außer unter Col+AB, wo ein leichter Anstieg von Clostridium perfringens im Laufe der Therapie zu sehen ist, ist unter keinem Antibiotikaregime ein Zusammenhang zwischen Behandlungsdauer und Keimzahl erkennbar, egal, ob die Untersuchungsergebnisse von Patienten aus der Normalstation oder der Sterileinheit stammen (s. Abb. 8).

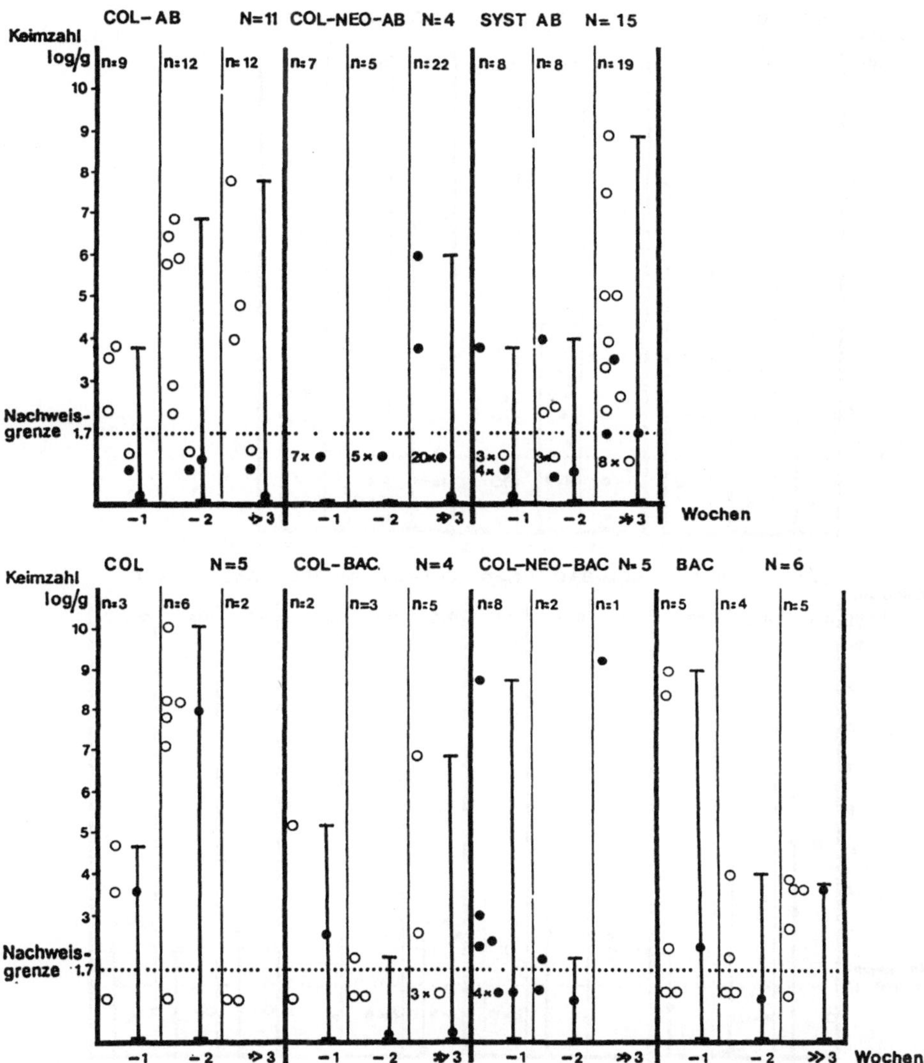

Abb. 7. Intestinale Kolonisation mit aeroben laktobazillen. Keimzahlen im Verlauf unter antibiotischer Therapie mit Einzelwerten, Medianwert und Bereich. ● LAF, ○ Normalstation

5.3.7 Bifidusbakterien

Die intestinale Kolonisation mit Bifidusbakterien ist unter den Therapieprotokollen Col+Neo+AB, Col+Neo+Bac und unter Col völlig unabhängig von der Behandlungsdauer. Während der Therapie mit Col+AB und AB ist ein leichter Anstieg der Keimzahlen zu erkennen. Unter Bac und noch auffälliger unter Col+Bac nimmt die Besiedlung mit Bifidusbakterien mit der Therapiedauer ab. Ein Zusammenhang zwischen Pflegebedingungen und Keimzahl ist aber insgesamt nicht festzustellen (s. Abb. 9).

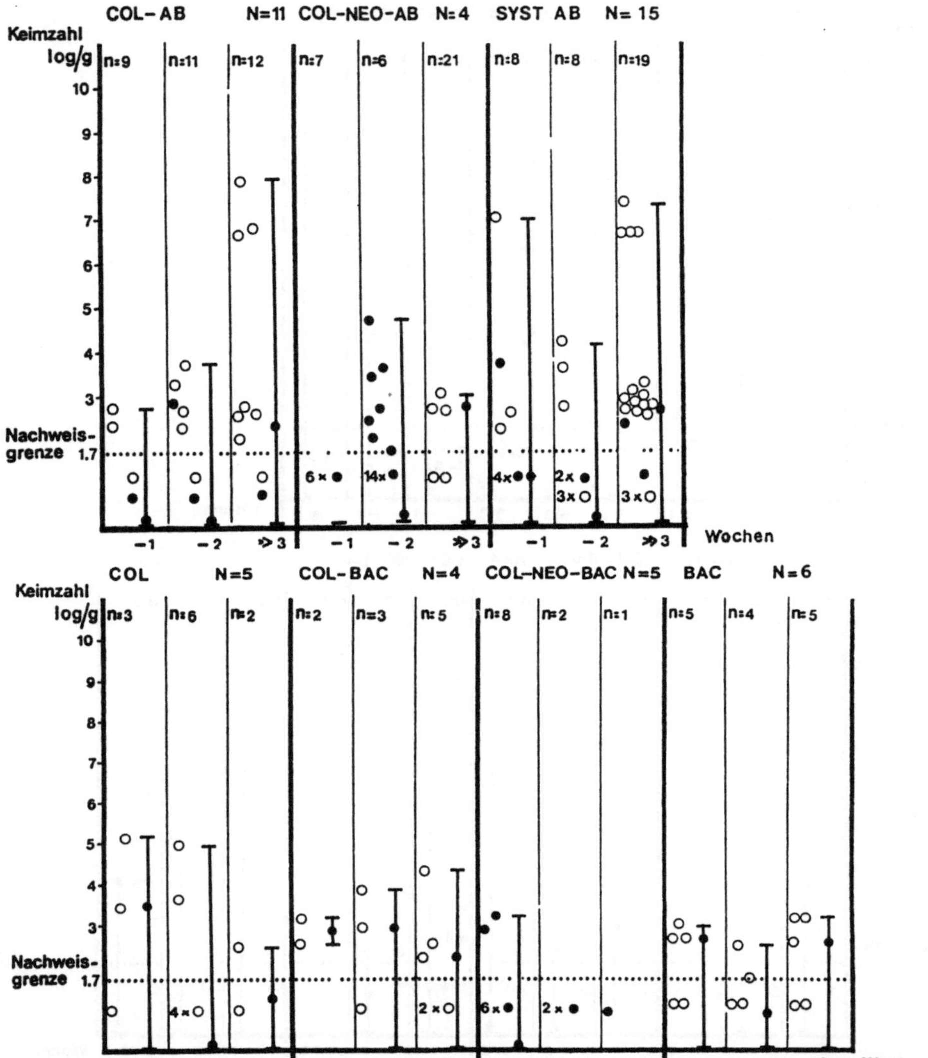

Abb. 8. Intestinale Kolonisation mit Clostridium perfringens. Keimzahlen im Verlauf unter antibiotischer Therapie mit Einzelwerten, Medianwert und Bereich. ● LAF, ○ Normalstation

5.3.8 Bacteroidesgruppe

Hier ist unter den Antibiotikaregimes Col und Col+Bac eine leichte Abnahme der Bacteroides während der Therapie zu verzeichnen. Unter allen anderen Protokollen ist keine Beziehung zwischen Behandlungsdauer und Keimzahl bzw. zwischen Pflegebedingungen und Keimzahl erkennbar (s. Abb. 10).

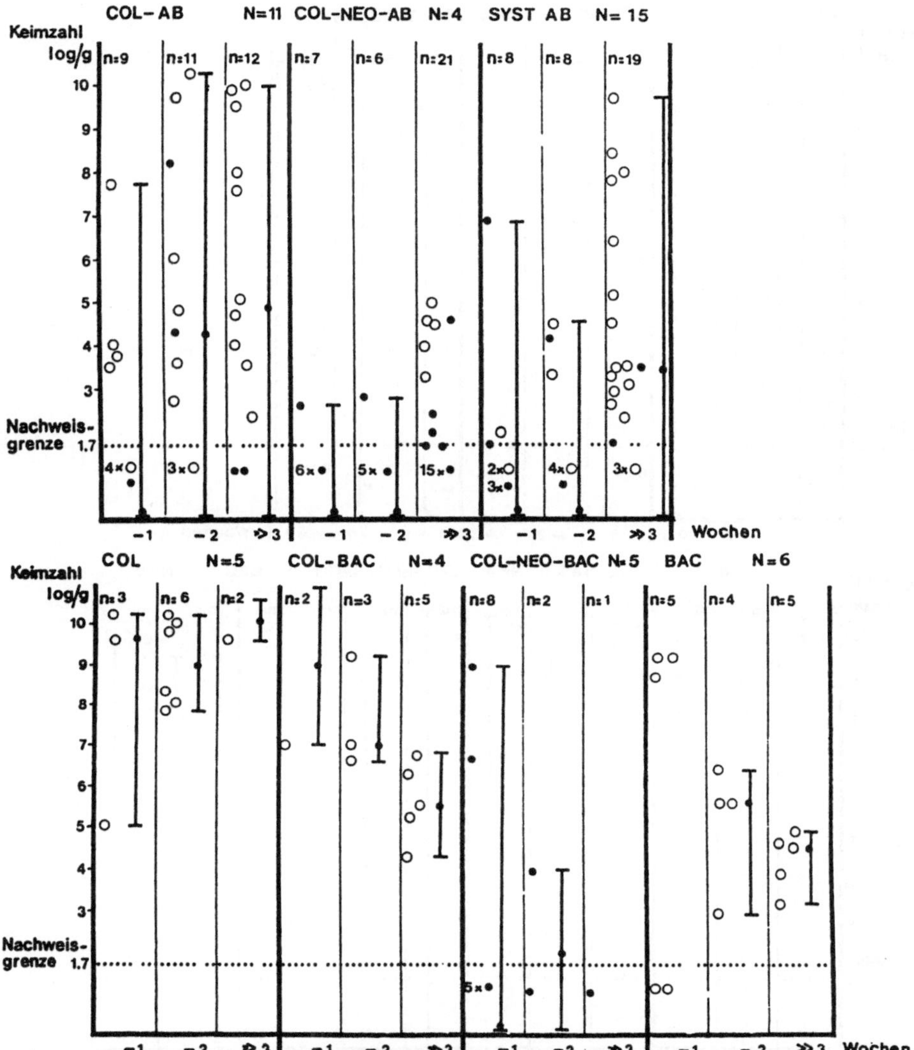

Abb. 9. Intestinale Kolonisation mit Bifidusbakterien. Keimzahlen im Verlauf unter antibiotischer Therapie mit Einzelwerten, Medianwert und Bereich. ● LAF, ○ Normalstation

5.3.9 Sproßpilze

Die Kolonisation mit Sproßpilzen bleibt unter der Therapie mit Antimykotika im Verlauf fast vollständig konstant. Es wirkt sich dabei nicht unterschiedlich aus, ob mit resorbierbaren, nichtresorbierbaren oder mit einer Kombination beider Antibiotikagruppen therapiert wird. Genausowenig spielt es eine Rolle, ob sich die Patienten auf der Normalstation oder im sterilen Zelt befinden (s. Abb. 11).

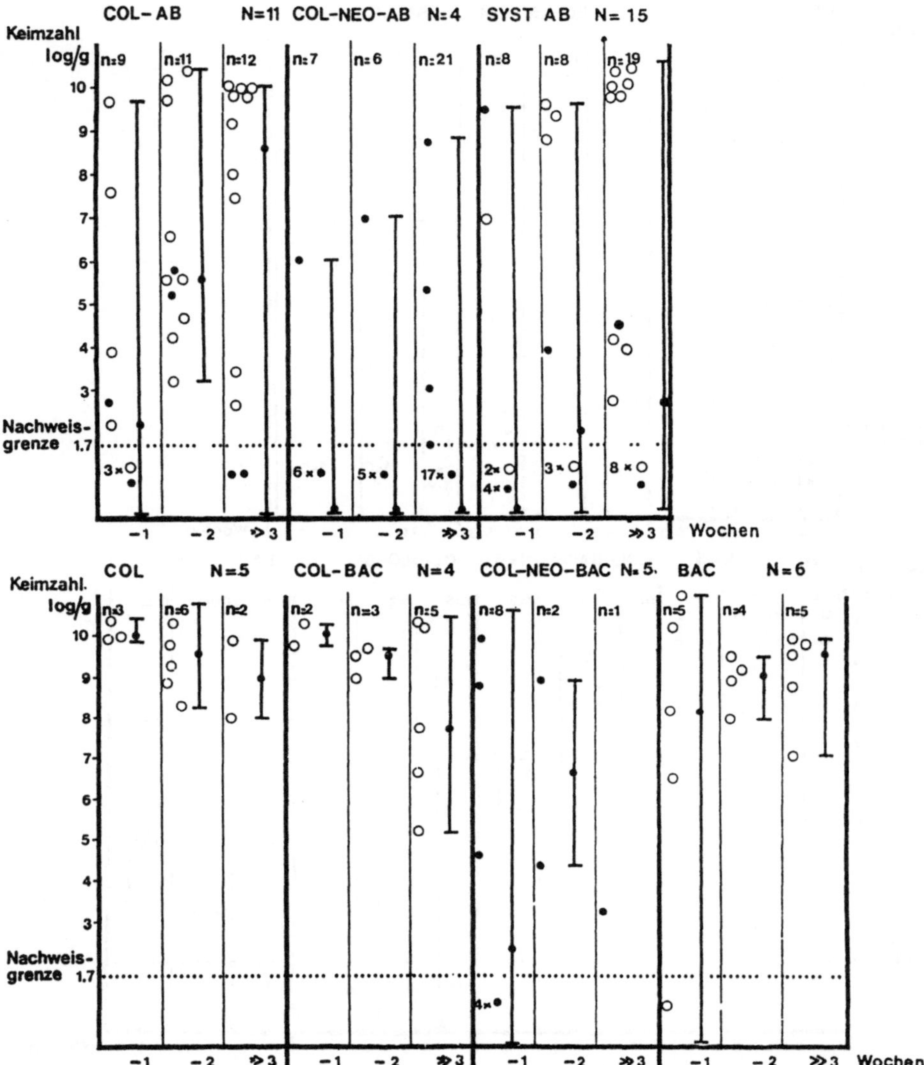

Abb. 10. Intestinale Kolonisation mit Bacteroides. Keimzahlen im Verlauf unter antibiotischer Therapie mit Einzelwerten, Medianwert und Bereich. ● LAF, ○ Normalstation

5.3.10 Zusammenfassung

Wie bereits erwähnt ist, abgesehen von geringen Ausnahmen, die Behandlungsdauer ohne Einfluß auf die Kolonisation des Intestinaltrakts. Deshalb werden die folgenden Untersuchungsergebnisse ohne Berücksichtigung der Behandlungsdauer ausgewertet.

Als weiteres Ergebnis dieses Punktes ist zu erkennen, daß es, wenn überhaupt, nur eine geringe Rolle spielt, ob die Patienten auf offener Station oder unter LAF-Bedingungen gepflegt werden.

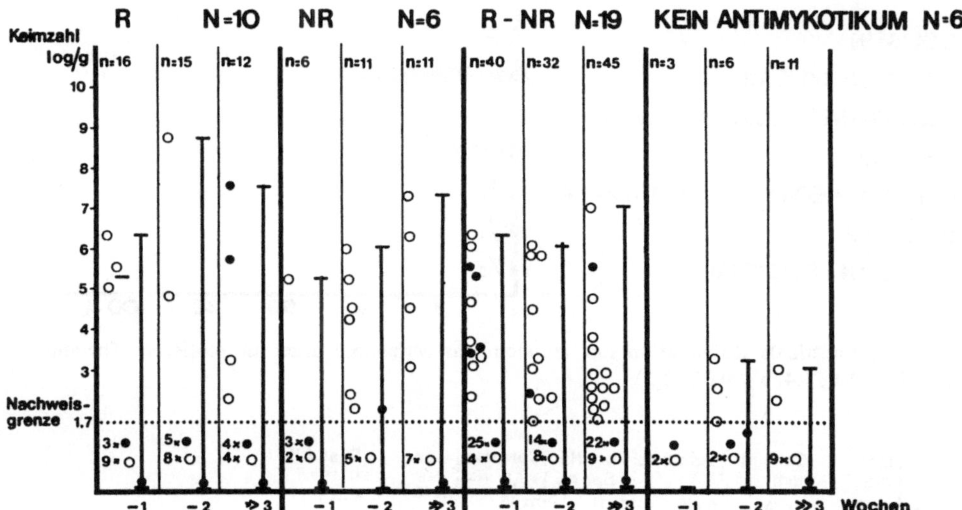

Abb. 11. Intestinale Kolonisation mit Sproßpilzen. Keimzahlen im Verlauf unter antimykotischer Therapie mit Einzelwerten, Medianwert und Bereich. ● LAF, ○ Normalstation

5.4 Intestinalflora unter verschiedenen Antibiotikaprotokollen

Es wird anhand von Medianwert und Bereich einerseits und prozentualem Auftreten andererseits die Kolonisation des Intestinums unter 7 verschiedenen Therapieprotokollen verglichen. Zusätzlich werden die Signifikanzen mit den Wahrscheinlichkeiten $p \leqslant 0{,}05$ und $p \leqslant 0{,}01$ berechnet.

5.4.1 Pseudomonas aeruginosa

Die Besiedelung mit Pseudomonas aeruginosa ist insgesamt sehr spärlich. Abgesehen von einem einzigen positiven Fall unter Col tritt diese Keimart nur während der Therapie mit Col+AB (in 31% der Fälle) und unter AB (in 11% der Fälle) auf. Eine Kolonisation mit Pseudomonas aeruginosa tritt also nur bei Therapieprotokollen mit systemischen Antibiotika auf, allerdings mit Ausnahme von Col+Neo+AB (s. Abb. 12 und 13).

5.4.2 Staphylokokken

Unter allen untersuchten Behandlungsschemata tritt eine Kolonisation des Intestinums mit Staphylokokken auf. Auffallend häufig ist das Vorkommen unter Col+Neo+ Bac. Während dieser Therapie kommen Staphylokokken in jedem der untersuchten Proben vor, in Keimzahlen bis zu log 8 Keime/g Stuhl. Unter Col+Neo+AB werden unter 36 Fällen nur 2mal Staphylokokken gefunden. Auch während der Therapie mit Col allein wird in allen 12 untersuchten Proben diese Keimart gefunden, in Keimzahlen bis log 5,9 Keime/g Stuhl. In den übrigen Therapieprotokollen treten Staphylo-

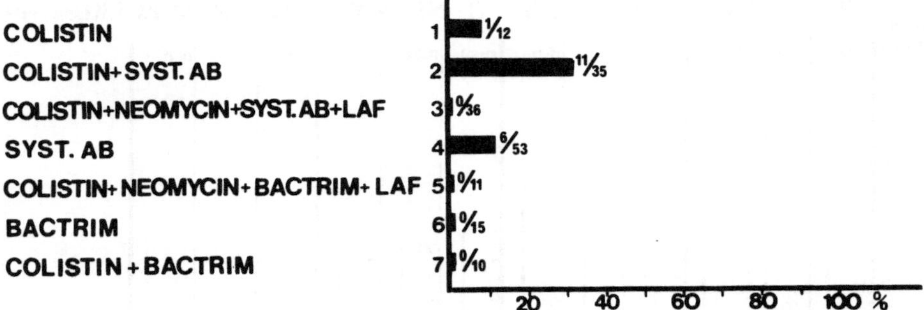

Abb. 12. Intestinale Kolonisation mit Pseudomonas aeruginosa unter antibiotischer Therapie. (p ⩽ 0,5: 2:6, 2:4; p ⩽ 0,01: 2:3)

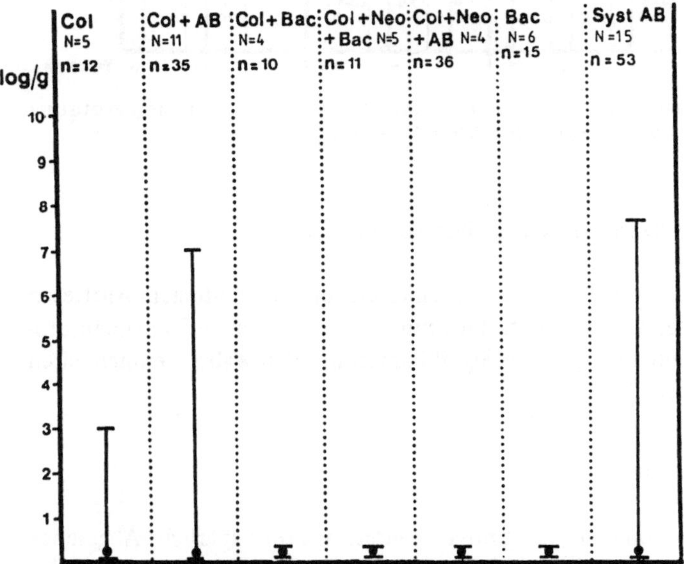

Abb. 13. Intestinale Kolonisation mit Pseudomonas aeruginosa. Keimzählung (Medianwert und Bereich) unter Antibiotika

kokken in 25–60% der Fälle auf. Die höchsten Keimzahlen bis log 8,7 Keime/g Stuhl findet man unter Bac. Insgesamt tritt eine Reduktion der Keimzahlen der Staphylokokken unter den Therapieprotokollen auf, bei denen nichtresorbierbare Antibiotika mit systemischen Antibiotika kombiniert oder systemische Antibiotika allein gegeben werden (s. Abb. 14 und 15).

5.4.3 Enterokokken

Die Therapieprotokolle Col, Col+Bac, Bac und Col+Neo+Bac lassen die intestinale Kolonisation mit Enterokokken, im Vergleich zur Normalflora gesunder Kinder, un-

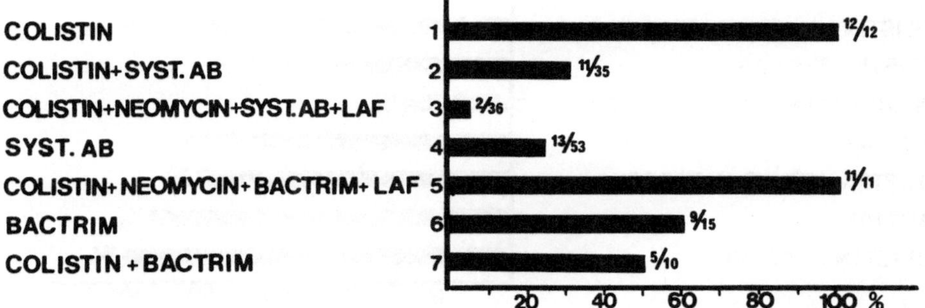

Abb. 14. Intestinale Kolonisation mit Staphylokokken unter antibiotischer Therapie. ($p \leqslant 0{,}05$: 1:6, 2:3, 3:4, 4:6, 4:7, 5:6, 5:7; $p \leqslant 0{,}01$: 1:2, 1:3, 1:4, 2:5, 3:5, 3:6, 3:7, 4:5)

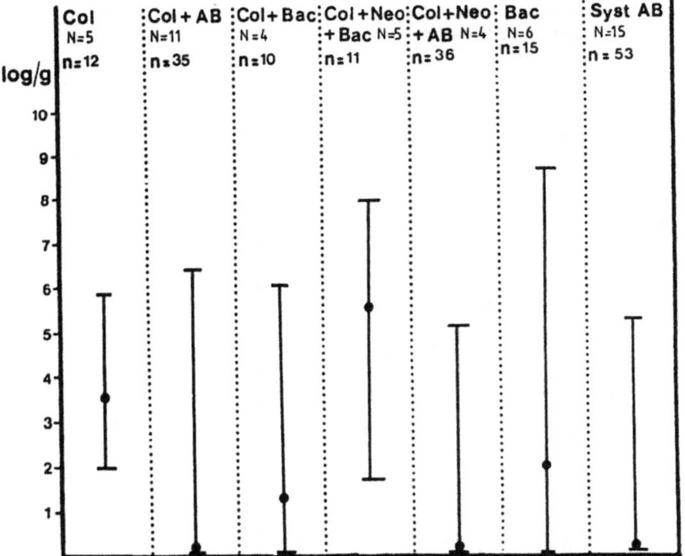

Abb. 15. Intestinale Kolonisation mit Staphylokokken. Keimzählung (Medianwert und Bereich) unter Antibiotika

beeinflußt. Während dieser Therapie findet man diesen Keim bis auf eine Ausnahme unter Bac in allen untersuchten Proben. Durch AB und Col+AB werden die Enterokokken der Intestinalflora dezimiert. Die stärkste Reduktion der Enterokokken findet man unter Col+Neo+AB. Nur in 10 von 36 Fällen tritt eine Kolonisation mit Enterokokken auf, mit Keimzahlen bis maximal log 9 Keime/g Stuhl. Unter allen anderen Therapieprotokollen liegen die Maximalwerte bei über log 10 Keime/g Stuhl. Es verhält sich also hier ähnlich wie bei den Staphylokokken: eine Reduzierung der Keime erfolgt hauptsächlich unter den Therapieschemata, bei denen systemische Antibiotika eingesetzt werden (s. Abb. 16 und 17).

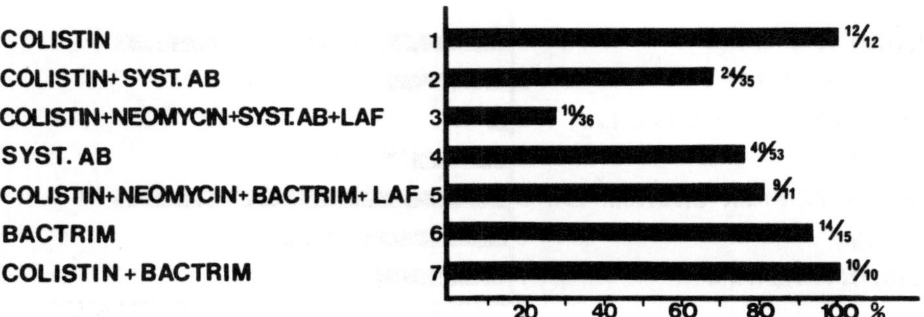

Abb. 16. Intestinale Kolonisation mit Enterokokken unter antibiotischer Therapie. (p ≤ 0,01: 1:3, 2:3, 3:4, 3:5, 3:6, 3:7)

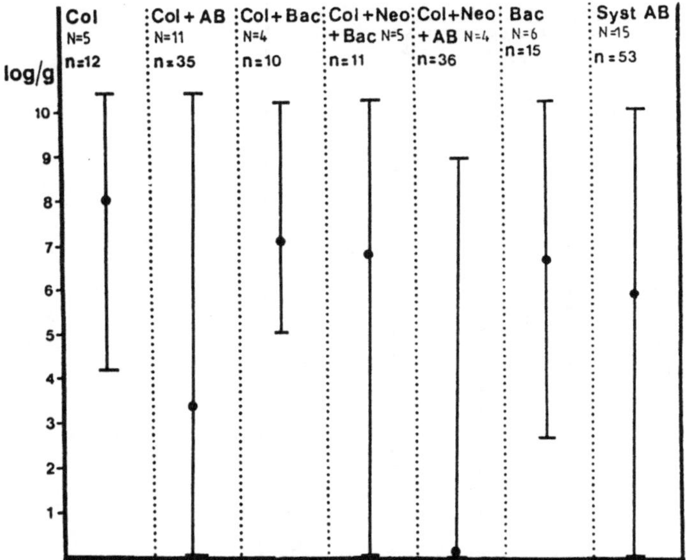

Abb. 17. Intestinale Kolonisation mit Enterokokken. Keimzählung (Medianwert und Bereich) unter Antibiotika

5.4.4 Enterobacteriaceae

Enterobakterien werden mit allen untersuchten Therapieprotokollen reduziert, außer während der Therapie mit Bac, wo in 13 von 15 Fällen Keime dieser Art gefunden werden. Die stärkste Reduzierung erfolgt mit Col+Neo+Bac, wo in keinem einzigen Fall eine Kolonisation mit Enterobacteriaceae stattfindet, gefolgt von Col+Neo+AB mit 2 positiven Fällen bei 36 Untersuchungen bei Keimzahlen bis log 3,5 Keime/g Stuhl. Während der Therapie mit Col und Col+Bac werden in knapp 60% der untersuchten Stuhlproben Enterobakterien gesehen. Dabei liegen die Keimzahlen unter Col deutlich niedriger als unter der Kombinationsbehandlung Col+Bac. Die Therapieprotokolle Col+AB und AB verhalten sich in etwa gleich, was die Beeinflussung der

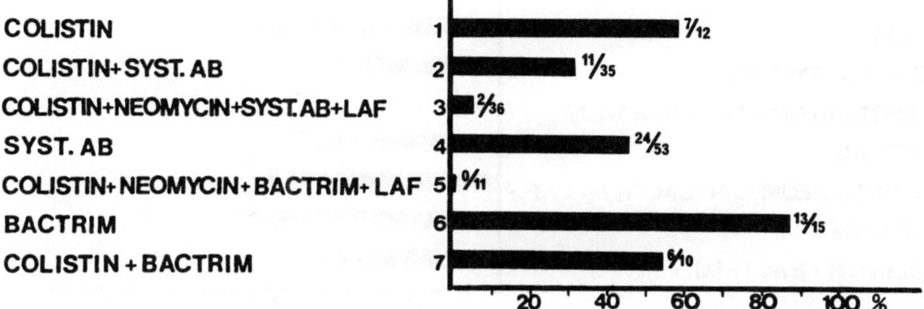

Abb. 18. Intestinale Kolonisation mit Enterobacteriaceae unter antibiotischer Therapie. (p ≤ 0,5: 2:3, 4:5, 4:6; p ≤ 0,01: 1:3, 1:5; 2:6, 3:4, 3:6, 3:7, 5:6, 5:7)

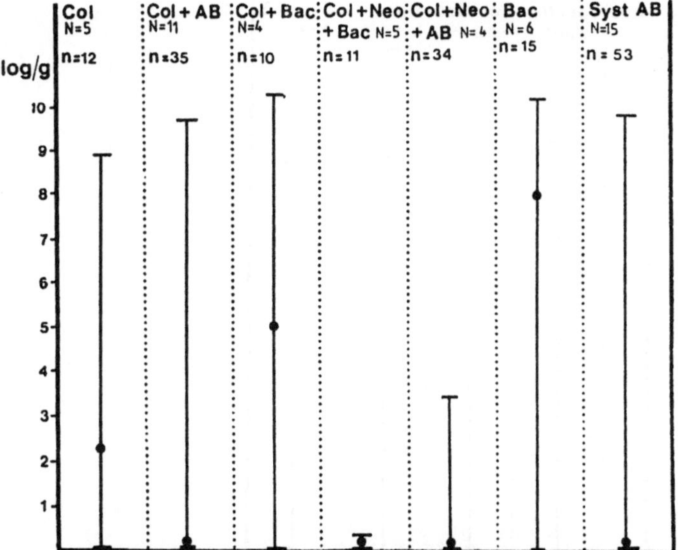

Abb. 19. Intestinale Kolonisation mit Enterobacteriaceae. Keimzählung (Medianwert und Bereich) unter Antibiotika

intestinalen Enterobakterien anbelangt. Die Keimart wird in beiden Fällen reduziert, es treten aber vereinzelt Keimzahlen bis log 10 Keime/g Stuhl auf. Eine Eliminierung der Enterobacteriaceae ist in 53 von 88 Fällen belegbar (s. Abb. 18 und 19).

5.4.5 Aerobe Laktobazillen

Eine Kolonisation mit aeroben Laktobazillen findet man bei sämtlichen Therapieprotokollen, unter Col+Neo+AB nur in 2 von 34 Fällen mit Keimzahlen bis log 6 Keime/g Stuhl. Die geringste Reduktion sieht man unter Col und unter Bac. Hier kommen Laktobazillen in 65% der untersuchten Proben vor, bei Werten bis log 10 Keime/g Stuhl. Verwendet man allerdings Col und Bac als Kombinationstherapie, scheinen diese An-

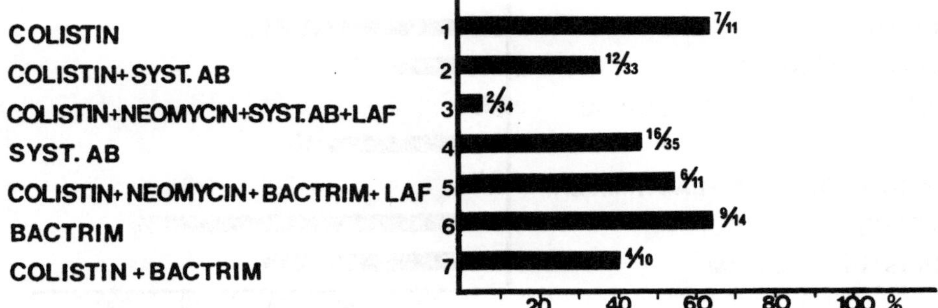

Abb. 20. Intestinale Kolonisation mit aeroben Laktobazillen unter antibiotischer Therapie. (p ⩽ 0,05: 3:7; p ⩽ 1:3, 2:3, 3:4, 3:5, 3:6)

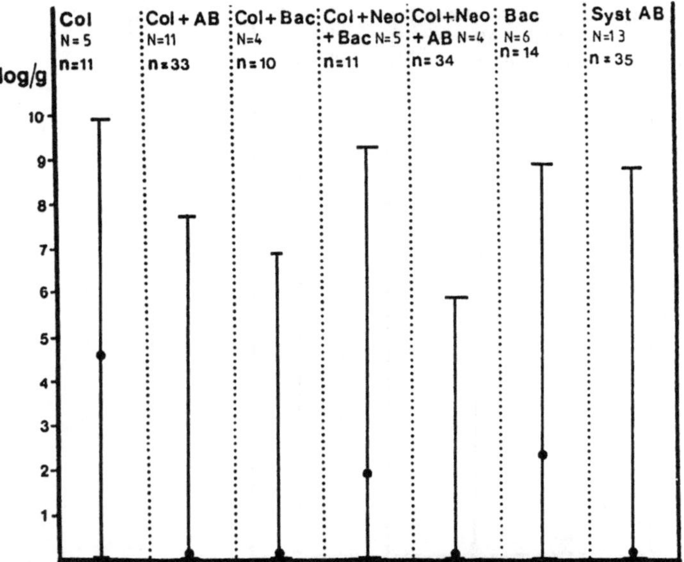

Abb. 21. Intestinale Kolonisation mit aeroben Laktobazillen. Keimzählung (Medianwert und Bereich) unter Antibiotika

tibiotika, genauso wie Col, kombiniert mit AB, eine Reduktion der aeroben Laktobazillen in der Darmflora zu bewirken (s. Abb. 20 und 21).

5.4.6 Clostridium perfringens

Am meisten wird Clostridium perfringens unter Bac, Col+Bac und unter AB isoliert, nämlich in ca. 60% mit durchschnittlichen Keimzahlen um log 3 Keime/g Stuhl. Mit sämtlichen anderen Therapieprotokollen kann eine gute Suppression von Clostridium perfringens in der Intestinalflora erreicht werden. Es treten zwar vereinzelte Werte bis log 8 Keime/g Stuhl auf, aber zum größten Teil ist dieses Bakterium nicht nachweisbar (s. Abb. 22 und 23).

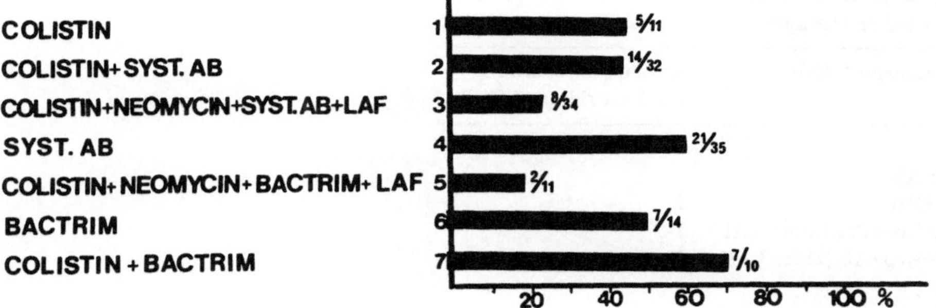

Abb. 22. Intestinale Kolonisation mit Clostridium perfringens unter antibiotischer Therapie ($p \leqslant$ 0,05: 3:7; $p \leqslant$ 0,01: 1:3, 2:3, 3:4, 3:5, 3:6)

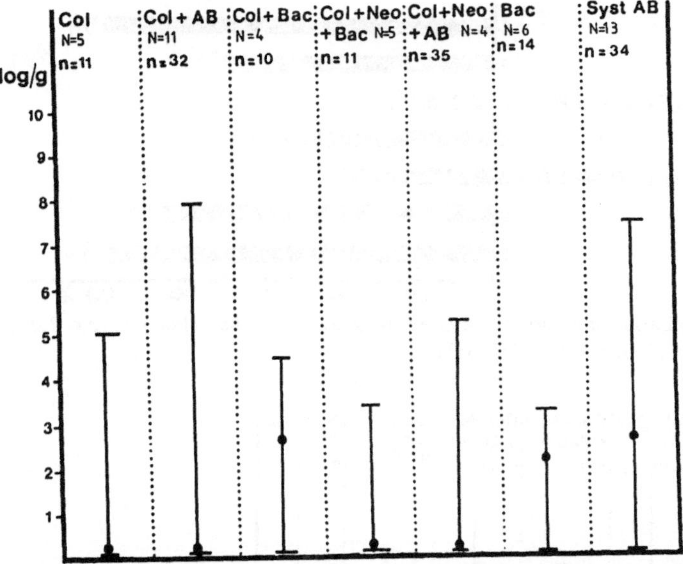

Abb. 23. Intestinale Kolonisation mit Clostridium perfringens. Keimzählung (Medianwert und Bereich) unter Antibiotika

5.4.7 Clostridium difficile

Es kann hier nur gezeigt werden, daß es unter sämtlichen Therapieprotokollen zu einer Kolonisation mit Clostridium difficile kommt, unabhängig davon, ob die Behandlung unter LAF-Bedingungen oder auf offener Station erfolgt (Tabelle 5).

5.4.8 Bifidusbakterien

Die intestinale Kolonisation mit Bifidusbakterien wird am stärksten durch die Antibiotikakombinationen Col+Neo+Bac bzw. Col+Neo+AB beeinflußt. Unter diesen Therapieschemata findet man diese Bakterien nur in 37% bzw. 20% der untersuchten

Tabelle 5. Nachweis von Clostridium difficile unter antibiotischer Therapie

Therapieprotokoll	Anzahl der Nachweise von Clostridium difficile
Col	1
Col+AB	3
Col+Bac	1
Col+Neo+Bac (unter LAF)	1
Col+Neo+AB (unter LAF)	1
Bac	4
AB	2
AB (unter LAF)	1

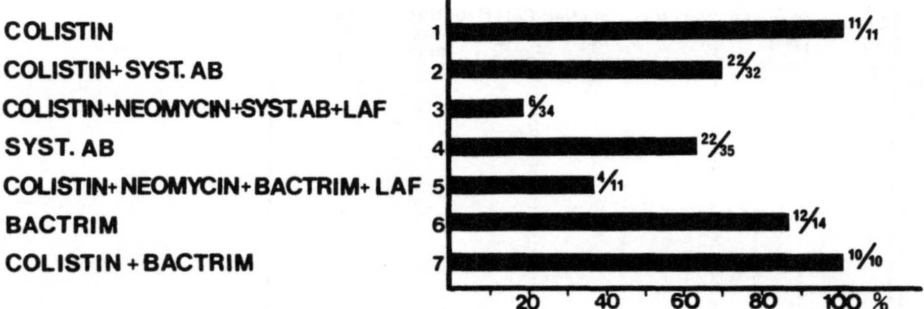

Abb. 24. Intestinale Kolonisation mit Bifidusbakterien unter antibiotischer Therapie. (p ≤ 0,05: 1:4, 5:6; p ≤ 0,01: 1:3, 1:5, 2:3, 3:4, 3:6, 3:7, 5:7)

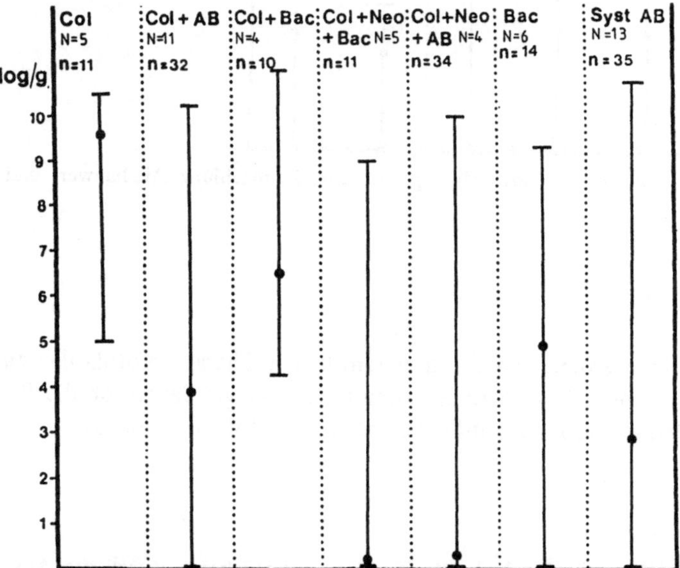

Abb. 25. Intestinale Kolonisation mit Bifidusbakterien. Keimzahlen (Medianwert und Bereich) unter Antibiotika

Fälle, mit Keimzahlen, die größtenteils weit unter log 10 Keime/g Stuhl liegen. Keine Reduktion der Bifidusflora erfolgt unter der Therapie mit Col und mit Col in Kombination mit Bac. In 100% der Proben findet man diesen Keim mit Werten um log 10 Keime/g Stuhl. Unter AB, Bac und Col+AB findet man eine mäßige Reduktion mit meist unter log 5 Keime/g Stuhl (s. Abb. 24 und 25).

5.4.9 Bacteroides

Einen starken Rückgang der Keime der Bacteroidesgruppe findet man während der Therapie mit AB und Col+Neo+AB. Es kommen zwar vereinzelt Keimzahlen bis log 10 Keime/g Stuhl vor, aber beim größten Teil der Untersuchungen liegen die Werte

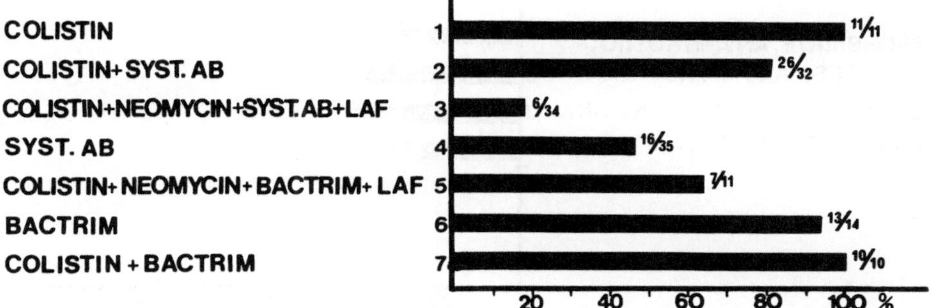

Abb. 26. Intestinale Kolonisation mit Bacteroides unter antibiotischer Therapie. (p ≤ 0,05: 3:4, 3:5; p ≤ 0,01: 1:3, 1:4, 2:3, 2:4, 3:6, 3:7, 4:6, 4:7)

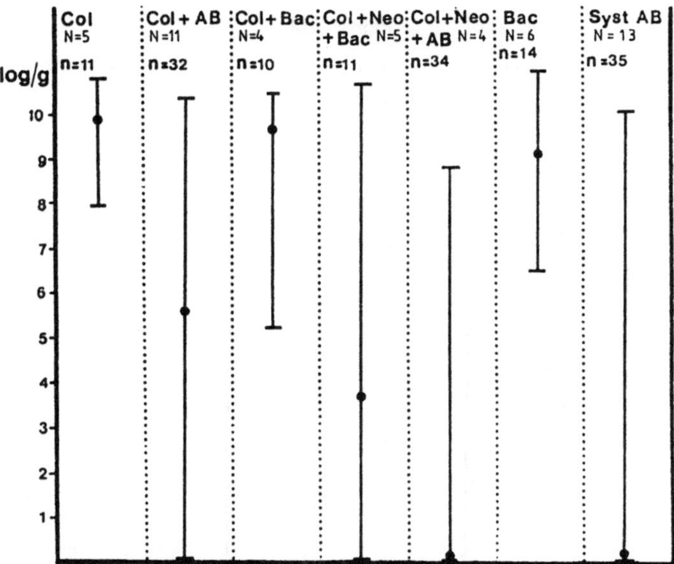

Abb. 27. Intestinale Kolonisation mit Bacteroides. Keimzahlen (Medianwert und Bereich) unter Antibiotika

unter der Nachweisgrenze von log 1,7 Keime/g Stuhl. Eine mäßige Reduktion der Bacteroidesflora sieht man während der Behandlung mit Col+Neo+Bac und Col+AB. Hierunter liegt die Mehrzahl der Werte unter log 4 Keime/g Stuhl bzw. log 5 Keime/g Stuhl. Col, Bac und die Kombination aus beiden lassen diese Bakteriengruppe unbeeinflußt (s. Abb. 26 und 27).

5.4.10 Sproßpilze

Unter der Kombination R+NR sieht man in 35 von 117 Fällen Pilze, ähnlich wie unter der Monotherapie mit R, wo Sproßpilze in 10 von 43 untersuchten Fällen nachweisbar sind. Es ist auffällig, daß während der Therapie mit NR am häufigsten Pilze

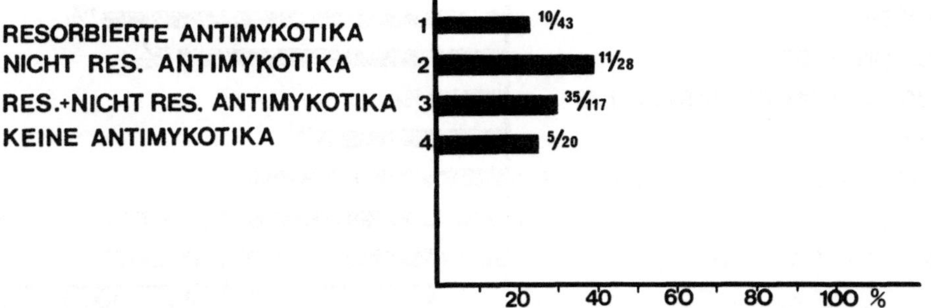

Abb. 28. Intestinale Kolonisation mit Sproßpilzen unter antibiotischer/antimykotischer Therapie

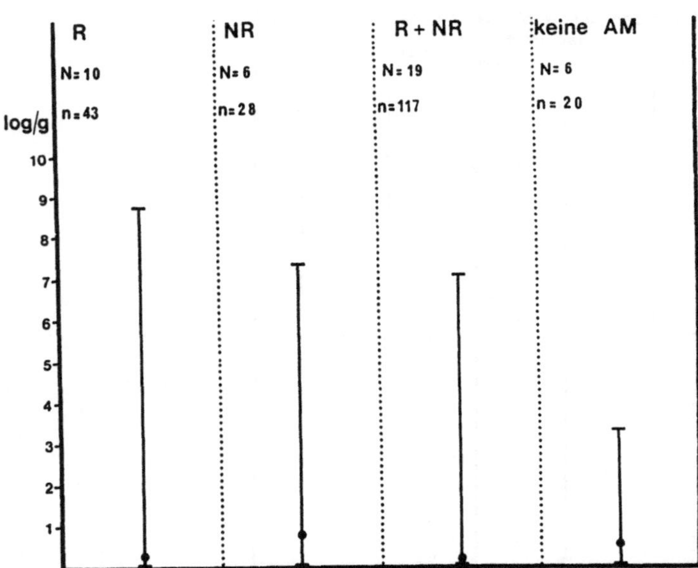

Abb. 29. Intestinale Kolonisation mit Sproßpilzen. Keimzahlen (Medianwert und Bereich) unter Antibiotika/Antimykotika

zu sehen sind (häufiger als bei Kindern ohne Pilzprophylaxe). Ohne Antimykotika treten auch die kleinsten Keimzahlen mit Werten bis log 3 Keime/g Stuhl auf (s. Abb. 28 und 29).

5.4.11 Zusammenfassung (s. auch Tabelle 6)

1. Den stärksten Einfluß auf die Darmflora insgesamt hat das Therapieprotokoll Col+ Neo+AB, gefolgt von Col+Neo+Bac, Col+AB und AB.
2. Die als Infektionserreger wichtigen Enterobakterien werden am stärksten durch Neo in Kombination mit Col und AB und durch Neo in Kombination mit Col und Bac in der Intestinalflora beeinflußt.
3. Die Keimzahlen der Staphylokokken sind durch AB signifikant zu reduzieren.
4. Unter der Therapie mit AB ist mit einer Zunahme von Pseudomonas aeruginosa zu rechnen. Dieser Effekt ist durch zusätzliche Anwendung von Neomycin blockierbar.

5.5 Relation der Keimzahlen (Mittelwert) zur Leukozytenzahl unter antibiotischer Therapie

Durch diesen Vergleich soll untersucht werden, ob ein Zusammenhang besteht zwischen Keimzahlen (unter antibiotischer Therapie) und der Leukozytenzahl. Es wird das Wachstum der verschiedenen Darmbakterien (Mittelwert der Keimzahlen) unter Leukopenie (Leukozyten $\leqslant 1000\ mm^3$), zwischen $1000\ mm^3$ und $2000\ mm^3$ und bei Leukozyten über $2000\ mm^3$ betrachtet. Die Behandlungsdauer bleibt unberücksichtigt, da diese, wie auf S. 94 erwähnt, weitgehend ohne Einfluß auf das Bakterienwachstum ist.

Tabelle 6. Der Effekt der Therapieprotokolle auf die klinisch relevanten Bakterien der Darmflora

Bakterien	Therapieprotokolle						
	Col	Bac	Col+Bac	Col+Neo+Bac	AB	Col+AB	Col+Neo+AB
Enterokokken	φ	φ	φ	φ	↓?	↓	↓↓
Enterobakterien	↓	φ	↓	↓↓	↓	↓	↓↓
Bifidusbakterien	φ	↓	φ	↓↓	↓	↓	↓↓
Bacteroides	φ	φ	φ	↓	↓↓	↓	↓↓
Pseudomonas	↑?	φ	φ	φ	↑	↑↑	φ
Staphylokokken	φ	↓?	↓?	φ	↓	↓	↓↓
Clostridium perfringens	↓	φ	φ	↓	φ	↓	↓↓
Laktobazillen	φ	φ	↓	φ	↓	↓	↓↓

Abkürzungen:

φ kein erkennbarer Einfluß,

↓ Reduktion der Keimzahl,

↓? fragliche Reduktion der Keimzahl,

↓↓ starke Reduktion der Keimzahl,

↑ Zunahme der Keimzahl,

↑? fragliche Zunahme der Keimzahl. Die jeweiligen Angaben beziehen sich immer auf die Normalflora.

5.5.1 Relation zwischen Keimzahl und Leukozytenzahl unter Colistin

Ein Zusammenhang zwischen Keimzahl und Leukozytenzahl besteht nicht. Bei hohen
Leukozytenwerten ist lediglich ein Anstieg von Pseudomonas aeruginosa und Clostridium perfringens erkennbar. Beim Anstieg von Pseudomonas aeruginosa muß man berücksichtigen, daß dieser durch einen einzigen positiven Befund hervorgerufen wird
(s. Abb. 30 und 31).

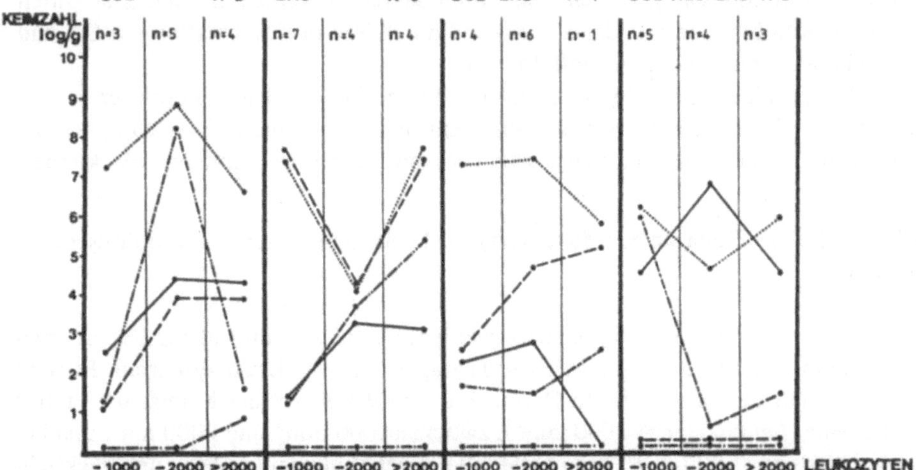

Abb. 30. Aerobe Darmflora unter Antibiotika. Relation der Keimzahlen (Mittelwert) zur Leukozytenzahl. ...... Enterokokken; ——— Staphylokokken; ——·—— Laktobazillen; − − Enterobakterien; −.−.− Pseudomonas

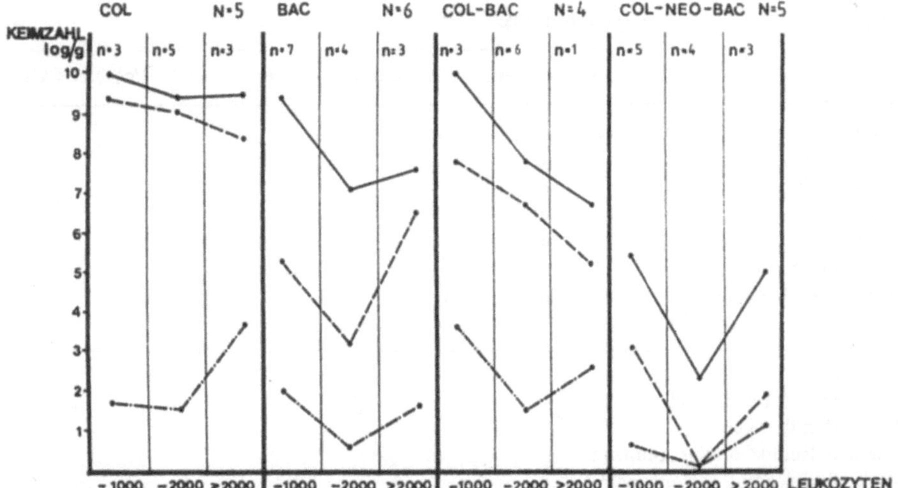

Abb. 31. Anaerobe Darmflora unter Antibiotika. Relation der Keimzahlen (Mittelwert) zur Leukozytenzahl. − · − · − Clostridium perfringens; − − Bifidusbakterien; ——— Bacteroides

5.5.2 Relation zwischen Keimzahl und Leukozytenzahl unter Bactrim

Außer einem Anstieg der aeroben Laktobazillen mit steigender Leukozytenzahl, ist bei keiner weiteren Keimart eine Korrelation zwischen Keimzahl und Leukozytenzahl erkennbar (s. Abb. 30 und 31).

5.5.3 Relation zwischen Keimzahl und Leukozytenzahl unter Colistin und Bactrim

Mit steigenden Leukozytenzahlen ist im Durchschnitt ein Absinken von Bifidusbakterien und Bacteroides und ein Anstieg von Enterobakterien erkennbar. Die Werte der anderen Keimarten bleiben entweder konstant (Pseudomonas) oder steigen und sinken, ohne aber mit dem Anstieg der Leukozyten zu korrelieren (s. Abb. 30 und 31).

5.5.4 Relation zwischen Keimzahl und Leukozytenzahl unter Colistin + Neomycin + Bactrim

Es treten bei fast allen Bakterienarten hohe und kleine Keimzahlenmittelwerte auf, die aber völlig beziehungslos zum Verhalten der Leukozyten sind (s. Abb. 30 und 31).

5.5.5 Relation zwischen Keimzahl und Leukozytenzahl unter systemischen Antibiotika

Die Enterobakterien und Clostridium perfringens weisen, im Durchschnitt gesehen, mit steigender Leukozytenzahl eine leichte Vermehrung auf. Die Pseudomonas- und Staphylokokkenzahlen bleiben während des gesamten Verlaufs konstant. Die Keimzahlen von Enterokokken, aeroben Laktobazillen, Bifidusbakterien und Bacteroides schwanken insgesamt sehr, eine Korrelation zur Leukozytenzahl ist nicht nachweisbar (s. Abb. 32 und 33).

5.5.6 Relation zwischen Keimzahl und Leukozytenzahl unter Colistin + systemische Antibiotika

Die gesamte aerobe Darmflora weist in ihren durchschnittlichen Keimzahlen größere Schwankungen auf, ein Bezug zur Leukozytenzahl ist aber nicht wahrscheinlich. Was die Anaerobier anbelangt, ist ein leichter Abfall der Keimzahlen von Clostridium perfringens und Bifidusbakterien mit steigenden Leukozyten anzunehmen (s. Abb. 32 und 33).

5.5.7 Relation zwischen Keimzahl und Leukozytenzahl unter Colistin + Neomycin + systemische Antibiotika

Die unter diesem Therapieprotokoll insgesamt sehr kleinen Keimzahlen bleiben für Pseudomonas, Staphylokokken, Enterobakterien und aerobe Laktobazillen konstant. Enterokokken und Clostridium perfringens steigen an; Bifidusbakterien und Bacte-

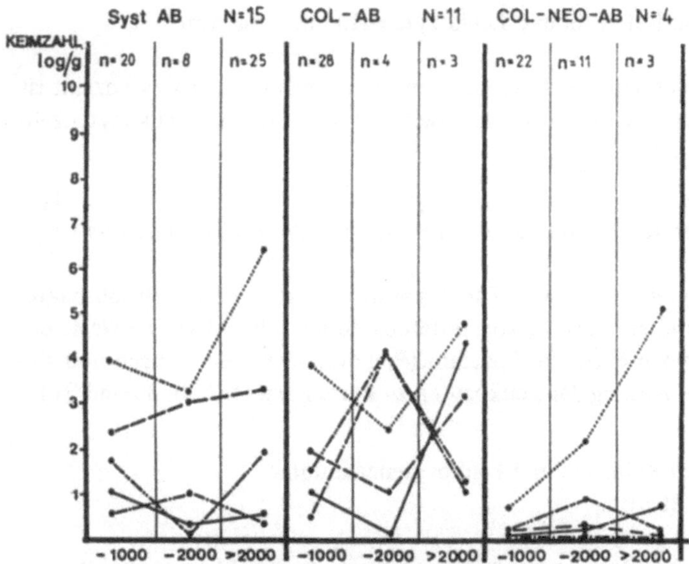

Abb. 32. Aerobe Darmflora unter Antibiotika. Relation der Keimzahlen (Mittelwert) zur Leukozytenzahl. ...... Enterokokken; ——— Staphylokokken; —..—..— Laktobazillen; — — Enterobakterien; —.—.— Pseudomonas

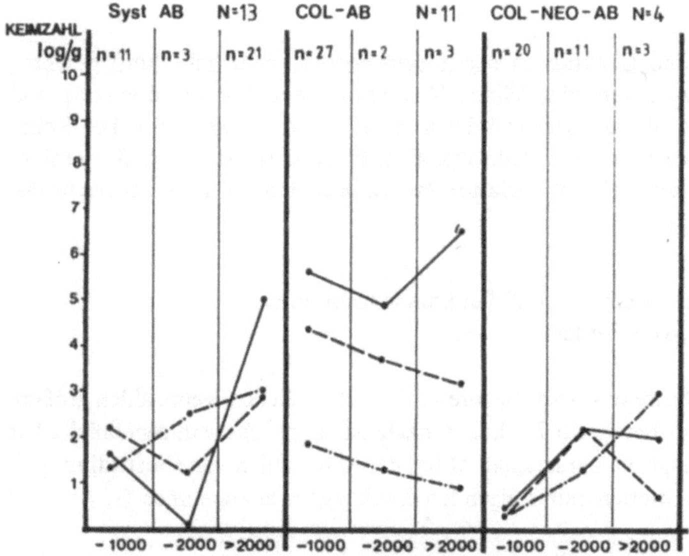

Abb. 33. Anaerobe Darmflora unter Antibiotika. Relation der Keimzahlen (Mittelwert) zur Leukozytenzahl. —.— Clostridium perfringens; — — Bifidusbakterien; ——— Bacteroides

roides steigen an und fallen ab, jedoch ohne erkennbare Beziehung zur Leukozytenzahl (s. Abb. 32 und 33).

5.6 Rachenflora und Darmflora im Vergleich

Um einen Vergleich zwischen Darmflora und Rachenflora unter antibiotischer Therapie anstellen zu können, wurde bei 5 Kindern, die unter LAF-Bedingungen gepflegt wurden, zusätzlich zum Stuhl Rachenspülflüssigkeit auf aerobe Keime untersucht. Beide Probenentnahmen fanden jeweils am selben Tag statt.

Man sieht, daß mit dem Therapieprotokoll Col+Neo+Bac+AB in der Rachenflora in keinem einzigen Fall aerobe Bakterien zu sehen sind, der Darm aber in fast 50% mit Enterokokken und in einem Fall mit Staphylokokken kolonisiert ist. Unter Col+Neo +Bac verhält es sich ähnlich: in der Rachenspülflüssigkeit können in 2 von 9 Fällen Enterokokken differenziert werden, sonst keine weiteren aerob wachsenden Keime. Im Stuhl findet man Enterokokken in 100% der Untersuchungen, zusätzlich bei fast 70% Staphylokken. Unter der Therapie mit Col+Neo+AB findet man in der Darmflora auch Staphylokokken und Enterokokken, allerdings nur in 30% bzw. 5% der untersuchten Proben. In der Rachenspülflüssigkeit aber findet man sämtliche aerobe Keime (s. Abb. 34).

5.7 Resistenztestung

Während dieser Studie wurde bei 115 Stuhlproben zusätzlich zur Keimbestimmung die Resistenz der aeroben Bakterien gegen Colistin und Neomycin getestet. Von den gesamten Untersuchungen können nur die Bestimmungen unter Col+AB, Col+Neo+AB, AB und Bac ausgewertet werden, da unter den übrigen Therapieprotokollen zu wenig Untersuchungsergebnisse vorliegen.

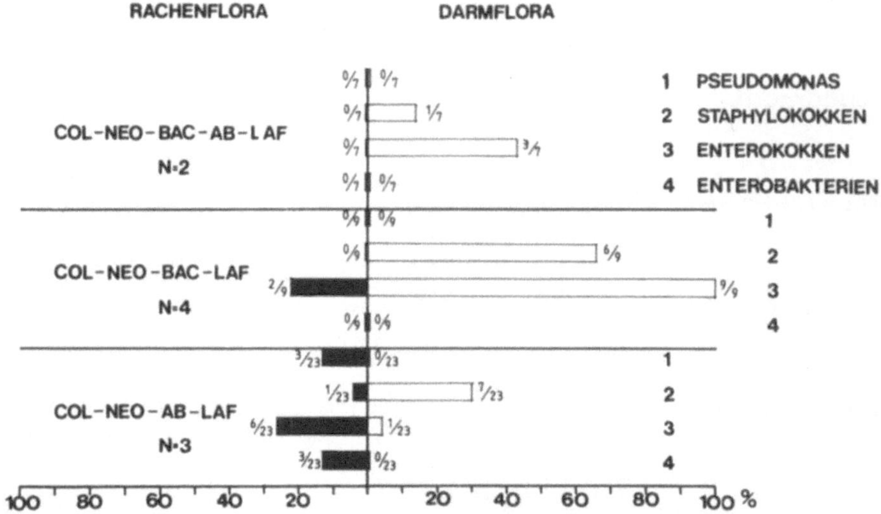

Abb. 34. Rachenflora und Darmflora im Vergleich. Wachstum aerober Keime unter antibiotischer Therapie

Bei den Abb. 35–38 wird das Keimwachstum der Normalplatte mit 100% angesetzt, das Wachstum auf der Neomycin- bzw. Colistinplatte wird in Relation dazu aufgetragen.

5.7.1 Colistin- und Neomycinresistenz unter Colistin + systemische Antibiotika

Man findet während der Therapie mit Col+AB Pseudomonas aeruginosa, Staphylokokken, Enterokokken und Enterobakterien. Pseudomonasspezies sind aber sowohl auf der Colistin-, als auch auf der Neomycinplatte nicht mehr nachweisbar. Genauso findet man Staphylokokken nur in geringem Maße auf der Colistinplatte und in keinem

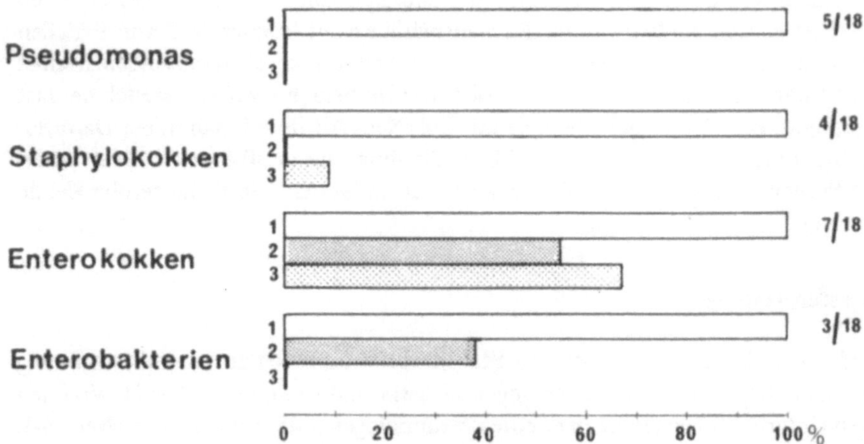

Abb. 35. Colistin- und Neomycinresistenz unter Col+AB (n = 9; n = 18). *1* Normalplatte; *2* Neomycin; *3* Colistin

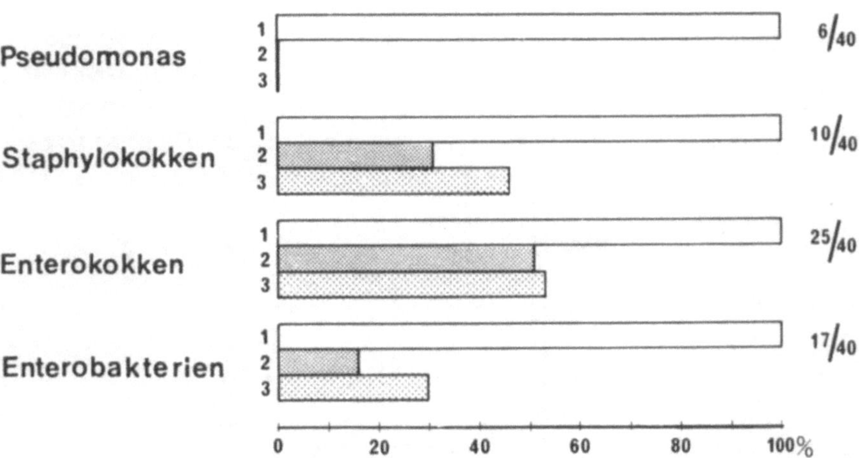

Abb. 36. Colistin- und Neomycinresistenz unter AB (n = 14; n = 40). *1* Normalplatte; *2* Neomycin; *3* Colistin

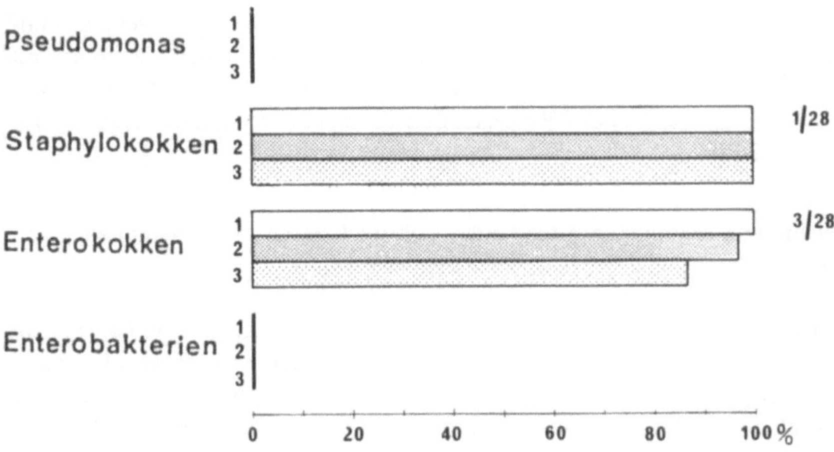

Abb. 37. Colistin- und Neomycinresistenz unter Col+Neo+AB (n = 3; n = 28). *1* Normalplatte; *2* Neomycin; *3* Colistin

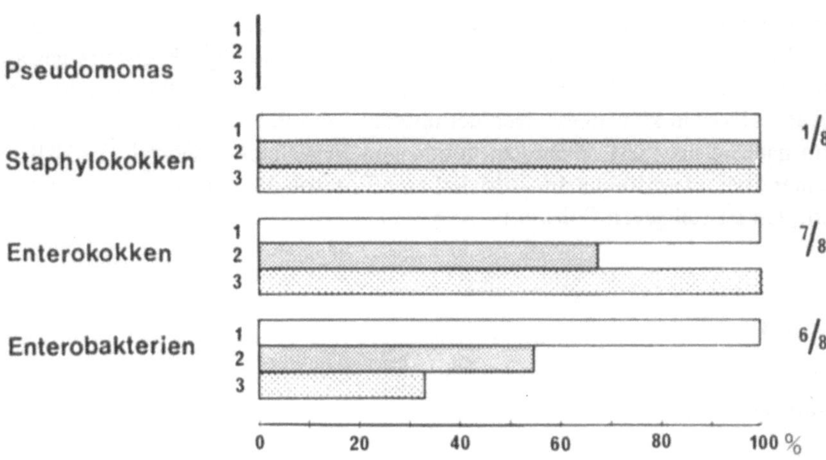

Abb. 38. Colistin- und Neomycinresistenz unter Bac (n = 3; n = 8). *1* Normalplatte; *2* Neomycin; *3* Colistin

einzigen Fall auf der Neomycinplatte. Die unter diesem Therapieprotokoll kultivierten Enterokokken sind zu etwas mehr als 50% resistent gegen Colistin bzw. Neomycin. Bei den Enterobakterien sind ca. 40% resistent gegen Neomycin, sie sind aber zu 100% colistinempfindlich (s. Abb. 35).

5.7.2 Colistin- und Neomycinresistenz unter systemischen Antibiotika

Die unter diesem Antibiotikaregime auftretenden Pseudomonaskeime findet man zu einem Drittel auch auf der Neomycin- und Colistinplatte. Die Enterokokken scheinen fast völlig resistent zu sein, sowohl gegen Colistin, als auch gegen Neomycin. Die Enterobakterien hingegen sind bis auf wenige Ausnahmen sowohl gegen Neomycin, als auch gegen Colistin empfindlich. Resistenzverhalten findet man bei den Staphylokokken, und zwar in der Hälfte der Fälle gegen Colistin und zu einem Drittel gegen Neomykin (s. Abb. 36).

5.7.3 Colistin- und Neomycinresistenz unter Colistin + Neomycin + systemische Antibiotika

Während der Behandlung mit dieser Antibiotikakombination findet man keine Kolonisation des Darmes mit Pseudomonas aeruginosa und Enterobacteriaceae. Die nachweisbaren Staphylokokken sind ohne Ausnahme unempfindlich auf Neomycin oder Colistin. Ähnlich verhält es sich mit den Enterokokken: man findet zu fast 100% eine Resistenz gegen Neomycin und in 86% eine Resistenz gegen Colistin (s. Abb. 37).

5.7.4 Colistin- und Neomycinresistenz unter Bactrim

Auch unter diesem Therapieprotokoll findet man kein Wachstum von Pseudomonas aeruginosa. Bei den Staphylokokken findet man eine vollständige Resistenz gegen Neomycin und zu knapp drei Viertel gegen Colistin. Bei den Enterokokken verhält es sich umgekehrt: Es ist in keinem einzigen der untersuchten Fälle eine Empfindlichkeit auf Colistin nachweisbar, auf Neomycin in etwas mehr als einem Viertel. Die Hälfte der unter einer Therapie mit Bactrim kultivierbaren Enterobakterien ist gegen Neomycin resistent, ein Drittel gegen Colistin (s. Abb. 38).

6 Diskussion

6.1 Allgemeines

Während man sich in letzter Zeit darin einig ist, daß Patienten mit Granulozytopenie unter zytostatischer Therapie vor allem durch aerob wachsende Keime ihrer Intestinalflora infektionsgefährdet sind [40, 66, 77] und die beste Infektionsprophylaxe die selektive Darmdekontamination darstellt [11, 20, 29, 58, 80, 81], gibt es nur wenige Untersuchungen darüber, wie spezifisch die verschiedenen eingesetzten Antibiotika auf die einzelnen Komponenten der Darmflora wirken [29, 35, 72].

In dieser Studie wird nun der Versuch unternommen, bei Kindern mit onkologischen Erkrankungen unter immunsuppressiver Therapie den Einfluß verschiedener, schwer resorbierbarer Antibiotika und Antibiotikakombinationen, auch in Kombination mit systemisch wirkenden Antibiotika, auf die verschiedenen Keime der aeroben und anaeroben Intestinalflora zu untersuchen.

6.2 Methodik

Die Stuhlproben, gewonnen durch Spontanentleerungen, wurden so schnell wie möglich kulturell angesetzt, um größere Keimverschiebungen zu verhindern. Lag die Gewinnung der Stuhlproben länger als 2 Stunden zurück, wurde auf eine Kultur der Anaerobier verzichtet, da nach dieser Zeitspanne mit einem Verlust der Anaerobier gerechnet werden muß [8, 9], es sei denn, die Probe wird in einem bestimmten Transportmedium aufbewahrt [59].

Wie im methodischen Teil beschrieben, wurde die aerobe Stuhlflora in 2 voneinander unabhängigen Laboratorien bestimmt. In 95% wurden gleiche Keimmengen gezählt, bei den restlichen Bestimmungen ergaben sich Differenzen von log 3–4 Keime/g Stuhl. Die vorgelegten Ergebnisse sind also gut reproduzierbar und hängen kaum von der verwendeten Methode ab.

6.3 Material

Die Studie basiert auf Patienten aus 2 verschiedenen Kliniken. Davon stand ein Teil der Patienten unter konservativer Therapie, ein Teil war knochenmarktransplantiert. Das hat zur Folge, daß bei den 30 untersuchten Patienten verschiedenste Therapieprotokolle angewandt wurden. In die Auswertung kamen nur die Protokolle, unter denen mindestens 4 Patienten untersucht worden waren. Daraus ergibt sich, daß einige Untersuchungsergebnisse nicht berücksichtigt werden konnten. Um größere Verfälschungen zu vermeiden, wurde darauf geachtet, daß pro Untersuchungsgruppe von jedem Patienten etwa 2 Stuhlproben pro Woche ausgewertet wurden.

Die Probanden wurden nicht nach besonderen Kriterien ausgewählt, sondern es wurde nur darauf geachtet, daß es sich um Kinder mit Granulozytopenie bei onkologischer Erkrankung handelte. Die jeweilige antibiotische Therapie war nicht nach den Bedürfnissen der Studie ausgerichtet, sondern lag, genauso wie die Dosierung, immer im Ermessen des behandelnden Arztes. Sämtliche Kinder bekamen keine besondere Diät, obwohl die Besiedelung des Darms zum Teil auch von der Nahrung abhängig ist. So scheinen sich z.B. aerobe Keime unter dem Einfluß von Eiweißkost besonders stark zu vermehren [21]. Lediglich die Kinder, die unter strikter reverser Isolation gepflegt wurden, bekamen sterilisierte Kost.

Es wurden Patienten im Alter von 1,5 bis 18 Jahren untersucht, also vom Kleinkind bis zum Erwachsenen. Auf die Auswertung der Ergebnisse ist das aber ohne große Konsequenz, weil die Fäkalflora von Kleinkindern der von Erwachsenen sehr nahe kommt [32, 50].

Eine zusätzliche Untersuchung der Infektionshäufigkeit wurde im Rahmen dieser Arbeit nicht vorgenommen, da schon mehrfach nachgewiesen wurde, daß mit Hilfe der selektiven Darmdekontamination das Infektionsrisiko gesenkt wird [11, 18, 20, 28–30, 40, 68].

6.4 Normale Stuhlflora

Es wird in dieser Arbeit im allgemeinen nur die Keimzahl im Stuhl bestimmt, die, wie aufwendige Untersuchungen zeigten, repräsentativ ist für die Flora des unteren Kolon [53].

Tabelle 7. Zusammensetzung der aeroben Stuhlflora bei Kleinkindern [52]
Keimzahlen (log/g Stuhl)

Enterobacteriaceae	Staphylokokken	Streptokokken	Hefepilze
8,0	4,0	7,8	4,2

Tabelle 8. Zusammensetzung der anaeroben Stuhlflora bei Kleinkindern [52]
Keimzahlen (log/g Stuhl)

Bacteroidesgruppe	Bifidusbakterien	Clostridien	Laktobazillen
10,4	10,1	7,0	8,0

Die Fäkalflora von Kleinkindern kommt der von Erwachsenen qualitativ und quantitativ sehr nahe [34, 52] (Tabellen 7 und 8). Bifidusbakterien und Bacteroidesgruppe bilden mit Keimzahlen von log 10 Keime/g Stuhl die Hauptflora [21, 27, 35, 52, 85], wobei die Bifidusflora unabhängig von der Nahrung oder von individuellen Einflüssen konstant mit hohen Keimzahlen vorkommt [21]. Escherichia coli trifft man beim gesunden Menschen mit Keimzahlen von log 6–8 Keime/g Stuhl [48]. Eine Zunahme auf $\geqslant$ log 8 Keime/g Stuhl ist oft bei Älteren und Abwehrgeschwächten zu beobachten [48]. Mehr zur transienten Fäkalflora gehören Keime wie Klebsiella, Enterobacter, Proteus, Pseudomonas. Sie kommen in Keimzahlen $\leqslant$ log 5 Keime/g Stuhl vor [48], können aber bei Suppression der Normalflora, z.B. durch Antibiotika, an Bedeutung gewinnen, weil gerade beim abwehrgeschwächten Patienten vom Darm ausgehende Infektionen durch diese transienten Keime gefürchtet werden [51, 84].

Unabhängig von der Keimzahl ist das Auftreten von Salmonellen und Shigellen in der Regel als pathologisch zu bewerten [48].

6.5 Ergebnisse

Bei der Diskussion der Befunde ist zu berücksichtigen, daß sich die gesamten Keimzahlen auf die Fäkalflora beziehen. Damit ist nur die Besiedelung des unteren Kolons repräsentiert, oberes Kolon und Dünndarm können andere Keimrelationen aufweisen [51, 52].

6.5.1 Darmflora in Abhängigkeit von der Behandlungsdauer

Um zu prüfen, ob die Dauer der Therapie einen Einfluß auf das Keimwachstum hat, wurde unter verschiedenen Antibiotikaregimes ein Vergleich der Keimzahlen anhand von Medianwert und Bereich nach 1., 2. und ab der 3. Behandlungswoche angestellt. Da es bisher darüber kaum Untersuchungen gibt, muß auf Vergleiche mit früheren Erkenntnissen weitgehend verzichtet werden.

In dieser Studie ist kein signifikanter Zusammenhang zwischen Keimzahl und Behandlungsdauer erkennbar. Das heißt also, daß die Dekontamination schon innerhalb weniger Tage erfolgreich ist und ein Selektionsdruck nicht auftritt. Man könnte daraus folgern, daß dem Anaerobieranteil nicht die Bedeutung zukommt, wie bisher angenommen wurde [74, 75, 77].

Die Kolonisation mit Pilzen bleibt unter der Therapie mit Antimykotika ziemlich konstant. Das Absinken der Bifidusbakterien unter Bac bzw. unter Col+Bac ist eigentlich nicht im Sinne der SDD. Ein Anstieg der Staphylokokken bzw. Enterobakterien ist eventuell auf eine vermehrte Resistenzbildung dieser Keime gegen die jeweiligen Antibiotika zurückzuführen. Dies wird gesondert diskutiert (s. S. 116).

6.5.2 Darmflora in Abhängigkeit von der Leukozytenzahl

Dieser Punkt, bei dem nach einem Zusammenhang zwischen Keimzahl und Leukozytenzahl gesucht wird, bringt keine positive Korrelation. Zum größten Teil ist keinerlei Beziehung zwischen Keimwachstum und Leukozytenzahl erkennbar. Es wurde zwar bei dieser Auswertung darauf verzichtet, Behandlungsdauer und Pflegebedingungen (offene Station–Sterileinheit) zu berücksichtigen, diese Parameter scheinen aber auf die Kolonisation des Darms ohne wesentlichen Einfluß zu sein [29, 40, 42].

Aus früheren Untersuchungen geht hervor, daß Infektionen eine Haupttodesursache bei Patienten mit malignen Erkrankungen sind, vor allem bei gleichzeitiger Granulozytopenie [2, 19, 45]. Diese Infektionen werden hauptsächlich durch aerobe gramnegative Bakterien verursacht [66], während der anaeroben Darmflora eine Art Schutzfunktion zugeschrieben wird [74, 75]. Es kommt bei onkologischen Patienten mit Granulozytopenie zu einer Verschiebung der Kolonisation des Intestinums in Richtung aerober gramnegativer Keime, die mit einer erheblichen Sepsisgefährdung einhergeht [39, 44, 56]. Es gibt aber keine Publikationen darüber, inwieweit die aerobe bzw. anaerobe Kolonisation des Intestinums von der Leukozytenzahl im Blut abhängig ist. Wie aus dieser Arbeit zu erkennen ist, scheint kein Zusammenhang zu bestehen.

6.5.3 Rachenflora – Darmflora

Um die Keimbesiedelung des Oropharynx, von dem, wie aus verschiedenen Untersuchungen hervorgeht, die meisten Infektionen ausgehen [14, 44, 51], zu erfassen, und da er schlechter zu dekontaminieren ist als der Darmtrakt [1, 5, 13, 41, 44, 46, 57], wurde bei 5 Kindern, die unter LAF-Bedingungen gepflegt wurden, gleichzeitig eine aerobe Kultur von Stuhlprobe und Rachenspülflüssigkeit angelegt. Aus dieser Untersuchung geht hervor, daß kein Zusammenhang zwischen Rachenflora und Darmflora besteht [63]. Aus mehreren Veröffentlichungen ist zu ersehen, daß die Dekontamination des Darmes besser gelingt als die des Oropharynx [1, 5, 13, 41, 44, 46, 57]. Dabei sind aber Oropharynx und oberer Respirationstrakt die Regionen bei Leukämiepatienten, von denen die meisten Infektionen ausgehen [4, 42]. Durch den Einsatz von Antibiotika wird die physiologische Flora, bestehend aus Streptokoccus viridans und Neisserien, schnell supprimiert und neue, weitgehend resistente Mikroorganismen, wie Enterokokken, Staphylokoccus epidermidis, gramnegative Keime und Sproßpilze der Candidagruppe, kolonisieren den Nasen-Rachen-Raum und werden zur dominanten Flora [10, 44].

In dieser Studie findet man unter Col+Neo+Bac+AB eine sterile Rachenflora. Während der Therapie mit Col+Neo+AB sieht man, daß im Oropharynx alle aeroben Keimarten, einschließlich Pseudomonas aeruginosa, auftreten, während die Darmflora stark beeinflußt wird. Da sich im Rachenraum häufiger Bakterien, auch resistente Bakterien, aufhalten, die Infektionen verursachen [14, 44], ist es wichtig, diesen durch gezielte Anwendung von zusätzlichen Desinfizientien zu beeinflussen. Es kann auch sinnvoll sein, pathogene Mikroorganismen aus dem Oropharynx durch prophylaktische Gabe systemischer Antibiotika zu eliminieren, bevor es zu Infektionen kommt, obwohl ein positiver Effekt nicht sicher ist [44].

6.5.4 Resistenztestung

Für endogene und exogene Infektionen ist die Selektion resistenter Keime von Entscheidung [32]. So kommen z.B. aerobe gramnegative Bakterien, wie Pseudomonas, Proteus, Klebsiella, im Gastrointestinaltrakt in verhältnismäßig geringer Zahl vor [32, 52]. Dieser mehr passagere Anteil kann sich aber insbesondere unter Chemotherapie selektionieren und die übrigen Floraanteile verdrängen [32].

Es gibt viele Untersuchungen zur Resistenztestung; einige Ergebnisse seien hier aufgeführt:

1. Es kommt unter Tetrazyklinen zu einer Selektion von resistenten Enterokokken, Enterobakterien und aeroben Laktobazillen [36].
2. Insbesondere gegen Cotrimoxazol wurde in den letzten Jahren eine zunehmende Resistenzentwicklung beobachtet [12].
3. Es wird eine häufige Resistenzentwicklung gramnegativer Keime gegen systemisch applizierte Aminoglykoside beobachtet [23, 33, 49].
4. Vor allem der mehr passagere Anteil der Darmflora wie Proteus, Klebsiella und Pseudomonas kann sich unter einer Chemotherapie selektionieren und die übrigen Floraanteile verdrängen [32].
5. Die Resistenz ist in der Regel nicht gegen ein einzelnes, sondern gegen eine Vielzahl von Chemotherapeutika gerichtet [32].

In dieser Studie wurde neben der eigentlichen Untersuchung, dem Einfluß verschiedener Antibiotika auf die Darmflora, bei einem Teil der untersuchten Stuhlproben die Resistenzentwicklung der aeroben Bakterien gegen Colistin und gegen Neomycin getestet. Es ist aber aus diesen Daten nicht ersichtlich, ob die verschiedenen Anteile der Flora erst im Verlauf der Therapie gegen Colistin bzw. Neomycin resistent geworden sind.

Zum Resistenzverhalten gegen Bactrim gibt es schon mehrere Veröffentlichungen [12, 83, 87]. Patienten, die mit Bactrim therapiert werden, zeigen ein wesentlich längeres infektionsfreies Intervall [40, 81, 82], aber es kommt neben schwerwiegenden Nebenwirkungen, wie Verlängerung der Granulozytopenie, Thrombozytopenie und Knochenmarksuppression [11, 43, 64], in den letzten Jahren zu einer vermehrten Resistenzentwicklung gegen Cotrimoxazol [12].

In dieser Studie wurde keine Resistenzbestimmung gegen Bactrim durchgeführt. Man sieht aber, daß alle Staphylokokken, die unter einer Therapie mit Bactrim wachsen, gegen Neomycin resistent sind, und daß alle Enterokokken colistinresistent reagieren. Es ist also zu erkennen, daß resistente Stämme entstehen, wobei die Resistenz nicht gegen ein einzelnes, sondern gegen eine Vielzahl von Chemotherapeutika gerichtet sein kann [32].

Entgegen der Theorie, daß es keine Substanz gibt, die im Darm Pseudomonas selektioniert [32], scheint diese Untersuchung einen wichtigen Hinweis darauf zu geben, daß systemische Antibiotika im Intestinum das Wachstum von Pseudomonas aeruginosa fördern, wobei es sich allerdings auch um ein sekundäres Phänomen handeln kann, dadurch, daß Konkurrenten, z.B. Anaerobier, supprimiert sind. Es sind alle Pseudomonaskeime, die unter den Therapieprotokollen Col+AB bzw. AB nachweisbar sind, zu 100% auf Colistin und Neomycin empfindlich.

In der Literatur wird eine Selektion resistenter gramnegativer Keime unter einer Behandlung mit systemischen Antibiotika beschrieben [23, 33, 49]. Unsere Ergebnisse sehen folgendermaßen aus:

1. Die unter Col bzw. Col+AB kultivierten Enterobakterien sind nur in ganz geringem Maße resistent gegen Neomycin und Colistin.
2. Unter Col+Neo+AB findet man kein Wachstum von Enterobakterien.
3. Die Entwicklung einer Resistenz von Enterobacteriaceae kann nicht bestätigt werden.

Die unter Col+Neo+AB bzw. unter AB wachsenden Enterokokken sind sowohl gegen Colistin als auch gegen Neomycin resistent. Unter Col+AB ist ein Teil empfindlich, der Großteil allerdings auch resistent gegen die getesteten Antibiotika. Es zeigt sich also auch hier eine Resistenz gegen mehrere Chemotherapeutika [32].

In dieser Untersuchungsreihe wird deutlich, daß Neomycin bei der selektiven Darmdekontamination eine besondere Rolle zu spielen scheint. Wie auf S. 105 erwähnt, wird durch den zusätzlichen Einsatz von Neomycin eine vermehrte Reduktion der Enterobakterien, Enterokokken, Bifidusbakterien und Bacteroidesgruppe erzielt. Die Reduktion der Anaerobier ist nach der Theorie der SDD unerwünscht. Trotzdem wird Neomycin zur Infektionsprophylaxe erfolgreich eingesetzt. Dies widerspricht der Theorie der "colonization resistance" [73–75, 77–79].

Außerdem scheint durch die zusätzliche Gabe von Neomycin der Effekt der systemischen Antibiotika, im Darm eine vermehrte Kolonisation mit Pseudomonas aeruginosa hervorzurufen, blockierbar zu sein. Hier erkennt man nun, daß Neomycin auch eine Entwicklung resistenter Keime aus der Gruppe Pseudomonas bzw. der Enterobacteriaceae gegen systemische Antibiotika zu verhindern scheint.

Da es bisher über das Verhalten der Darmbakterien unter Neomycin nur wenige Veröffentlichungen gibt [39], könnten diese Ergebnisse ein Anstoß zu einer genaueren und umfangreicheren Prüfung des Keimwachstums unter der Therapie mit Neomycin sein.

Insgesamt sieht man, daß oft Kreuzresistenzen auftreten [32], es aber besser ist, Antibiotikakombinationen einzusetzen, da durch die Anwendung einer einzigen Substanz eine Resistenzentwicklung häufiger auftritt [11]. Es ist außerdem wichtig, Resistenztestung genauer durchzuführen und neue Mittel zu erproben.

6.5.5 Intestinalflora unter verschiedenen Antibiotikaprotokollen

Die bei der vorliegenden Untersuchung gefundenen Ergebnisse nach Behandlung mit Colistin entsprechen weitgehend der Erkenntnis aus früheren Studien, wonach unter Colistin die anaerobe Darmflora erhalten bleibt, wobei es allerdings zu einem geringfügigen Rückgang der Keimkonzentrationen kommen kann [17, 38, 40]. Es zeigt sich, daß Bifidusbakterien und Vertreter der Bacteroidesgruppe weitgehend erhalten sind; eine Reduzierung von Clostridium perfringens ist feststellbar. Was den Einfluß auf die aerobe Intestinalflora anbelangt, bewirkt Colistin, wie schon von *Kienitz* beschrieben [31], nur unbedeutende Verschiebungen. Eine eventuelle Reduktion der Enterobacteriaceaekeimzahlen [31] kann mit dieser Studie bestätigt werden. Um den wirklichen Einfluß von Colistin auf die Kolonisation mit Pseudomonas aeruginosa zu bestimmen, wären mehrere Untersuchungen nötig, da aus den wenigen Werten und aus dem einzigen positiven Fall von Pseudomonas aeruginosa unter Col keine konkreten Schlüsse gezogen werden können.

Zum Verhalten der Darmflora unter dem Einfluß von Trimethoprim/Sulfamethoxazol (Bactrim) gibt es zahlreiche Untersuchungen. Die mehrfach beschriebene Reduktion der aeroben gramnegativen Bakterien, bei Erhaltung der Anaerobier [34, 35, 72, 73], kann mit unseren Ergebnissen nicht bestätigt werden. Bei unseren Untersuchungen treten Enterobakterien zum Großteil in Keimzahlen $\geqslant$ log 7 Keime/g Stuhl auf. Abgesehen von einer sehr fraglichen Minderung der Staphylokokken-Keimzahlen wird die übrige aerobe Darmflora, gemäß früheren Ergebnissen [32, 34, 72], durch Bactrim nur wenig beeinflußt. Die anaeroben Anteile im Stuhl werden, wie mehrfach beschrieben [35, 72, 73, 78], durch Bactrim nicht allgemein geschont, sondern nur die Keime der Bacteroidesgruppe [35, 55] werden in durchschnittlichen Keimzahlen von log 9 Keime/g Stuhl erhalten, während Bifidusbakterien reduziert werden. Es kann also gesagt werden, daß Bactrim die "colonization resistance" vermindert [28]. Trotzdem wird Bactrim häufig und erfolgreich zur Reduktion von Infektionen bei Patienten mit Granulozytopenie eingesetzt. Man könnte also sagen, daß dieses Ergebnis einen erneuten Widerspruch zur Theorie der "colonization resistance" [73–75, 77–79] darstellt.

Die in dieser Studie untersuchten Kinder erhielten teilweise systemisch wirkende Antibiotika, teils nur während Fieberphasen, teils prophylaktisch während der gesamten Behandlungsdauer. Bei den eingesetzten Mitteln handelt es sich um verschiedene Antibiotika aus der Gruppe der Penizilline, Zephalosporine, Tetrazykline und Aminoglykoside. Eine Aufgliederung nach einzelnen Stoffgruppen ist in dieser Arbeit nicht möglich, da dies aufgrund der daraus resultierenden kleinen Untersuchungsgruppen eine Auswertung der Ergebnisse unmöglich machen würde.

Der Einsatz von systemischen Antibiotika ohne gleichzeitige Verabreichung eines oralen, schwer resorbierbaren Antibiotikums bewirkt eine Reduktion der Bifidusbakterien und eine zum Teil völlige Eliminierung der Keime der Bacteroidesgruppe. Mit Ausnahme von Clostridium perfringens wird also die gesamte anaerobe Intestinalflora unterdrückt [61, 63, 67]. Was die aerobe Fäkalflora betrifft, findet man eine Verringerung der Kolonisation mit Enterobakterien, Staphylokokken und aeroben Laktobazillen, während das Wachstum der Enterokokken kaum beeinflußt wird [32, 34, 63]. Unter AB ist eine signifikante Zunahme der Pseudomonakolonisation zu erkennen.

Entgegen der Veröffentlichungen, daß es keine Substanz gibt, die im Intestinum Pseudomonas selektioniert [32], muß aufgrund der vorliegenden Ergebnisse angenommen werden, daß systemische Antibiotika eine Kolonisation mit Pseudomonas aeruginosa begünstigen.

Unter einer Therapie mit Col+AB sieht man eine nach Keimzahl und Häufigkeit der Kolonisation zunehmende intestinale Besiedelung mit Pseudomonas aeruginosa, noch mehr als unter AB allein. Es ist zu überlegen, ob vielleicht auch Colistin eine intestinale Besiedelung mit diesem Keim begünstigt und deshalb unter Col+AB als Summierungseffekt die stärkste Darmbesiedelung mit Pseudomonas zu finden ist.

Der Effekt, daß es unter der Therapie mit systemisch wirkenden Antibiotika vermehrt zu einer Kolonisation des Darms mit Pseudomonas aeruginosa kommt, scheint durch die zusätzliche Verabreichung von Neomycin blockierbar zu sein. Es zeigt sich nämlich, daß während einer Therapie mit Col+Neo+AB in keinem einzigen Fall Pseudomonas aeruginosa nachgewiesen werden kann. Die Patienten unter diesem Therapieprotokoll werden zwar alle unter LAF-Bedingungen gepflegt, die Isolation scheint bei der SDD aber nicht der ausschlaggebende Punkt zu sein [29, 40]. Es kam z.B. bei einem Patienten unter der Therapie mit AB zu einer Kolonisation des Darms mit Pseudomonas aeruginosa, gefolgt von einer letztlich letalen Sepsis durch diesen Keim, obwohl der Patient in der Sterileinheit gepflegt wurde, in der bei keinem Kontrollabstrich Pseudomonas aeruginosa nachgewiesen werden konnten.

Eine Reduzierung der Staphylokokken scheint nur durch den Einsatz von AB möglich zu sein. Eine Minderung der gesamten grampositiven Keime durch Anwendung systemischer Antibiotika kann angenommen werden [61, 67]. Dieser Effekt ist aber durch zusätzliche Gabe von Colistin zu verstärken, vor allem was die Enterokokken anbelangt, wobei allerdings Colistin allein keinen Einfluß auf die grampositiven Keime zu haben scheint [31].

Unter Neomycin in Kombination mit Col+AB kommt es neben dem diskutierten Effekt auf Pseudomonas zu einer starken Reduzierung der aeroben und anaeroben Fäkalflora. Sowohl unter Col+Neo+AB als auch unter Col+Neo+Bac kommt es zu einer Minderung der Anaerobier nach Keimzahl und Häufigkeit des Auftretens. Neomycin unterdrückt in höheren Dosen die anaeroben Floraanteile [39], dasselbe wird allerdings auch durch Anwendung systemischer Antibiotika bewirkt [61, 63, 67]. Die in dieser Studie erkennbare starke Reduktion der Anaerobier unter Col+Neo+AB ist also somit erklärbar.

Col+Neo+Bac führt zu einer starken Dezimierung der Bifidusbakterien (summierender Effekt von Neomycin und Bactrim). Die Reduzierung von Bacteroides dürfte allein auf Neomycin zurückzuführen sein, da weder Colistin [31] noch Bactrim [11, 72], in Kombination oder als Monotherapie, eine Wirkung auf diese Keimgruppe zeigt. Es kann also nicht bestätigt werden, daß Col+Neo die Anaerobier schont [29].

Der Einfluß von Neomycin als Monotherapeutikum auf die Darmkolonisation kann mit dieser Studie nicht geprüft werden, da mit diesem Therapieprotokoll zu wenige Untersuchungsergebnisse vorliegen. Vergleicht man aber die Antibiotikakombinationen Col+AB und Col+Neo+AB, die sich also nur durch den Einsatz von Neomycin unterscheiden, erkennt man, daß es unter Col+Neo+AB, genauso wie unter Col+AB, zu einer Reduzierung der aeroben und anaeroben Stuhlflora kommt, dieses aber in verstärktem Maße. Die Wirkung auf die Besiedelung mit Pseudomonas aeruginosa bildet die schon beschriebene Ausnahme. Ein Vergleich zwischen Col+Bac und Col+Neo+ Bac zeigt, daß unter letzterem Antibiotikaregime die gesamte anaerobe Flora beeinflußt wird, von den aeroben Bakterien werden nur die Enterobakterien verstärkt reduziert.

Aufgrund dieser Betrachtungen könnte man also folgern, daß Neomycin die gesamte anaerobe Darmflora supprimiert [39], in der aeroben Flora gramnegative Keime dezimiert.

Insgesamt erfolgt eine Reduzierung der anaeroben Keime der Darmflora, abgesehen von einer Minderung der Bifidusbakterien unter Bactrim, also nur, wenn man systemische Antibiotika oder Neomycin einsetzt, wobei sich die Wirkung bei Anwendung dieser beiden Antibiotika in Kombinationstherapie zu verstärken scheint.

Die aerobe Stuhlflora wird insgesamt am stärksten während der Therapie mit Col+ Neo+AB dezimiert und in etwas geringerem Maße durch Col+AB, wobei es allerdings unter Col+AB zu einem Anstieg der Pseudomonaskeime kommt.

Colistin [31], und noch mehr Neomycin [29], scheint das Wachstum der Enterobakterien zu beeinflussen, während Bactrim auf die aeroben Keime kaum einen Einfluß hat [83, 87]. Eine Reduktion der Staphylokokken ist nur durch den Einsatz von systemischen Antibiotika erreichbar [61, 67].

Man kann von keinem der 7 untersuchten Therapieprotokolle sagen, daß es den Vorstellungen der selektiven Darmdekontamination [17, 73–75, 78] entspricht. Eine Reduktion der aeroben Darmflora erfolgt zwar unter der Therapie mit systemischen Antibiotika, allein oder in Kombination mit einem oral schwer resorbierbaren Antibiotikum, es kommt aber ebenso zu einer drastischen Abnahme der Anaerobier [61, 67] und außerdem zu einer Selektionierung der Pseudomonaskeime. Es gibt allerdings in der Literatur Beispiele dafür, daß die Sterberate durch die Anwendung von Breitbandantibiotika gesenkt wird, wenn der granulozytopenische Patient fiebert [37, 50].

Aus dieser Studie geht hervor, daß auch Neomycin die anaerobe Darmflora nicht schont [29]. Colistin ist weitgehend ohne Einfluß auf die Anaerobier, mit Ausnahme einer Minderung der Enterobacteriaceaekeimzahlen bleibt aber auch die aerobe Flora unbeeinflußt [31].

Entgegen verschiedener Veröffentlichungen, daß Bactrim die aeroben Bakterien reduziert, ohne das Wachstum der anaeroben Darmflora zu beeinflussen [6, 35, 73, 78], muß aufgrund dieser Untersuchungen angenommen werden, daß Bactrim bei oraler Anwendung, außer einer mäßigen Reduktion der Bifidusbakterien, keinerlei Einfluß auf die Kolonisation der Darmflora hat.

Das Verhalten der Sproßpilze ist nur bedingt zu erfassen. Es ist nämlich nicht möglich, die Pilzbesiedelung des Darms in Abhängigkeit von der Therapie mit Antimykotika und Antibiotika zu untersuchen, da durch den dauernden Wechsel der Therapieprotokolle sehr viele Untergruppen, mit teilweise nur einigen Untersuchungsergebnissen, entstanden.

Es wurde also in dieser Arbeit nur das Verhalten der Sproßpilze unter Antimykotika geprüft, unabhängig von der jeweiligen zusätzlichen antibiotischen Therapie. Man kann aus dieser Untersuchung eigentlich nur ersehen, daß resorbierbare Antimykotika (Ketokonazol) in der Pilzprophylaxe effektiver zu sein scheinen als nicht oder schwer resorbierbare. Auffallend ist, daß bei den Kindern, die ohne antimykotische Therapie sind, nur in wenigen Fällen Pilze auftreten, in geringerem Maße als unter nichtresorbierbaren Antimykotika. Hier wäre es wichtig, die zusätzliche antibiotische Therapie zu kennen, da auch Antibiotika die Pilzflora beeinflussen. So findet man z.B. eine Zunahme der Sproßpilze nach Gabe von Neomycin [47]. Unter systemischen Antibiotika kommt es zu einer Zunahme von Candida im Oropharynx [44] und im Darm [32].

Diese Ergebnisse können vielleicht Anregung für weitere Untersuchungen, auch mit anderen Antibiotika sein.

In letzter Zeit wird das Chemotherapeutikum Aztreonam getestet, das bei oraler Verabreichung zu weniger als 1% resorbiert wird [70]. Während der Anwendung bei gesunden Probanden fand man, daß Enterobakterien schnell und zuverlässig aus dem Intestinaltrakt entfernt werden, während die restlichen Bakterien erhalten bleiben. Toxische Nebenwirkungen und Resistenzentwicklungen wurden bisher nicht beobachtet [72]. Über die Anwendung bei granulozytopenischen Patienten liegen allerdings bislang keine Ergebnisse vor.

Zusammenfassend kann gesagt werden, daß eine Infektionsprophylaxe bei Patienten mit Granulozytopenie sehr wichtig ist [2, 19, 45, 50]. Die selektive Darmdekontamination scheint die wirkungsvollste Maßnahme zur Senkung des Infektionsrisikos zu sein [73-75]. Man ist sich aber nicht im Klaren darüber, wie diese selektive Darmdekontamination durchgeführt werden soll, um möglichst effektiv zu sein.

In dieser Arbeit wurden 7 Therapieprotokolle getestet; die Ergebnisse sind sehr unterschiedlich und entsprechen teilweise nicht den Erwartungen. Es zeigt sich, daß die Anwendung von systemischen Antibiotika oder Neomycin in bezug auf die selektive Darmdekontamination nicht erfolgversprechend ist, weil es zu einer Reduktion der gesamten anaeroben Darmflora kommt. Bactrim scheint insgesamt wenig wirksam zu sein und Colistin schont zwar die Anaerobier, die aeroben grampositiven Kokken bleiben aber auch unbeeinflußt [40]. Es kommt allerdings zu einer Minderung der Enterobacteriaceae, die die meisten Infektionen verursachen [3, 44, 66, 76]. Das Therapieprotokoll Colistin in Kombination mit Bactrim kommt den Erwartungen der selektiven Darmdekontamination am nächsten.

Es drängt sich also die Frage auf, ob der Begriff der „selektiven" Darmdekontamination überhaupt aufrechterhalten werden kann, da mit keinem der in dieser Studie untersuchten Therapieprotokolle eine Reduktion der aeroben Anteile bei gleichzeitigem Erhalt der Anaerobier möglich ist. Trotzdem werden die schwerresorbierbaren Antibiotika wie Colistin, Neomycin und Bactrim bei Kindern mit Granulozytopenie infolge onkologischer Erkrankungen erfolgreich zur Infektionsprophylaxe angewandt, sowohl auf Normalstation als auch in der Sterileinheit. Das widerspricht also der von *van der Waaij* aufgestellten Theorie, daß die Anaerobier eine Art Schutzfunktion einnehmen und eine Besiedelung mit pathogenen aeroben Keimen verhindern [74].

7 Zusammenfassung

Die vorliegende Arbeit befaßt sich mit der Untersuchung und Auswertung des Einflusses verschiedener Antibiotika auf die Darmflora bei Kindern mit Granulozytopenie aufgrund onkologischer Erkrankungen und immunsuppressiver Therapie. Es wurde bei 30 Patienten in 208 Untersuchungen die Wirkung von 7 Therapieprotokollen geprüft.

Das Hauptziel dieser Studie ist, den Effekt verschiedener Antibiotika auf die einzenen Bestandteile der aeroben und anaeroben Intestinalflora zu erfahren. Zusätzlich wird der Einfluß der Behandlungsdauer und der Leukozytenzahl auf die Keimbesiedelung beurteilt, die Dekontamination des Oropharynx mit der des Darms verglichen und die Colistin- und Neomycinresistenz der aeroben Keime getestet.

Aufgrund der Untersuchungen werden folgende Ergebnisse erzielt:

- Ein Zusammenhang zwischen Leukozytenzahl und Kolonisation des Intestinums besteht nicht.
- Ebenso besteht keine Korrelation zwischen Behandlungsdauer und Kolonisation.

Die in der Literatur mehrfach bestätigte Feststellung, daß die Keimbesiedelung von Oropharynx und Darm unterschiedlich ist, und daß letzterer leichter zu dekontaminieren ist, kann auch mit dieser Arbeit bestätigt werden.

Die mehrfach beschriebene Wirkung des Bactrims, aerobes Keimwachstum im Darm zu unterdrücken und Anaerobier zu erhalten, kann nicht bestätigt werden. Die Ergebnisse dieser Untersuchung zeigen, daß diesem Antibiotikum außer der Reduktion der Bifidusbakterien keine Wirkung zugeschrieben werden kann.

Colistin wirkt wie erwartet: Außer einer Minderung der Keimzahlen der Enterobakterien und von Clostridium perfringens kommt es unter dieser Therapie zu verhältnismäßig unbedeutenden Verschiebungen im Gefüge der Darmflora.

Eine Kombinationstherapie von Colistin und Bactrim zeigt ebenfalls außer einer Dezimierung der Enterobakterien und aeroben Laktobazillen keinen Effekt.

Entgegen verschiedener Veröffentlichungen, daß es keine Substanz gibt, die im Darmkanal Pseudomonas aeruginosa selektioniert, muß aufgrund dieser Untersuchungen angenommen werden, daß der Einsatz systemisch wirkender Antibiotika ein Wachstum dieser Keimspezies begünstigt.

Dieser Effekt scheint durch die zusätzliche Anwendung von Neomycin blockierbar zu sein.

Die Anwendung von systemischen Antibiotika führt, wie bereits bekannt, zu einer Minderung der Anaerobier. Außerdem scheint das Wachstum der Staphylokokken nur durch Einsatz dieser Medikamente hemmbar zu sein.

Insgesamt hat das Therapieprotokoll Col+Neo+AB den stärksten Einfluß auf die Darmflora. Es kommt zu einer starken Reduktion sowohl der aeroben als auch der anaeroben Bakterien.

Den Forderungen der selektiven Darmdekontamination, aerobes Keimwachstum zu hemmen und gleichzeitig Anaerobier zu schonen, entspricht keines der 7 getesteten Therapieprotokolle. Col+Bac kommt den Erwartungen am nächsten, weil es aerobe Laktobazillen und die als Infektionserreger wichtigen Enterobakterien reduziert, während die anaerobe Intestinallflora nicht beeinflußt wird.

Aus der Literatur wird deutlich, daß eine zusätzliche Isolation die Wirkung nicht verstärkt. Diese Feststellung läßt sich mit dieser Studie bestätigen.

Aus den Resistenztestungen kann man den bereits bekannten Schluß ziehen, daß die Resistenz häufig nicht gegen ein einzelnes, sondern gegen eine Vielzahl von Chemotherapeutika gerichtet ist.

Aufgrund dieser Untersuchungsergebnisse drängt sich die Frage auf, ob der Begriff der „selektiven" Darmdekontamination aufrechterhalten werden kann, da es mit keinem der untersuchten Therapieprotokolle zu einer selektiven Reduzierung der aeroben Darmflora gleichzeitig bei Erhaltung der Anaerobier kommt. Die mit der selektiven Darmdekontamination angestrebte Infektionsprophylaxe ist aber mit allen diesen Therapieprotokollen gegeben.

Die von *van der Waaij* entwickelte Theorie der "colonization resistance" kann durch diese Studie nicht bestätigt werden.

Literatur

1. Beyer JH, Schmidt CG, Linzenmeier G, Hantschke G (1975) Die Behandlung akuter Myeloblasten-Leukämien unter sterilen Bedingungen in einem Laminar-down-flow-System zur Infektionsprophylaxe, im Vergleich mit der Behandlung in Einzelzimmern. Verh Dtsch Ges Inn Med 81:1119
2. Bodey GP, Backley M, Sathe YS, Freireich EJ (1966) Quantitative relationships between circulating leukocytes and infection in patients with acute leukemia. Ann Intern Med 64: 328–340
3. Bodey GP, Rodriguez V, Chang HY, Narboni G (1978) Fever and infection in leukemia patients: a study of 494 consecutive patients. Cancer 41:1610–1622
4. Bodey GP, Rodriguez V (1975) Infections in cancer patients in a protected environment -- prophylactic antibiotic program. Am J Med 59:497–504
5. Brittinger G, Scholz N, Linzenmeier G, Wendt F (1973) Infektiöse Komplikationen bei Erkrankungen der Granulopoese. Klin Wochenschr 85:341
6. Carol A, Kauffmann MD, Marcia K, Liepman MD, Alioe G, Bergman BS, Mioduszewski RN (1983) Trimethoprim-sulfamethoxazole prophylaxis in neutropenic patients. Am J Med 74: 599–607
7. Chang HT, Rodriguez V, Narboni G, Bodey GP, Luna MA, Freireich EJ (1976) Causes of death in adults with acute leukemia. Medicine 55:259–268
8. Chow AW, Cunningham PJ, Guze LB (1976) Survival of anaerobic and aerobic bacteria in a nonsupportive cassed transport system. J Clin Microbiol 3:128–132
9. Collee JG (1980) Factors contributing to loss of anaerobic bacteria in transit from the patient to the laboratory. Infection 8 [suppl]:145–147
10. Dankert J, Gaus W, Gaya H, Krieger D, Linzenmeier G, Waaij van der D (1978) Protective isolation and antimicrobial decontamination in patients with high susceptibility to infection. A prospective cooperative study of gnotobiotic care in acute leukemia patients. III. The quality of isolation and decontamination. Infection 6:175–191
11. Dekker AW, Rozenberg-Arska M, Sixma JJ, Verhoef J (1981) Prevention of infection by trimethoprim-sulfamethoxazole plus Amphotericin B in patients with acute nonLymphocytic leukemia. Ann Intern Med 95:555–559
12. Dornbusch K, Toivanen P (1981) Effect of trimethoprim-sulfamethoxazole usage on the emergence of trimethoprim resistance in urinary tract pathogens. Second J Infect Dis 13: 203–210
13. European Organisation for Research on Treatment of Cancer (E.O.R.T.C.). Gnotobiotic project group, writing commitee: Dietrich M, Gaus W, Vossen J, Waaij van der D, Wendt F (1977) Isolation and antimicrobial decontamination in patients with high susceptibility to infection. Infection 5:107
14. Fainstein V, Rodriguez V, Turck M, Hermann G, Rosenbaum B, Bodey GB (1981) Patterns of oropharyngeal and fecal flora in patients with acute leukemia. J Infect Dis 144:10–18
15. Gaus W, Kurrle E, Linzenmeier G, Nowrousian MR, Vries-Hospers de V, Waaij van der D (1982) A prospective cooperative study of antimicrobial decontaimination in granulocytopenic patients; comparison of two different methods. Infection 10:131–138

16. Guiot H, Furth van R (1977) Partial antibiotic decontaimination. Br Med J 1:800–802
17. Guiot H, Meer van der J, Furth van R (1981) Selective antimicrobial modulation of human microbial flora: infection prevention in patients with decreased host defense mechanisms by selective elimination of potentially pathogenic bacteria. J Infect Dis 143:644–654
18. Guiot H, Broek van den PJ, Meer van der J, Furth van R (1983) Selective antimicrobial modulation of the intestinal flora of patients with acute nonlymphocytic leukemia: a double blind placebo-controlled study. J Infect Dis 147:615–623
19. Gurwith MJ, Brunton JL, Lank BA, Ronald AR, Harding GKM (1978) Granulocytopenia in hospitalized patients. I. Prognostic factors on etiology of fever. Am J Med 64:121–126
20. Gurwith MJ, Brunton JL, Lank BA, Harding GMK, Ronald AR (1979) A prospective controlled investigation of prophylactic trimethoprim-sulfamethoxazole in hospitalized granulocytopenic patients. Am J Med 66:248–256
21. Haenel H, Müller-Beuthow W, Scheunert A (1956) Zum Bild der normalen Dickdarmflora. Klin Wochenschr 34:1137–1139
22. Hallender HO, Flodsröm A, Aberg C (1980) Collection and transport of specimens for anaerobic culture. Infection 8 [Suppl]:147–150
23. Halm DM, Schimpff SC, Fortner CL, Smyth AC, Young VM, Wiernik PH (1978) Infection in acute leukemia patients receiving oral nonabsorbable antibiotics. Antimicrob Agents Chemother 13:958–964
24. Haralambie E, Linzenmeier G, Nowrousian M, Schäfer R, Schmidt CG (1980) Gnotobiotische Untersuchungen – ein mikrobiologischer Beitrag zur Dekontamination von knochenmarkstransplantierten Leukämiepatienten. Immunität Infektion 8:89–95
25. Harding GKM, Ronald AR (1974) A controlled study of antimicrobial porphylaxis of recurrent urinary infection in women. N Engl J Med 291:597–601
26. Harding GKM, Buckwold FJ, Marrie TJ, Thompson L, Light RB, Ronald AR (1979) Prophylaxis of recurrent urinary tract infection in female patients. Efficacy of low-dose, thrice weekly therapy with trimethoprim/sulfamethoxazole. JAMA 242:1975–1977
27. Hoffmann K (1966) Bakterielle Besiedlung des menschlichen Darmes. Hüthig, Heidelberg
28. Hughes WT, Kuhn S, Chaudhary S, Feldman S, Verzosa M, Aur RJA, Pralt C, George SC (1977) Successful chemoprophylaxis for pneumocystis carinii pneumonitis. N Engl J Med 297:1419–1426
29. Jehn U, Ruckdeschel G, Sauer H, Wilmanns CH (1981) Vergleichende Studie zum Wert der Selektiven Darmdekontamination bei der Behandlung akuter Leukämie. Klin Wochenschr 59:1093–1099
30. Kauffman C, Liepman MK, Bergman AG, Mioduszewski J (1983) Trimethoprim-sulfamethoxazole prophylaxis in neutropenic patients. Am J Med 74:599–607
31. Kienitz M (1964) Darmfloraveränderungen während der Behandlung akuter Durchfallserkrankungen junger Säuglinge mit Colistin. Zentralbl Bakteriol Mikrobiol Hyg [A] 190:219–224
32. Knothe H (1976) Darmflora und Chemotherapeutika. In: Kienitz H, Knothe H, Losse H, Naumann P, Schönfeld H (Hrsg) Pyelonephritis. Hahnklee Symposium 1976. Roche, Basel, pp 81–104
33. Klastersky J, Debusscher L, Weerts D, Danecur D (1973) Use of oral antibiotics in protected units environment: clinical effektiveness and role in the emergence of antibiotic-resistant strains. Pathol Biol 22:5–12
34. Knothe H (1977) Eigenschaften der Chemotherapeutika und deren Einfluß auf die körpereigene Flora. Wochenschr Kinderheilk 125:262–267
35. Knothe H (1973) The effect of a combined preparation of trimethoprim and sulfamethoxazoly following short-term and long-term administration on the flora of the human gut. Chemotherapy 18:285–296
36. Knothe H (1963) Darmflora und Antibiotika unter Berücksichtigung der Tetracycline. Dtsch Med Wochenschr 88:1469–1477
37. Kramer BS, Pizzo PA, Robichaud KJ, Witesbsky F, Wesley R (1982) Role of serial microbiologic surveillance and clinical evaluation in the management of cancer patients with fever and granulocytopenia. Am J Med 72:561–568

38. Krieger D, Vanek E, Strehle R (1981) Influence of total and selective decontamination on the aerobic and anaerobic gastrointestinalflora in patients with acute leukemia. In: Sasaki S, Ozawa A, Hashimoto K (eds) Recent advances in germ-free research. Tokai University Press, Tokyo, pp 715–718

39. Kurrle E (1981) Infektprophylaxe bei der Induktionstherapie akuter Leukämien. Klin Wochenschr 59:1075–1079

40. Kurrle E, Krieger D, Vanek E, Heimpel H (1984) Selektive Dekontamination als Verfahren einer Infektprophylaxe bei Patienten mit akuter Leukämie. FAC Bd 3–6:997–1003

41. Kurrle E, Abt C, Bhaduri S, Heimpel H, Krieger D, Vanek E, Kubanek B (1979) Possibilities and problems of protective isolation and antimicrobial decontamination in man. Zentralbl Bakteriol Mikrobiol Hyg [B] [Suppl]:63–66

42. Kurrle E, Bhaduri S, Heimpel H, Hoelzer D, Krieger D, Vanek E, Kubanek B (1980) The efficiency of strict reverse isolation and antimicrobial decontamination in remission induction therapy of acute leukemia. Blood 40:187–195

43. Kurrle E, Bhadure S, Krieger D, Pflieger H, Heimpel H (1983) Antimicrobial prophylaxis in acute leukemia: prospective randomized study comparing two methods of selective decontamination. Klin Wochenschr 61:691–698

44. Kurrle E, Bhaduri S, Krieger D, Gaus W, Heimpel H, Pflieger H, Arnold R, Vanek E (1981) Risk factors for infections of the oropharynx and the respiratory tract in patients with acute leukemia. J Infect Dis 144:128–136

45. Levine AS, Schimpff SC, Graw RGJ, Young RC (1974) Hematologic malignancies and other marrow failure states: progress in the management of complicating infections. Semin Hematol 11:141–202

46. Levine AS, Siegel SE, Schreiber AD, Hauser J, Preisler H, Goldstein IM, Seidler F, Simon R, Perry S, Benett JE, Henderson ES (1973) Protected environments and prophylactic antibiotics – a prospective controlled study of their utility in the therapy of acute leukemia. N Engl J Med 288:477–483

47. Linzenmeier G, Haralambie E (1979) Kurzfristige orale Chemoprophylaxe vor Operationen am Darm. Aussagemöglichkeiten bei der quantitativen Untersuchung der Stuhlflora auf Bakterien und Pilze. Zentralbl Bakteriol Mikrobiol Hyg [A] 243:326–335

48. Linzenmeier G, Haralambie E (1980) Zur gegenwärtigen Kenntnis der Stuhlflora mit Hinweisen auf die praktische Diagnostik von Eubiose und Dysbiose. Ärztl Lab 26:89–92

49. Lohner D, Debusscher L, Prevost JM, Klasterskg J (1979) Comperative randomized study of protected environment plus oral antibiotics versus oral antibiotics alone in neutropenic patients. Cancer Treat Rep 63:363–368

50. Love LJ, Schimpff SC, Schiffer CA, Wiernik PH (1980) Improved prognosis for granulocytopenic patients with gramnegative bacteremia. Am J Med 68:643–648

51. Marty M, Gisselbrecht C, Gluckman E, Ortenberg M, Devergie A, Boison M (1979) Prevention of infections in severly neutropenic patients. In: Fliedner T (ed) Clinical and experimental gnotobiotics. Zentralbl Bakteriol Mikrobiol Hyg [A] 7 [Suppl]:91–94

52. Mitsouka T, Hayakawa K (1972) The fecal flora of man. I. Communication: the composition of the fecal flora of different age groups. Zentralbl Bakteriol Mikrobiol Hygiene [A] 223:333–342

53. Moore WEC, Holdeman LV (1975) Discussions of current bacteriological investigations of the relationships between intestinal flora, diet and colon cancer. Cancer Res 35:3418–3420

54. Moro E (1905) Morphologische und biologische Untersuchungen über die Darmbakterien des Säuglings. In: Moro E (Hrsg) Die Bakterienflora des normalen Frauenmilchstuhls. Jahrb Kinderheilkd 61:687–734

55. Näff H (1971) Über die Veränderungen der normalen Darmflora des Menschen durch Bactrim. Pathol Microbiol 37:1–22

56. Ninane J, Chessells JM (1981) Serious infections during continuing treatment of acute lymphoblastic leukemia. Arch Dis Child 56:841–844

57. Nowrousian MR, Schaefer UW, Schmidt CG, Haralambie E, Linzenmeier G, Hantschke D, Öhl S, Beyer HJ (1979) Gnotobiotic results in bone marrow transplantation. Zentralbl Bakteriol Mikrobiol Hyg [B] 7:276

58. Pizzo PA, Robichaud KJ, Edwards BK, Schumaker C, Kramer BS, Johnson A (1983) Oral antibiotic prophylaxis in patients with cancer: a double-blind randomized placebo controlled trial. J Pediatr 102:125–133

59. Port-a-Cul (1977) Ein Entnahme- und Transportsystem für Mikroorganismen. Becton Dickinson, Deutschland, Heidelberg

60. Ribas-Mundo M, Granena A, Rozman C (1981) Evaluation of a protective environment in the management of granulocytopenic patients. Cancer 48:419–429

61. Rodriguez V, Bodey GP, Freireich EJ et al. (1978) Randomized trial of protected environment − prophylactic antibiotics in 145 adults with acute leukemia. Medicine 57:253–266

62. Ronald AR, Harding GKM, Mathias R et al. (1975) Prophylaxis of recurring urinary tract infection in females. A comparison of nitrofurantoin with Trimethoprim/Sulfamethoxazole. Can Med Assoc J 112:135–165

63. Roos R (1982) Die bakterielle Intestinalbesiedlung des Neugeborenen: Gnotobiotische Untersuchungen zum Einfluß von Intensivpflege und Antibiotika. Habilitationsschrift, München

64. Rubin RH, Swartz MN (1980) Trimethoprim − Sulfamethoxazole. N Engl J Med 303:426–432

65. Ruckdeschel G (1982) Skript zur Bestimmung der Keimzahlen im Stuhl. Mikrobiologie, Klinikum Großhadern, München

66. Schimpff SC, Young VM, Green WH, Vermeulen GD, Moody MR, Wiernik PH (1972) Origin of infection in acute nonlymphocytic leukemia: significance of hospital acquisition of potential pathogens. Ann Intern Med 77:707–714

67. Schimpff SC, Green WH, Young VM et al. (1975) Infection prevention in acute nonlymphocytic leukemia: laminar air flow room reverse isolation with oral, nonabsorbable antibiotic prophylaxis. Ann Intern Med 82:351–358

68. Sleijfer DT, Mulder NH, Vries-Hospers de HG, Filder V, Nieweg HO, Waaji van der D, Soene van HKF (1980) Infection prevention in granulocytopenic patients by selective decontamination of the digestive tract. Eur J Cancer 16:859–869

69. Storring RA, Mc Elwain TJ, Jameson E, Wiltshaw E, Spiers ASD, Gaya H (1977) Oral nonabsorbable antibiotics prevent infection in acute nonlymphoblastic leukemia. Lancet II:837–840

70. Swabb EA, Sugerman AA, Stern M (1983) Oral biovailability of the monobactam aztreonam in healthy subjects. Antimicrob Agents Chemother 23:548–550

71. Vossen JM (1978) Ergebnisse der antimikrobiellen Dekontamination von Patienten mit schwerer Immuninsuffizienz. In: Seeliger HPR, Dietrich M, Raff WK (Hrsg) Bekämpfung des infektiösen Hospitalismus durch antimikrobielle Dekontamination. Symposium Ulm, Okt. 1976. Braun, Karlsruhe

72. Vries-Hospers HG de, Welling GW, Swabb EA, Waaij van der D (1984) Selective decontamination of the digestive tract with aztreonam: a study of 10 healthy volunteers. J Infect Dis 150:636–642

73. Waaij D van der (1979) Colonization resistance of the digestive tract as a major lead in the selection of antibiotics for therapy. In: Waaij D van der, Verhoef J (eds) New criteria for antimicrobial therapy: maintenance of digestive tract colonization resistance. Excerpta Medica, Amsterdam, pp 271–282

74. Waaij D van der (1979) The colonization resistance of the digestive tract in experimental animals and its consequences for infection prevention, acquisition of new bacteria and the prevention of spread of bacteria between cage mates. In: Waaij van der D, Verhoeff J (eds) New criteria for antimicrobial therapy. Amsterdam, Excerpta Medica, pp 43–60

75. Waaij D van der (1979) The colonisation resistance of the digestive tract in man and animals. Zentralbl Bakteriol Mikrobiol Hyg 7:155–161

76. Waaij D van der, Tielemans-Speltie TM, Roeck-Houben AM de (1977) Infection by and distribution of biotypes of Enterobacteriaceae species in leukaemic patients treated under ward conditions and in units for protective isolation in seven hospitals in Europe. Infection 5:188–194

77. Waaij D van der (1982) Colonization resistance of the digestive tract: clinical consequences and implications. J Antimicrobiol Chemotherapy 10:263–270

78. Waaij D van der, Berghuis-de Vries JM, Lekkerkerk-van der Wees JEC (1972) Colonization resistance of the digestive tract of mice during systemic antibiotic treatment. J Hyg 70:605–610

79. Waaij D van der, Verhoef J (1979) New criteria for antimicrobial therapy: maintenance of digestive tract colonisation resistance. Proceedings of a symposium. Utrecht, Jan. 1979, Excerpta Medica, Amsterdam

80. Wade JC, Schimpff SC, Hargadon MT, Fortner CL, Young VM, Wiernik PH (1981) A comparison of trimethoprim-sulfamethoxazole plus nystatin with gentamycin plus nystatin in the prevention of infections in acute leukemia. N Engl J Med 304:1057–1062

81. Wade JC, Jongh CA de, Newman KA, Crowby J, Wiernik PH, Schimpff SC (1983) Selective antimicrobial modulation as prophylaxis against infection during granulocytopenia: trimethoprim-sulfamethoxazole versus nalidixin acid. J Infect Dis 147:624–634

82. Watson JG, Jameson B, Powles RL, McElwain TJ, Lawson DN, Judson L, Morgenstern GR, Lumley H, Kay HEM (1982) Cotrimoxazole versus non-absorbable antibiotics in acute leukemia. Lancet I:6–9

83. Weiser B, Lange M, Fialk MA, Singer C, Szatrowski TH, Armstrong D (1981) Prophylactic trimethoprim-sulfamethoxazole during consolidation chemotherapy for acute leukemia: a controlled trial. Ann Intern Med 95:436–438

84. Wendt F, Grüning B, Lenz B (1969) Keimarmes Milieu zur Überwindung granulozytopenischer Phasen in der Leukämietherapie. Verh Dtsch Ges Inn Med 75:916–922. Bergmann, München

85. Werner H, Reichertz C, Schroter G (1969/70) Der Bacteroides-Anteil der menschlichen Darmflora. Zentralbl Bakteriol Mikrobiol Hyg [A] 212:530–537

86. Wilms K, Meyer P, Bader RE (1977) Umkehrisolation in Sterileinheiten zur Infektionsprophylaxe bei Patienten mit schwerer Knochenmarksinsuffizienz. Internist 18:399

87. Wilson JM, Guiney DG (1982) Failure of oral trimethoprim-sulfamethoxazole prophylaxis in acute leukemia. N Engl J Med 306:16–20

88. Winston DJ, Ho GG, Gale RP (1981) Prophylactic granulocyte transfusions during chemotherapy of acute nonlymphocytic leukemia. Ann Intern Med 94:616–622

89. Yates JW, Holland JF (1973) A controlled study of isolation and endogenous microbial suppression in acute myelocytic leukemia patients. Cancer 32:1490–1498

90. Yourassowsky E (1980) Collection and transport of specimens for bacteriological analysis: a neclected subject in medical teaching. Infection 8 [Suppl]:143–145

Primary Acquired Myelodysplastic Syndromes

P. BERIS and P. A. MIESCHER[1]

Key words: *Myelodysplastic syndromes – leukemia – smouldering leukemia – chromosomal abnormalities – bone marrow histology – bone marrow culture – myelofibrosis – hemochromatosis – bone marrow transplantation – differentiating agents – secondary leukemia – leukemogenesis.*

1 Introduction

The clinical picture of anemia with erythroid hyperplasia of the bone marrow, but without excessive hemolysis, has been a puzzle to hematologists for many years. In 1907, *Luzzatto* described one of the first cases as "pseudoaplastic anemia" [70]. However, it was only in 1941 that this syndrome became generally accepted with the description of 100 cases by *Bomford* and *Rhodes* [18]. Originally, cases with folic acid deficiency were included in this "refractory anemia" group. However, with the

---

[1] Division of Hematology, Geneva University Hospital, CH-1211 Geneva 4

Ergebnisse der Inneren Medizin
und Kinderheilkunde, Bd. 56
© Springer-Verlag Berlin Heidelberg 1988

discovery of folic acid in the late 1940s a clear separation could be made between folic acid deficient myelodysplastic states and refractory anemia. As early as 1953, *Block* et al. recognized that patients with refractory anemia may develop leukemia [16]. He coined the term "preleukemia" in his report on 12 patients, 11 of whom showed features of refractory anemia.

In 1956, *Björkman* described a special form of refractory anemia characterized by the presence of ringed sideroblasts [15]. In 1959, *Dacie, Smith, White,* and *Mollin* [37] suggested a clonal development of this type of anemia; they described a double red cell population (hypochromic-microcytic versus monochromic-macrocytic) in the peripheral blood of patients whose bone marrow showed typical ringed sideroblasts.

A few years later, *Rheingold* et al. [91] described another unusual form of leukemia in elderly people, characterized by the presence of 20%–40% blasts in the bone marrow with a typical hiatus leukemicus, but with only an occasional blast in the peripheral blood. In these cases leukopenia may be severe, often associated with thrombocytopenia. The clinical course of this disease appears to be rather slow, leading to the use of the term "smouldering leukemia." In 1967, *Vilter* et al. [109] attempted a more complete classification given these ill-defined conditions by describing six different types, the first corresponding to refractory anemia with sideroblasts, a second to plain refractory anemia, and a third to refractory anemia with excess blasts. Type four is the pyridoxine responsive (B_6) sideroblastic anemia; type five corresponds to refractory anemia with hypoplastic bone marrow. Type six is not a myelodysplastic syndrome (MDS), since pancytopenia with bone marrow hyperplasia is secondary to primary hypersplenism.

It was only in the early 1970s that another primary acquired myelodysplastic condition was recognized in older people who presented with a bone marrow type suggestive of a myeloproliferative condition with a peripheral blood measurement indicating a proliferation of monocytes (1000 or more per mm^3). The term "chronic myelomonocytic leukemia" seemed appropriate to describe this condition which was soon included in the group of preleukemic states [75].

The term dyshematopoiesis was introduced by *Lewis* and *Verwilghen* in 1972 to describe the morphological features underlying refractory anemia [67]. In 1976, the FAB collaborative group [7] made an initial attempt to bring order into the classification of myelodysplastic syndromes (MDS), by defining refractory anemia with excess blasts and chronic myelomonocytic leukemia as preleukemia states. Six years later, the FAB group set up the following five groups [8]:

1. Refractory anemia with fewer than 5% blast cells in the bone marrow (RA)
2. Refractory anemia with ringed sideroblasts (more than 15% nucleated red cells containing iron granules in a circular perinuclear pattern) (RAS)
3. Refractory anemia with excess blasts (5%–20% in the bone marrow) (RAEB)
4. Chronic myelomonocytic leukemia (CMML)
5. Refractory anemia with excess blasts in transformation showing 20%–30% of blasts within the bone marrow or blasts with Auer rods (RAT)

The much rarer smouldering leukemia was not considered in this classification because of the uncertainty of whether one is dealing with refractory anemia in transformation (RAT) or with a distinct form of a myelodysplastic condition.

The purpose of this review is to describe the three basic groups of myelodysplastic syndromes, RAS, RA, and CMML, in an attempt to understand better their stepwise progression into the more aggressive forms of leukemia, RAEB and RAT.

2 Pathogenesis

Dacie et al. were the first to suspect the clonal nature of RAS on account of the apparent double cell population observed on peripheral blood smears [37]. This hypothesis was subsequently verified by studies based on the X-linked isoenzyme system of glucose-6-phosphate dehydrogenase (G6PD) in patients suffering from a primary acquired myelodysplastic state [1]. At the same time evidence was provided that the clonal disorder was located at the level of the pluripotent, hemopoietic stem cell. In this regard, these myelodysplastic states are similar to the chronic myeloproliferative diseases such as classic chronic myelocytic leukemia, polycythemia vera, and myelofibrosis with myeloid hyperplasia, but dissimilar to the primary acute leukemias which originate from progenitor cells at further levels of differentiation.

It is now generally accepted that in primary acquired myelodysplastic syndromes (PAMS) a *primary event* or sequence of events (e.g., chemical insult, radiation, infection with an oncogenic virus), associated with specific hereditary factors, causes a replicable somatic mutation. The resultant pathological cell clone is characterized by a lack of stability (risk of additional mutations) and by a variety of phenotypic expressions [56].

In RAS, defective cellular multiplication and differentiation are limited to the red cell series. Nuclear abnormalities reflect the primary disorder of growth control leading to ineffective erythropoiesis [57]. Heme synthesis is impaired in a very specific way, by higher than normal iron deposition within mitochondria [72]. On one hand, aminolevulinic acid (ALA)-synthetase has been found to be grossly diminished; on the other, reduction of iron which has entered mitochondria has also been reported to be impaired [45]. Both mechanisms lead to the deposition of ferric iron within mitochondria. This deposition triggers a vicious circle in that the increased amount of ferric iron causes additional damage to the mitochondria. Mature red cells of the pathological cell clone have a diminished life span, the extent of which varies from patient to patient. Selective sequestration within the spleen may lead to splenomegaly, eventually with features of hypersplenism. In RAS, the pathological cell clone can be easily visualized through iron staining of bone marrow smears. As the disease progresses, the pathological cell clone increases in number and proportion, and ringed sideroblasts may come ultimately to represent as much as 80% of all sideroblasts. The sideroblastic cell clone is relatively stable; accordingly, the incidence of acute leukemia is quite low in RAS.

In RA, phenotypic expression of the mutated cell clone affects the red cell, granulocytic, and megakaryocytic series. All three lines exhibit signs of myelodysplasia. In contrast to RAS, iron metabolism in RA is altered in a less specific fashion. As a result of ineffective erythropoiesis, iron deposits are found at random in vesicles and mitochondria [12]. As in RAS, the life span of mature erythrocytes is shortened. However, the RA cell clone is less stable than the RAS clone, and thus the incidence of additional mutation, leading eventually to acute leukemia, is higher.

The phenotypic expression of CMML is usually limited to the granulocytic, monocytic and megakaryocytic cell line, but occasionally the erythrocytic series may also be involved. The degree of instability of the CMML cell clone varies considerably from patient to patient.

In all PAMS the pathological cell clone tends to increase slowly in size, at the expense of the normal polyclonal cell lines. Additional mutations may occur at random, depending on the degree of instability of the pathological cell clone as well as environmental factors. In recent years, it has become possible to a certain extent to assess the risk of additional mutation using cytogenetic criteria. *Tricot* et al. distinguish three groups [105]. The first group comprises those patients with a stable disease. The karyotype is stable, and no increase in blasts is observed. The second group comprises patients with an initially stable disease, with minimal or no increase in bone marrow blasts, but who then abruptly shift from myelodysplasia to acute leukemia. In more than two-thirds of these patients, the abrupt shift to leukemia is associated with a karyotypic evolution. Finally, patients in the third group show a gradual increase in number and proportion of bone marrow blasts. This pattern of evolution generally shows no cytogenetic changes.

Evidence for a multistep pathogenesis in the evolution of myelodysplastic syndromes has been provided by *Raskind* et al. [90]. The sequence of such a multistep development may be first RAEB, followed by RAT. Acute leukemia, by no means an obligatory development, represents the most serious consequence of sequential somatic mutation. Different forms of leukemia may develop depending on the chromosomal event and on the localization of cellular differentiation.

What determines the evolution of MDS is largely unknown. Taking into consideration that chromosomal translocations have been shown to activate oncogenes such as *myc* and *abl*, and that chromosome rearrangements or point mutations are instrumental in the overexpression or amplification of cellular proto-oncogenes in acute leukemia and lymphoma [95], it is reasonable to postulate similar mechanisms in MDS.

3 Classification

The five classifications set up by the FAB collaborative group are well suited to the computer, as each group has clear distinctions. It is important for the clinician to be able to distinguish between the three main myelodysplastic states: RAS, RA, and CMML. In all conditions, development may lead to states with excess blasts (5%–20% bone marrow blasts), to a state of transition, or frank, acute leukemia (20%–30% bone marrow blasts and/or Auer bodies). In this review, we center further discussion on these three major categories.

Whether it is advisable to continue using the term "smouldering leukemia" for patients developing 20%–40% blasts in the bone marrow without prior development of RAS or RA cannot yet be decided on the basis of currently available information. Smouldering leukemia as defined by a bone marrow analysis showing hiatus leukemicus with up to 40% blasts, but otherwise no myelodysplastic features, by leukopenia with rare blasts in the peripheral blood, and with a relatively benign course may actually exist although with a tenfold lower incidence compared with the other myelodysplastic states. It is important to study future cases exhibiting these criteria before deciding whether or not to abandon the diagnosis of smouldering leukemia.

4 General Features

The various subgroups of myelodysplastic syndromes have a number of common features which will be discussed in this section. However, it should be borne in mind that distinct aspects exist on the one hand in defining RAS, RA, and CMML (peripheral blood and bone marrow iron staining, see also pp. 133–137), and on the other in subdividing the syndromes according to the number of blasts within the bone marrow.

4.1 Peripheral Blood

It is primarily the red blood cells which are affected in RAS and RA. New cell clones show signs of impairment in terms of shortening of survival time and morphological and surface features. Poikilocytosis with numerous tear cells is common in both RAS and RA. Furthermore, in RAS we classically observe a double erythrocytic population with a hypochromic-microcytic versus a normochromic-macrocytic population, probably reflecting the clonal nature of the disease (Fig. 1). Basophilic stippling is frequently seen, indicating a metabolic disturbance of RNA. In a few cases, red cells hemolyze in the sucrose test, but less so in Ham's hemoylsis test [49, 106]. In CMML, at least at the beginning of the disease, red cells are without signs of pathological features. The polymorphonucleocytes (PMN) are affected mostly in patients with RA and CMML. The pathological cell clone may develop into hypogranulated or completely

---

Fig. 1. Important poikilocytosis and double erythrocytic population from a patient with refractory anemia with ringed sideroblasts. Peripheral blood, Wright staining, × 700

Fig. 2a,b. Completely degranulated neutrophils with pseudo-Pelger-Huet configuration. a heterozygote type, b homozygote type. Refractory anemia with excess blasts, peripheral blood, Wright staining, × 700

Fig. 3. a Erythroid hyperplasia with megaloblastoid appearance and nuclear abnormalities. Refractory anemia with ringed sideroblasts (RAS), bone marrow, Wright staining, × 700. **b, c** Dyserythropoiesis: binucleated erythroblast, nuclear fragmentation, and budding. RAS, bone marrow, Wright staining, × 700

Fig. 4a,b. Prussian blue staining. a Ringed sideroblasts in a case of refractory anemia with ringed sideroblasts; b coarse iron granules randomly distributed throughout the cytoplasm from a patient with refractory anemia. Bone marrow, × 700

Fig. 5. a Myelomonocytes and atypical monocytes in a case of chronic myelomonocytic leukemia (CMML). Peripheral blood, Wright staining, × 700. **b** Prevalence of immature forms (shift to the left) and atypical myelocytes in CMML. Note the dissociation between cytoplasmic and nuclear maturation. Bone marrow, Wright staining, × 700

Fig. 6a–c. Dysmegakaryopoiesis in a case with refractory anemia with excess blasts: **a** megakaryocyte with multiple separate nuclei, **b** micromegakaryocyte with two separate nuclei and relatively small amounts of mature cytoplasm, **c** large mononuclear megakaryocyte. Bone marrow. Wright staining, × 700

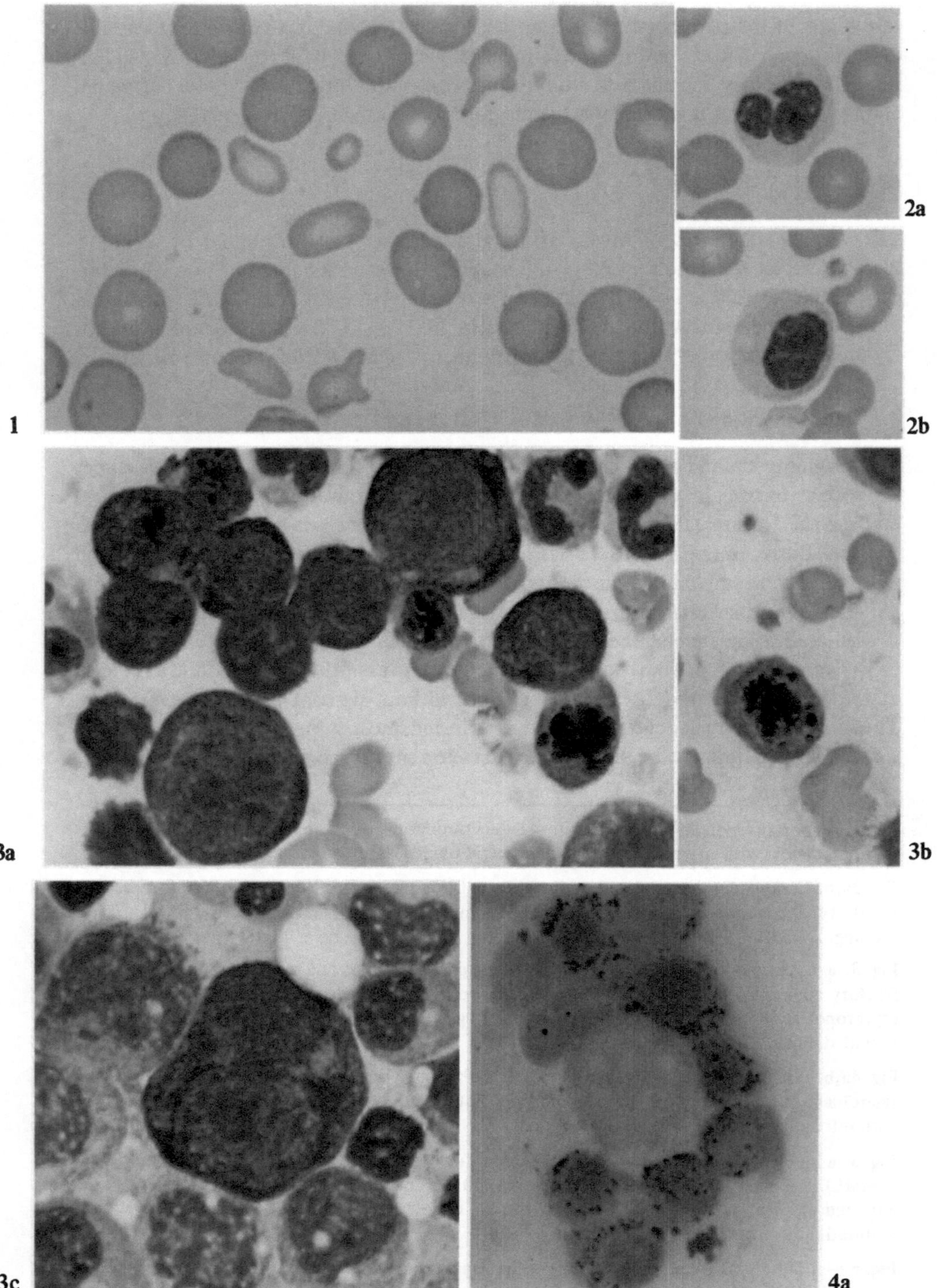

Figs. 1, 2, 3 (Legends on p. 133)

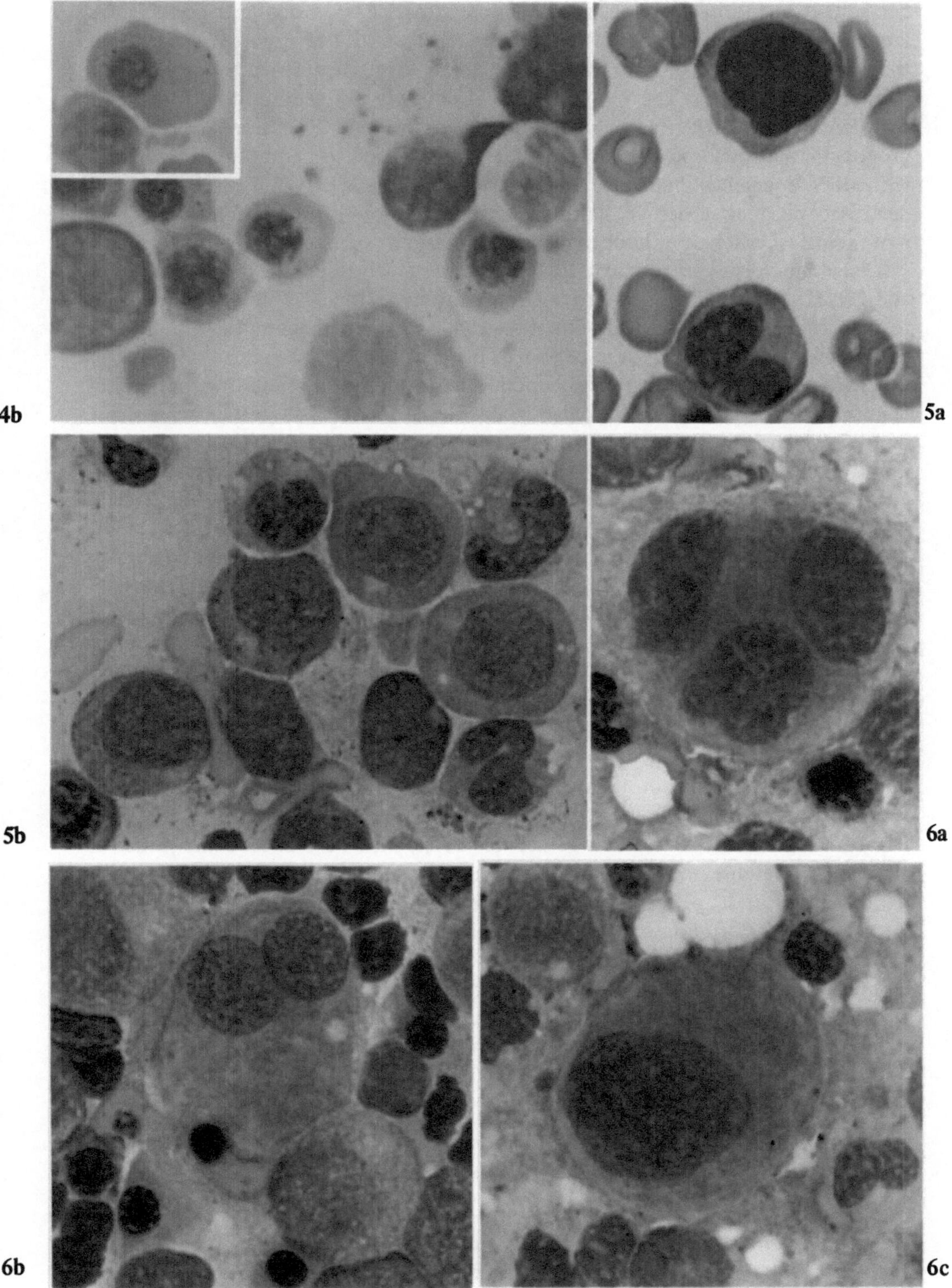

Figs. 4, 5, 6 (Legends on p. 133)

degranulated neutrophils, frequently with a pseudo-Pelger-Huet configuration (Fig. 2). Pseudo-Pelger-Huet anomalies of neutrophils together with micromegakaryocytes in the bone marrow (see p. 137) seem to be the most specific dysplastic morphological markers of MDS [65]. The function of neutrophils is affected not only in patients with RA and CMML but probably also in patients with RAS [20]. In particular, the phagocytic and microbicidal capacities have been found to be impaired in patients with MDS. Equally, granulocytes show decreased adhesion, deficient chemotaxis, and decreased phagocytic activity, although no correlation has been found with the morphological criterion of hypogranulation [6, 20].

Concerning platelets, pathological features are mostly found in patients with RA and CMML, not only in quantitative terms (thrombocytopenia) but also with regard to their function. Prolonged bleeding time can best be correlated to the acquired depletion of the dense granule storage pool of platelets [71].

Changes in lymphocytes are less pronounced. However, it is interesting that certain abnormalities have also been detected in these cells. *Prchal* et al. [89] describe a case of RAS which is heterozygous for G6PD types A and B. The same isoenzyme is not only found in red cells, granulocytes, megakaryocytes and monocytes, but also in B- and T-lymphocytes without apparent clinical consequences. *Raskind* et al. [90] studied another case with heterozygosity for G6PD. While cultured T-lymphocytes exhibit both A and B types of G6PD, 21 of 24 Epstein–Barr virus-transformed, B-lymphoblastoid lines express a single Ig light chain and show only G6PD type B. These observations indicate that all lymphohematopoietic cell lines participate in the clonal disorder underlying MDS. An interesting finding concerns the high incidence of immunological abnormalities in MDS. *Mufti* et al. [83] find a high incidence of hypergammaglobulinemia (32%), a positive direct antiglobulin test (8.1%), and organ- and non-organ-specific autoantibodies (22.3%) in a series of 84 patients. Changes in T helper lymphocyte (T4) and T suppressor lymphocyte (T8) populations were also found. While the T4:T8 ratio is initially above 2 in patients investigated by *Hokland* et al. [53], this ratio falls to very low values in patients who have already received 20 or more transfusions. It is unclear whether this development is a direct consequence of the basic clonal disease, or whether it is caused by multiple transfusions. Finally, in another series of 20 patients [34], the coexistence of lymphoid or plasmacytic neoplasms with MDS was recently reported. Again, no evidence has been provided that the myelodysplastic state and the lympho- or plasmoproliferative conditions originate from the same clone. Yet, all these observations reinforce the idea that MDS is a disease, beginning at the totipotent stem cell level, with manifestations in both myeloid and lymphoid lines.

4.2 Bone Marrow

4.2.1 Cytology

The bone marrow of patients with MDS regularly shows features of ineffective hematopoiesis. In RAS the morphological expression is usually limited to the red cell series, in RA to the red cell, granulocytic, and megakaryocytic series, and in CMML to the granulo-monocytic and megakaryocytic series. Features of dyserythropoiesis in the marrow smears are multinuclearity, nuclear fragmentation and budding, megaloblastoid appearance, basophilic stippling, and heterogenous staining of the cytoplasm (Fig. 3a, b, c). With Prussian blue staining, these erythroblasts are seen to contain siderotic granules arranged in a collar around the nucleus (ringed sideroblasts) or coarse iron granules randomly distributed within the cells (Fig. 4a,b). In sideroblastic anemia, there are by definition more than 15% sideroblasts.

Cytological features of dysgranulopoiesis are abnormal granulation of promyelocytes, dissociation of cytoplasmic and nuclear maturity, prevalence of immature forms with excess of blasts, and necrobiotic cells (Fig. 5a,b). In some patients, cytochemical markers show varying degrees of abnormalities in granulocytic and monocytic precursors. In particular, double staining for acid alpha-naphthylacetate esterase and chloracetate esterase has been found, not only in patients with CMML, but also in patients with RAS and RA [96].

4.2.2 Histology

Bone marrow histology reveals that 80% of patients with MDS have hypercellularity, i.e., 50% of the interintrabecular space is occupied by hematopoietic tissue. Normal cellularity (30%–50%) is found in 8% of the patients while 12% have a hypocellular (< 30%) marrow [102]. Pancytopenia in the absence of obvious features of dyshematopoiesis in marrow smears is very difficult to differentiate from aplastic anemia, except in the case of a chromosomal marker.

We have seen two patients with MDS who developed fibrosis during the course of their disease. Nevertheless, collagen fibrosis is considered very rare in primary MDS.

Concerning the histology of the bone marrow, the following features are frequently observed [59, 102]:

1. A pronounced shift to more immature myeloid precursors
2. Abnormal localization of immature precursors (myeloblasts, promyelocytes) clustering centrally in the marrow instead of lining the endosteal surface
3. Islands of erythroblasts in the same stage of differentiation with excess of proerythroblasts
4. Micromegakaryocytes with relatively small amounts of mature PAS positive cytoplasm, mainly monolobate or with two or more separate nuclei with a semi-mature chromatin pattern (Fig. 6a–c).

4.2.3 Cytogenetic Studies

Clonal chromosomal abnormalities in bone marrow cells are recognized in primary MDS. Depending on the technical quality of the chromosomal preparations used, the frequency of cytogenetic aberrations varies from 40%–60% [58, 97]. Recently, refined high-resolution chromosomal analysis using a methotrexate cell-synchronization technique and an unsynchronized technique with thymidine, revealed a chromosomal abnormality in 80% of patients with primary MDS [115].

The majority of patients with a chromosomal defect have a loss of chromosomal material rather than reciprocal translocation or inversion, as is commonly found in acute leukemia. The deletion of 5q, 7q, 7p, 9q, 20q, the monosomy 7, the trisomy 8, and complex defects represent the main chromosomal abnormalities in MDS. Available data indicate that particular chromosomal abnormalities are not assciated with specific FAB subtypes [61, 115]. However, patients with only a deletion within 5q apparently have a clinically and prognostically well defined syndrome [27] characterized by macrocytic anemia, thrombocytosis and a normal white blood cell count (WBC). Their bone marrow is normocellular or slightly hypocellular, in contrast to the usual hypercellular bone marrow of MDS, and shows numerous hypolobulated megakaryocytes. In bone marrow cultures, a decrease or absence of burst forming unit erythrocyte (BFU-E) is found. These patients have a remarkably stable clinical disease, and transformation to acute nonlymphocytic leukemia (ANLL) is rare.

Among patients who were followed up by repeated chromosome studies, 40% show additional cytological and chromosomal changes, most commonly a deletion of 5q, monosomy 7, or trisomy 8, superimposed on the previous defects. Cytologically these patients experience evolution to a clinically more severe MDS or to ANLL [74, 114].

The difficulties sometimes encountered in the evaluation of the extent of cytogenetic aberrations in patients with myelodysplasia has led some workers to develop an alternative method of detecting aneuploidy, using high-resolution flow cytometry to measure the DNA content of bone marrow cells. *Clark* et al. [31] found aneuploidy in 34 (50%) of 70 patients with myelodysplasia. Hypodiploidy appears to be an indicator of poor survival possibility rather than hyperdiploidy. Similarly, *Peters* et al. [86] found 19 (56%) of 34 patients with MDS to have a DNA index outside the normal range. This group of patients had a statistically significant shorter survival time.

4.2.4 Marrow Cultures

Studies of granulocytopoiesis from bone marrow of patients with MDS have given rather variable results [30, 42, 46, 47, 49, 60, 62, 76, 108]. In RAEB and RAT patients, the colony-forming ability in respect of colony-forming unit-granulocyte macrophage (CFU-GM) is frequently much reduced. In a number of studies, abortive "cluster" formation with defective maturation has been conspicuous and the proportion of abnormally light buoyant density CFU-GM was increased [42, 76]. The observed delay in maturation may account for the increased number of early myeloid progenitor cells seen in the bone marrow of patients with myelodysplasia. In patients with CMML, colony and cluster growth may be enhanced. Patients with single line defects such as RAS, with a low propensity to leukemic evolution, have normal marrow granulocytopoietic growth parameters [48, 49].

Erythroid precursors also display aberrant growth patterns, for example BFU-E and colony forming unit-erythrocytes (CFU-E) are generally markedly decreased [30, 45]. However, the responsiveness of the CFU-E to erythropoietin appears normal.

CFU-GM from MDS patients have the same sensitivity to colony-stimulating factor (CSF) as do cells from normal controls. Colony stimulating factors (CSF) levels in the serum of patients with myelodysplasia are frequently elevated, probably reflecting a normal increased response to granulocytopenia, frequent infections, or exposure to foreign antigens in blood products. CSF levels may further increase as the bone marrow evolves to overt leukemia [43].

The following list shows the biological alterations of in vitro marrow myeloid culture studies in MDS. Undoubtedly, there is an overlap between normal, MDS, and leukemic cases concerning culture studies so that in an individual case bone marrow culture is rarely useful by itself:

RAEB and RAT
a. Decreased CFU-GM incidence
b. Abortive cluster formation with defective maturation
c. Increased light-density CFU-GM
d. Decreased BFU-E and CFU-E incidence

CMML
Increased CFU-GM incidence

RAS
Normal granulocytopoietic growth parameters

4.3 Evolution

The clinical course of primary MDS varies. Very rarely, patients with RAS will show improvement if given pharmacological doses of pyridoxine or pyridoxal phosphate (PLP). These cases most probably reflect a partial metabolic block at the ALA synthetase level. In our own series, no patient responded to pyridoxine alone. Some patients with RA will improve under maximal stimulation of hemopoiesis by multivitamin therapy (see p. 148), while others will remain stable for many years with no medication. Evolution into another form of MDS, generally with a poorer prognosis, is not uncommon. Three of our patients with sideroblastic anemia and one with RA had monocyte counts of 600–1000 per mm^3 and developed typical CMML between 4 and 6 years after diagnosis. The appearance of a *chronic myeloproliferative disorder* during the course of MDS is rare but possible. One of our patients suffering from RAS with secondary hemochromatosis developed typical polycythemia with increased leukocyte alkaline phosphatase (LAP), 7 years after onset of the disease. Transfusion therapy had to be replaced by phlebotomy [12]. Two other patients with RAS developed thrombocytosis (platelets $>$ 800000 per mm^3) with no identifiable cause. These observations underline the close relationship that exists between chronic myeloproliferative disorders and MDS, both of which represent a defect at the totipotent stem-cell level.

The clinical course of most cases of myelodysplasia is characterized by *progressive bone marrow failure*. In rare cases the bone marrow shows an impressive erythroid hyperplasia with almost total absence of myeloid elements and megakaryocytes. Most often bone marrow failure is caused by progression of ineffective hematopoiesis with an increase of blast cells. Patients become transfusion dependent and exhibit an excessive tendency to infection and bleeding. *Leukemic transformation* is the most severe event in the clinical course of MDS, which is summarized as follows:

— Improvement (exceptional, generally after vitamin administration)
— Stability (most frequently RAS)
— Transformation to another group
  RA or RAS → excess of blasts
  RA or RAS → CMML → excess of blasts
— Transformation to chronic myeloproliferative disorder (polycythemia, thrombocytosis)
— Progressive bone marrow failure (a) due to extreme erythroid hyperplasia or (b) progression of ineffective hemopoiesis with increase of percentage of blasts
— Transformation to acute leukemia, mainly M1, M2, and M4 types

4.4 Complications

The consequences of bone marrow insufficiency are by far the most common complications in MDS. Neutropenia and in particular agranulocytosis favor bacterial *infections*. Defects in neutrophil function, a common feature in MDS, increases the frequently and severity of infections. In a longitudinal study of 35 patients with myelodysplasia followed up in Geneva, infections were the primary cause of morbidity and accounted for almost 40% of deaths. Apart from RAEB or RAT in which a severe degree of cytopenia is common, CMML is the subgroup of MDS presenting the next most frequent incidence of recurrent infections.

In the case of severe infections such as gram-negative bacteremia or miliary tuberculosis, the number of leukocytes may increase to values up to 50000 per mm^3, especially in patients with CMML. Furthermore, the bone marrow may develop a morphology suggestive of a myelodysplastic state in transition. The peripheral blood smear may show important anisopoikilocytosis, numerous tear cells and nucleated red blood cells (RBC). Anemia may become very pronounced and myeloid cells may predominate, sometimes without leukocytosis. Pre-existent thrombocytopenia becomes aggravated. In Table 1 we have summarized the hematological and clinical data of three patients presenting with such a serious infective state. Diagnosis of miliary tuberculosis in the first patient was only made postmortem. The other two patients died of gram-negative septicemia in spite of a tremendous effort to dominate the infectious state with appropriate antibiotic and supportive therapy.

Of patients with MDS 20% suffer from *hemorrhagic* complications. In our series bleeding accounts for 15% of deaths, the gastrointestinal tract being the most common bleeding site. Hemorrhagic risk is not strictly related to the degree of thrombocytopenia, perhaps reflecting the well recognized platelet dysfunction present in many patients with myelodysplasia [94].

Ineffective erythropoiesis, especially in RA and RAS, coupled with transfusions gradually *increases iron stores* and may eventually lead to parenchymal damage. Contributing factors such as the presence of the human leucocyte associate (HLA)-linked

Table 1. Myelodysplastic syndromes and sepsis: peripheral blood findings of three patients followed up in Geneva

Sex	Age (years)	Diagnosis	Hb (g/dl)	MCV (μ^3)	WBC (per mm³)	Myelocytes (%)	Blasts (%)	Platelets (×1000/mm³)	Anisopoikilo-cytosis	Erythroblasts (% white blood cells)	Type of infection	Survival (days)
M	73	RAS	9.1	103	6500 (4200)	6 (10)	– (1)	80 (7)	++++	12 (76)	Miliary TB	20
M	72	RAS	8.5	89	3100	3	–	90	++++	11	Broncho-pneumonia	3
F	86	RAS (excess blasts)	6.2	95	25600	32	12	189	++++	10	Gram-negative pneumonia	18

( ) = values before death

hemochromatosis gene [11, 28] or alcoholic liver disease may accelerate the development of hemochromatosis.

Hypersplenism may develop mainly as a consequence of splenic sequestration of the defective red cells in patients with RA and RAS. Mechanisms of splenomegaly in patients with CMML have not been fully elucidated but may be due to proliferation of myelomonocytic precursor cells. During the course of the disease, red-cell survival time may become increasingly shortened due to increasing hypersplenic activity. In such patients, splenectomy permits a lower transfusion rate. After splenectomy, the number of siderocytes in the peripheral blood smear increases to a level of 10%–20%. In patients with a functioning spleen, iron granules are removed from red cells, as so beautifully described by *Crosby* [36]. Figure 7 shows the clinical and hematological evolution of a patient suffering from RAS who developed two main complications: hemochromatosis and hypersplenism. As a result of splenectomy, the number of blood transfusions could be greatly reduced.

A further complication of MDS is the development into *myelofibrosis*, leading either to myeloid insufficiency or representing a state of transition into overt leukemia with a rapidly fatal disease course [99]. In these cases, chemotherapy has always been ineffective. The following two cases illustrate the development of MDS into myelofibrosis.

An 83-year-old female was hospitalized in July 1985 because of pancytopenia [hemoglobin (Hb) 7 g/100 ml; reticulocytes 4‰ RBC; mean carpuscular volume (MCV) 88 μ^3; leukocytes 2500/μ^3 with 40% neutrophils, 18% monocytes, 42% lymphocytes; platelets 90000 per mm^3; serum iron 12.6 μmol/liter; transferrin 59 μmol/liter; ferritine 305 μg/liter]. There was no hepatosplenomegaly. The marrow aspirate was hypercellular with marked dyshematopoiesis. Blast cells represented 3% of total cellularity. Also 40% of ring sideroblasts were observed upon Prussian blue staining. The patient was transfused and a multivitamin regimen, plus androgens and predni-

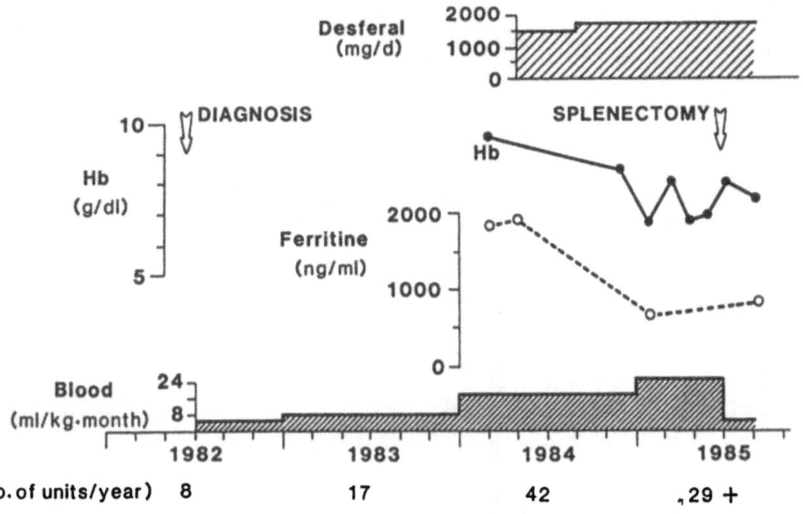

Fig. 7. Clinical and hematological evolution of a patient suffering from refractory anemia with ringed sideroblasts who developed two main complications: hemochromatosis and hypersplenism

sone, was introduced. However, there was no improvement with this medication, and the patient was transfused regularly.

In March 1986, she was readmitted because of bleeding. Clinical examination revealed splenomegaly (6 cm below the costal margin) and hepatomegaly (15 cm in diameter); Hb 6.5 g/100 ml; reticulocytes 2‰ RBC; erythroblasts 2‰ RBC; leukocytes 2400 per mm^3 with 25% neutrophils, 10% monocytes, 45% lymphocytes, 11% metamyelocytes, 7% myelocytes, and 2% blasts; platelets 10000 per mm^3. The bone marrow was very difficult to aspirate and showed, in addition to marked dyshemopoietic features, 10% blasts. In July 1986, the patient's spleen became painful (splenic infarctions), and she received palliative splenic irradiation. Profound pancytopenia followed, and she died 2 weeks later on the 15 August 1986 of massive bleeding. Autopsy showed extensive intracranial and gastrointestinal hemorrhage. Bone marrow examination revealed marked myelofibrosis with an almost total absence of hematopoietic tissue. The liver was hemosiderotic, and no myeloid metaplasia was found in the spleen (post-irradiation status).

The illness in the second patient, a 76-year-old female, started abruptly with the development of weakness and easy hemorrhagic diathesis. Clinical examination revealed no organomegaly, although anemia and thrombocytopenia were prominent. Red cell morphology included marked poikilocytosis, and occasional erythroblasts were observed in the peripheral blood. Neutrophils were hypogranulated, frequently showing the pseudo-Pelger-Huet anomaly. Microscopic examination of the blood smear revealed marked monocytosis (9300 per mm^3) with many atypical myelomonocytic cells and myeloblasts (6%). Bone marrow aspiration was unsuccessful; biopsy revealed increased cellularity and numerous megakaryocytes. The reticulin network was increased in a pattern typical of myelofibrosis, while erythroblasts were present in clusters at different stages of maturation. The granulocytic series was represented by the more immature forms. Serum lysozyme was markedly elevated at 44 mg/liter, and LAP, 164 units. After 10 months, the clinical course was characterized by increased weakness, progression of anemia and thrombocytopenia, and an increase of atypical myelomonocytic cells and blasts. The patient died of intercurrent cardiac disease.

The most serious complication of MDS is *transformation into acute leukemia*. According to nine clinical studies involving 876 patients with MDS, ANLL occurred in 200 patients (23%) [58, 81, 92, 103, 107, 110, 115].

Clinically, transition to ANLL is usually associated with increasing anemia, thrombocytopenia, and leukopenia. We found an elevated WBC with prevalence of blasts in the peripheral blood of only 40% of patients developing acute leukemia. Leukemic features are mostly atypical, with great variations from case to case. Differences exist among FAB MDS subgroups concerning their tendency to transform into ANLL. Figure 8 shows the various localizations of additional leukemogenic mutations. Figure 9 represents the percentage of leukemic transformation in connection with the FAB classification of MDS observed in 511 patients as reported in six studies [58, 81, 103, 107, 110, 115]. Evolution to acute myeloid leukemia (AML) occurred significantly more frequently in patients with RAEB, RAT, and CMML than in patients with RA or RAS, with the highest risk in RAT (52%) and the lowest in RAS (5%).

In one study the median interval of transformation to acute leukemia following the diagnosis of MDS was 8 months [58]. After the onset of leukemia, the median

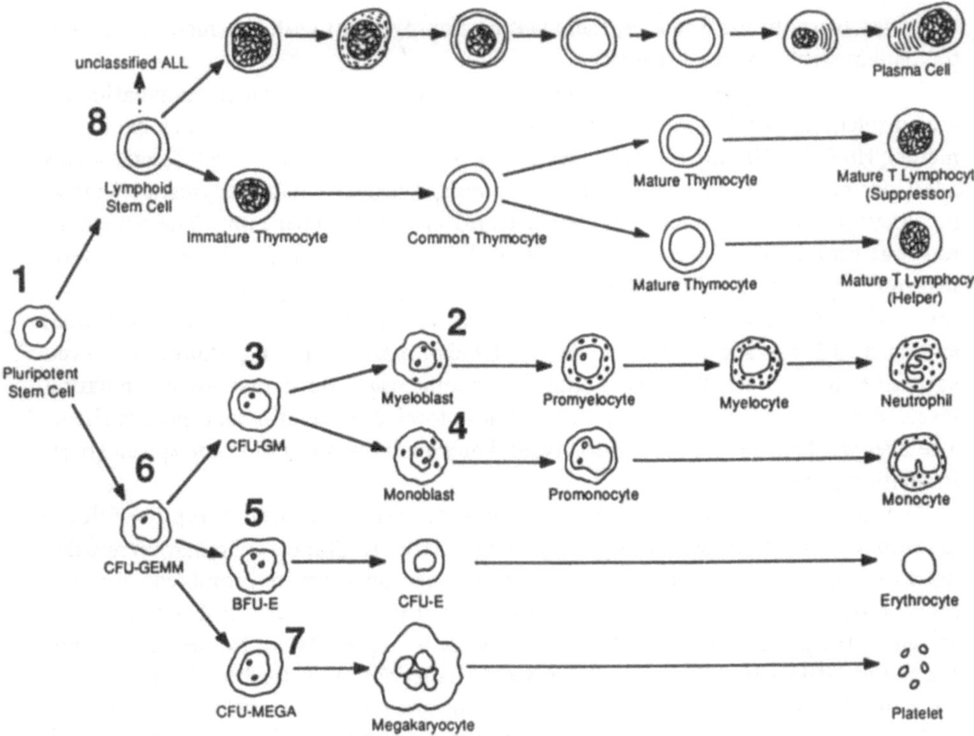

Fig. 8. Localization of leukemogenic mutations according to relative frequency. *1* Primary event leading to a myelodysplastic cell clone; *2* myeloblastic leukemia; *3* myelomonoblastic leukemia; *4* monoblastic leukemia; *5* erythroleukemia; *6* undifferentiated nonlymphoblastic leukemia; *7* megakaryoblastic leukemia; *8* lymphoblastic leukemia; *ALL* acute lymphoblastic leukemia

survival was 3 months. However, it should be emphasized that in some patients acute leukemia is a very late complication, and in many patients leukemic transformation does not occur at all. The parameters which allow prediction of leukemic transformation will be discussed in the section on prognosis. Differences were observed among the specific types of leukemic complication. In 54% of cases, acute leukemia is of M1 or M2 FAB group (myeloblastic with or without tendency to maturation), while the myelomonoblastic type (M4) occurs in 25% of patients. It is interesting to note that no patient with the M3 variety (promyelocytic) has ever been found. In a number of cases (9%) it is not possible to classify acute leukemia using cytological, cytochemical, or surface-marker techniques.

Acute lymphoblastic leukemia is very rare [4, 14, 19]. We have seen one patient who, 3 months after diagnosis of RAT, developed peroxidase- and terminal deoxynucleotidyltransferase (Tdt)-positive biphenotypic leukemia. Progression of MDS to acute mixed lymphoid-myeloid leukemia [26, 41, 52] constitutes further evidence for involvement of the totipotent stem cell in the pathogenesis of myelodysplasia. Table 2 shows the distribution of 86 cases of ANLL according to the FAB classification which occurred in 371 patients with a primary MDS [58, 92, 107, 110, 115].

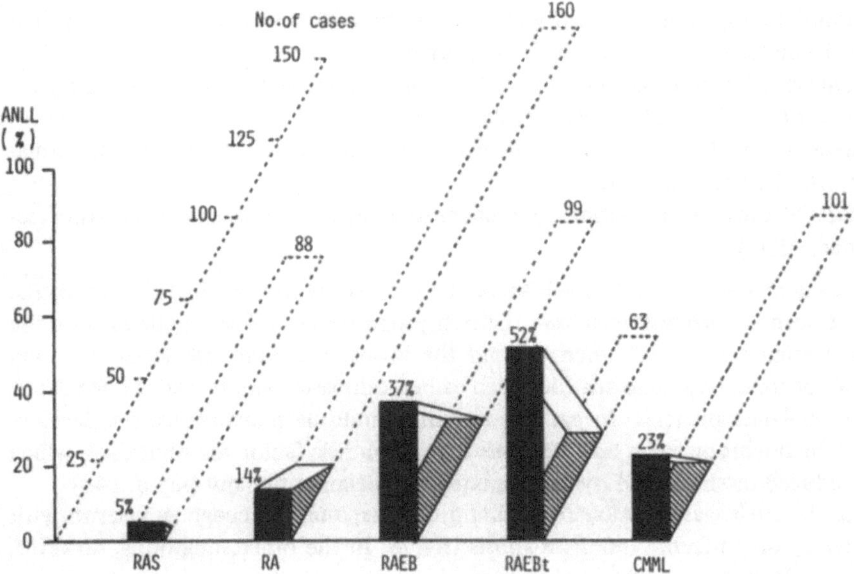

Fig. 9. Percentage of leukemic transformation in connection with the FAB classification of myelodysplastic syndromes observed in 511 patients, as reported in six studies [58, 81, 103, 107, 110, 115]

Table 2. Distribution according to FAB classification of 86 out of 371 cases of myelodysplastic syndromes which have evolved into ANLL [58, 92, 107, 110, 115]

	Number of cases	Percentage
M1 + M2	47	54
M3	0	–
M4	21	25
M5	6	7
M6	4	5
Unclassified	8	9

4.5 Prognosis

Prognosis in MDS is extremely variable. These hematological diseases, particularly common in the elderly, may pursue a benign course, with patients remaining symptom-free for many years or, on the contrary, may produce a high morbidity with a short survival time. The following lists individual unfavorable prognostic factors identified by several groups of researchers [24, 32, 43, 103, 108, 115]:

1. Bi- or pancytopenia at diagnosis
2. Presence of peripheral blast cells
3. Increased percentage of blasts in the bone marrow

4. Accumulation of blasts and early myeloid precursors located centrally rather than near the endosteal surface of the bone marrow
5. Chromosomal abnormalities, especially complex ones in the hematopoietic cells, or acquisition of chromosomal defects
6. Decreased CFU-GM incidence in bone marrow culture or abortive cluster formation with defective maturation
7. History of previous alkylating agent chemotherapy and/or ionizing irradiation (secondary MDS)

It is evident that patients with RAS or RA without neutro- or thrombocytopenia, and with normal chromosomes have the best prognosis [10]. These patients have the longest median survival (70 months) and the lowest leukemic risk (5%) [81], and often die of unrelated abnormalities such as heart disease, cerebrovascular accidents, or additional malignancies. In patients requiring multiple transfusions, the development of hemochromatosis may become the major risk factor for mortality, which can be reduced or eliminated by appropriate iron-chelating therapy (see p. 148).

Using the FAB classification to predict prognosis, one can recognize patients with good (RAS) or uniformly poor prognosis (RAT). In the other subgroups, however, there is a wide variation in survival rates and in cause of death.

Recently, a simple scoring system based on the findings of the blood and bone marrow examinations has been proposed by *Mufti* et al. [81]. A score of 1 is assigned to each of the following hematological features presenting at the time of diagnosis:

— bone marrow blasts > 5%
— platelets < 100000 per ml
— neutrophils < 2500 per ml or leukocytes > 13000 per ml in CMML
— Hb < 10 g/100 ml

Patients with a score of 0 or 1 (group A) have the best prognosis (median survival 62 months). Patients with a score of 2 or 3 (group B) have a median survival of 22 months and an intermediate prognosis, while patients with a score of 4 (group C) are considered to have a poor prognosis with a median survival of 8 months.

Yunis has analyzed the prognosis of his patients according to chromosomal defects [114]. He defined various subgroups with different clinical courses. According to the type of chromosomal alterations, he was able to divide his patients into three groups: low-grade malignancy with a survival of more than 2 years, intermediate-grade malignancy with a survival of 1–2 years, and high-grade malignancy with a survival of less than 1 year (see Table 3). It is interesting that in this staging system, some chromosomal abnormalities are, for the time being, of undetermined significance: 9q-, 20q-, t(1:3), t(2:11) [78].

Table 3. Proposed prognostic groups for MDS based on chromosome studies

Grade of malignancy	Survival time	Chromosomal findings
Low	> 2 yr	Normal chromosomes, 5q-
Intermediate	1–2 yr	Trisomy 8
High	< 1 yr	7-, 7q-
		Four or more chromosome defects

Table 4. Causes of death in 19 patients with myelodysplastic syndromes followed up in Geneva

	Number of patients	Percentage
Sepsis	7	37
Bleeding	4	21
Acute leukemia	3	16
Hemochromatosis	3	16
Other (cardiovascular accident, cardiac disease)	2	11

It is evident that the classification of Yunis derives from the association observed between the presence of an initial chromosomal abnormality and the subsequent development of acute leukemia (AL) [58]. Application of the scoring system of Bournemouth, chromosomal analysis, and identification of individual unfavorable prognostic factors in each patient with myelodysplasia permit a more appropriate choice of treatment from the many therapeutic strategies presently available.

Longitudinal studies of MDS have shown that the main causes of death are infections and bleeding (55%) rather than leukemic transformation (23%). Approximately 22% of patients will die of unrelated causes. Our series is in accord with these findings. Furthermore, 16% of our patients died as a consequence of hemochromatosis (Table 4).

5 Treatment

With the assertion that primary MDS represent a clonal disease whose origin resides in a somatic mutation at the level of the pluripotent stem cell, it has become obvious that a complete cure is not possible unless one replaces the affected bone marrow with a compatible healthy one. Since we are dealing with an elderly group of patients few of them are suitable for this type of therapy. Usually, only symptomatic treatment can be applied, the effectiveness of which varies greatly from patient to patient and between the various subgroups of the MDS. Development into acute leukemia depends on the degree of instability of the pathological clone. For the time being, it is not possible to diminish the risk of further mutation by appropriate medication schedules.

Above all, one has to bear in mind that we are dealing with a chronic clonal disease affecting elderly patients who cannot tolerate aggressive chemotherapy. Symptomatic management, therefore, frequently represents the best treatment, especially in the early stages of the disease.

Some patients suffering from a moderate anemia are asymptomatic at diagnosis and thus need no medication. Others, usually patients with RAS, must be chronically transfused to keep the hemoglobin level between 9 and 10 g/100 ml. To avoid isoimmunization against HLA antigens, it appears advisable to give leukocyte-depleted, red-cell concentrates. In statistical terms, the cell clone leading to RAS has the lowest degree of instability and RAS patients may thus have a very long survival time. Regular transfusions, associated with increased iron absorption secondary to ineffective erythropoiesis, result in hemochromatosis unless appropriate chelation treatment is given.

Iron depletion may also improve anemia by eliminating intraerythrocytic iron excess, which is toxic for enzyme functions [2]. Desferrioxamine B (1500-2500 mg) is administered subcutaneously on a continuous basis of 12 h per day, 5 days per week by means of a small portable pump. In the absence of cardiac disease, its action may be enhanced by concomitant administration of vitamin C (250-500 mg/day) [68].

A very small percentage of patients with RAS respond to pharmacological doses of pyridoxine (300 mg/day) [25]. In pyridoxine-responsive forms of RAS, ALA synthetase is probably only slightly altered in the mutated clone, and thus the metabolic block can be overcome by increasing the quantity of coenzyme which is necessary for synthesis of delta-ALA. In our series of over 50 RAS patients, we did not have a single patient responsive to this treatment.

It is interesting to note that some patients with RA improve upon symptomatic treatment with pharmacological doses of vitamins involved in hemoglobin synthesis. A multivitamin trial therapy including pyridoxine 300 mg/day; riboflavin 20 mg/day; folic acid 5 mg/day; vitamin C lg/day; and vitamin B12 1000 g given i.m. or s.c. once a week appears justified. This treatment should be interrupted, except for folic acid, if no improvement is observed within 2 months. Very often, partial folic acid deficiency coexists with myelodysplasia. The difficulty with this type of regimen is gaining the acceptance of the patient and the family physician of a relatively heavy medication given on a continuous basis. Only six of our RA patients were treated with the full medication schedule. In two of them, anemia and leukopenia could be completely corrected by this approach. In a third patient, a sufficient rise in hemoglobin level was obtained to render the patient independent of transfusions. The other patients did not respond at all, and treatment was discontinued. The multivitamin regimen, which has proven to be beneficial in some patients with RA, did not produce any positive results in our RAS patients.

Further stimulation of hemopoiesis can be obtained by adding anabolic steroids to the multivitamin regimen, alternated on a daily basis with prednisone, for instance, 25 mg oxymetholone alternated with 20 mg prednisone. Obviously, this is a heavy medication schedule destined for symptomatic myelodysplastic patients for whom any form of cytotoxic therapy is considered dangerous.

In patients with CMML, no medication has yet proved successful. However, low-dose steroids may be useful in patients who have a hemorrhagic diathesis. Furthermore, the use of oxymetholone in conjunction with steroids may produce some improvement in the hemoglobin concentration.

Since infection is a serious threat, mostly in cases of CMML but also of RA, it is important to instruct patients to take antibiotics immediately upon the development of upper respiratory tract infections with fever or upon development of a urinary tract infection. In the former, first generation antibiotics such as penicillin or erythromycin may be sufficient if the patient is not hospitalized. In the latter, co-trimoxazole or amoxicillin are usually successful. Hospitalization should be limited to a minimum in order to prevent infection with hospital-resistant germs.

5.1 Bone Marrow Transplantation

For patients suffering from severe life-threatening bi- or pancytopenia, those who have more than 20% blasts in the bone marrow, or those in whom acute leukemic transformation has already occurred, therapeutic management depends upon age and the availability of a compatible bone-marrow donor. Thus, young patients ($<$ 50 years old) with HLA compatible siblings should undergo bone marrow transplantation.

Thomas's group in Seattle [3] treated ten patients with MDS by allogeneic bone-marrow transplantation. Six of seven prepared with cyclophosphamide and radiotherapy survived with no complications; the three patients prepared with cyclophosphamide alone suffered recurrence or persistence of the myelodysplastic clone.

We have successfully treated one patient with RAEB secondary to cytotoxic therapy for Hodgkin's disease. The patient received a syngeneic bone marrow and 3 years after transplantation continues to have a normal hemogram.

5.2 Chemotherapy

Patients eligible for bone-marrow transplantation but without a donor can be treated with aggressive chemotherapy. In fact, *Tricot* et al. [104] demonstrated that age was an important factor in determining the outcome of remission induction in MDS patients treated with either conventional antileukemic chemotherapy (anthracycline and cytosine arabinoside, ARA-C) or high-dose ARA-C. In the young patient group ($<$ 50 years), 86% achieved complete remission. Elderly patients in advanced stages should be treated with less aggressive chemotherapy except perhaps patients between 50 and 60 years old who are in very good general condition.

In 1974, *Lotem* and *Sacks* [69] reported that a number of agents such as ara-C at low doses, 13-*cis*-retinoic acid, vitamin D, and corticosteroids were capable of inducing differentiation of myeloid leukemic clones.

Since the early reports of Moloney and Rosenthal describing clinical response with low-dose ARA-C in leukemic and MD patients [79], several other reports of patients thus treated have appeared, especially in the last 2 years [13, 54, 111]. Review of the literature shows that in 87 cases of MDS where details of the blood picture and marrow appearance are available, the overall response rate to ara-C low dose treatment was 48% [51, 55, 80, 98, 112]. A dose schedule of 10 mg/m^2 every 12 h s.c. or with continuous intravenous perfusion is used in the majority of these studies. The duration of ara-C administration varies between 7 and 21 days. Improvements are usually partial and short-lived. Most patients respond after two courses of treatment, a few, however, requiring three. All reacting patients have some degree of persistent dysplastic maturation despite improved hematopoiesis. The major toxic factor is myelosuppression and many cases require platelet and RBC transfusions.

The mechanism of action is still unclear, as is whether ara-C acts by a cytotoxic mechanism or by cellular differentiation or perhaps both [40, 66, 101]. The occurrence of transient bone marrow hypoplasia during treatment suggests that, like the traditional higher doses of ara-C, low doses suppress leukemic growth, thereby allowing normal marrow to differentiate. In view of the significant myelotoxicity, this treatment should not be considered benign. Its main advantage is its simplicity (mono-therapy, s.c. administration), but it cannot be recommended for routine use [25]. Patients over 60 years old with life-threatening leukothrombocytopenia (RAEB, RAT), without any other debilitating disease, and for whom supportive treatment can be assured are the best candidates for ara-C low-dose treatment.

A recent study shows that pancytopenia is less severe after administration of ara-C 5 mg/m^2, twice daily for 3 weeks (very low dose ara-C). Furthermore, response rates with this regimen are comparable to those from a regimen of 10 mg/m^2 [85, 88, 113]. A randomized trial is underway to compare the value of very low dose ara-C alone or in combination with other differentiating agents, with that of supportive care only [82].

Retinoic acid was recently shown to increase myeloid precursor cells (CFU-GM) and to enhance bone-marrow clonal granulocyte-monocyte differentiation [23, 100]. This "maturation-inducing agent" was tested in 15 patients with MDS (2.5–4 mg/kg day for 8 weeks) [87]. Eight patients (53%) experienced an increase in peripheral granulocyte counts of > 20%, while toxicity was only dermatological (cheilosis, skin dryness). Further clinical trials are needed, especially to test the association of very low dose ara-C with 13-*cis* retinoic acid. The therapeutic approaches for patients with MDS are summarized in Fig. 10.

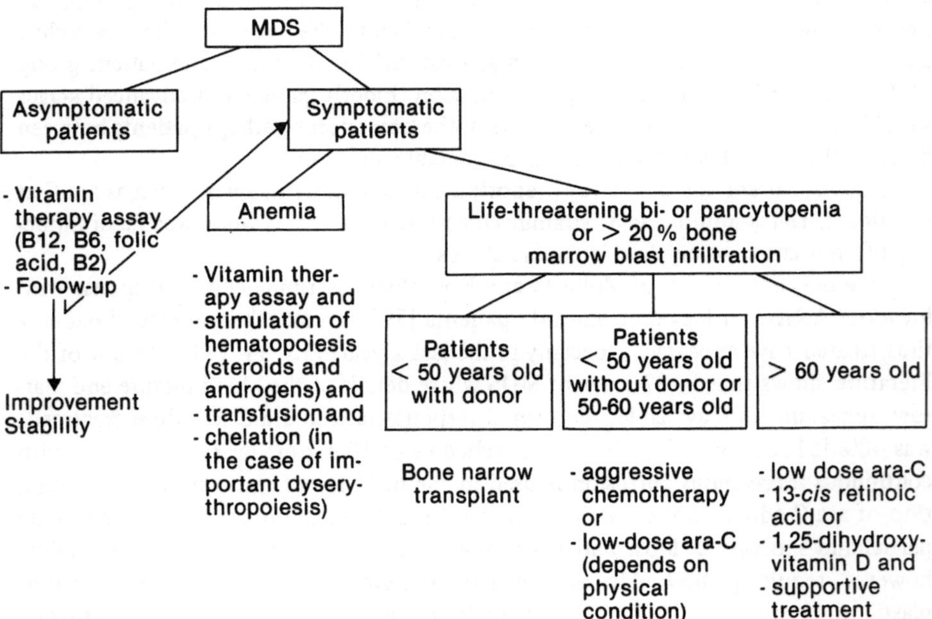

Fig. 10. Therapeutic considerations of the myelodysplastic syndromes (MDS)

6 Secondary Forms

Secondary forms of MDS may be divided into two groups, reversible and irreversible. Reversible sideroblastic anemia is seen after lead intoxication or can be induced by antituberculous agents (INH, pyrazinamide, cycloserine and ethionamide) and chloramphenicol [21, 22, 44]. Sideroblastic anemia is the result of an enzymatic insult to the heme synthetic pathway (ALA synthetase, ferrochelatase). The erythrocyte indices are usually reduced. Anemia is fully reversed upon withdrawal of the drug or poison. In the case of INH, pyridoxine administration (40 mg/day) corrects the sideroblastic anemia.

Secondary refractory anemia of short duration is seen in patients previously treated by cytotoxic chemotherapy for certain malignancies or recovering after bone-marrow transplantation (BMT). Cytotoxic agents produce nuclear damage with the appearance of ineffective erythropoiesis and deposits of coarse iron in the erythroblasts. Since the chromosomal damage is not fixed through somatic mutation, this situation is reversible.

Chronic inflammatory states, autoimmune disorders, and disorders of the thyroid gland may cause secondary refractory anemia reversible upon resolution of the main disease. One patient developed refractory anemia (Hb 9.5 mg/100 ml, thrombocytes 98000 per mm^3) secondary to acute thyrotoxicosis. Correction of the anemia occurred following successful antithyroid therapy [5]. Another patient with Weber-Christian disease and refractory anemia made a complete hematological recovery upon steroid treatment.

It is now well-established that patients previously treated with chemotherapy and/ or radiotherapy (for Hodgkin's disease; lymphoma; multiple myeloma; testicular, ovarian or breast cancer, etc.) risk developing secondary ANLL [9, 50, 73, 84]. More than 70% of these secondary acute leukemias are preceded by a preleukemic phase which hematologically has the features of myelodysplasia. The average latency for development of secondary MDS is 3–4 years following administration of radio- and/ or chemotherapy. The mean duration of secondary MDS is 11.2 months, and, if the patients survive complications due to severe bone-marrow insufficiency, the disease transforms to overt acute leukemia [63, 64].

In 105 cases of secondary leukemias reported by *de Gramont* et al. [38], 75% presented with a hematologically recognizable myelodysplastic preleukemic phase: 17.4% had either anemia or macrocytosis; 7.6% had leukopenia, neutropenia, or monocytosis ($>$ 1000 monocytes/mm^3); 6.7% had thrombocytopenia; and 7.6% bicytopenia. However, most cases of chemo- or radiotherapy-induced MDS presented with pancytopenia in the peripheral blood (35.6%). The risk of developing secondary MDS seems to be related to MCV increase during cytostatic treatment [39]. Patients presenting an increase of more than 24 μ^3 during treatment are considered at high risk for secondary hematological malignancies.

In secondary MDS, almost all cell lines are involved. The marrow is frequently hypocellular and fibrotic; ring sideroblasts are often found together with blast excess. Chromosomal abnormalities are usually hypoploidy with loss of part or all of chromosomes 5 and/or 7 [17, 29].

Table 5. Secondary myelodysplastic syndromes

Reversible ("intoxication")	Irreversible (mutated cell clone)
– Lead intoxication – Antituberculous drugs – Chloramphenicol – Immediately following chemotherapy or bone-marrow transplant – Chronic inflammatory states – Autoimmune disorders – Thyroid disorders	– Late complication of radio- and/or chemo-therapy of cancer (preleukemia) – Benzene exposure – During antithymocyte serum treatment of aplastic anemia

As the disease evolves to frank leukemia, additional chromosomal abnormalities occur. Alkylating agents are the most potent inducers of secondary MDS. Nitrosourea compounds and procarbazine are also leukemogenic [64]. Secondary MDS has been reported in patients with Hodgkin's disease treated by ionizing irradiation alone [33, 64], indicating the role of radiotherapy in the genesis of secondary hematological malignancies. Finally, benzene is known to perturb hemopoiesis. Chronically exposed workers have a significantly increased incidence of aplastic anemia and leukemia [77, 93]. Benzene-induced leukemia is the result of damage to the self-renewing, pluripotent, hematopoietic stem cell. Usually leukemia is preceded by myelodysplasia. Once injury has occurred, it is irreversible and consequently transmitted to the progeny, even when benzene exposure is discontinued. It is interesting to note that the phenotypic expression of the benzene-induced cell clone damage may disappear, probably as a result of the dying-out of the affected stem-cell clone [35]. The rare observation of patients with RA who fully recover after a 1–3-year course of the disease (two personal observations) may reflect a similar phenomenon of a mutated cell clone which has lost its initial proliferative advantage. Secondary myelodysplastic syndromes are summarized in Table 5.

7 Conclusion

Primary acquired MDS represent a clonal disorder at the level of the hemopoietic totipotent stem cell, affecting mainly elderly patients. Clinically they are characterized by varying degrees of peripheral cytopenia(s) with morphological and functional abnormalities of blood elements. Bone marrow is usually hypercellular, reflecting ineffective hemopoiesis. It is now generally accepted that this condition is the result of a primary event or sequence of events generating a replicable somatic mutation. In some patients who had already progressed to a clinically more severe form of myelodysplasia or to acute leukemia, additional genetic changes were found, reflecting the instability of the initial abnormal cell clone.

Bone-marrow insufficiency represents the main cause of morbidity and mortality. Evolution to acute leukemia is more frequently seen in patients with excess blasts in the bone marrow or with complex karyotypic anomalies.

At the present time, treatment of myelodysplastic syndromes is largely supportive. It is only in a few younger patients that complete cure may be attempted by bone marrow transplantation. Aggressive chemotherapy is often poorly tolerated but has resulted in encouraging results in a few patients in good general condition.

MDS with their multistep pathogenesis provide an excellent model for studying leukemogenesis. Furthermore, studies at a molecular level will permit the investigation of oncogene expression and activation throughout progression of the disease. It is hoped that a better understanding of the molecular events will provide the means to stabilize the pathological cell clone and to prevent further unfavorable mutations.

Acknowledgements. This work has been supported by the Hematology Research Foundation, Geneva. Publication of the colored micrographs has been made possible by a grant from Travenol Laboratories, Dietlikon, Zürich.

References

1. Abkowitz JL, Fialkow PJ, Niebruge DJ, Raskind WH, Adamson JW (1984) Pancytopenia as a clonal disorder of a multi-potent haemopoietic stem cell. J Clin Invest 73:258–261
2. Aisen P (1982) Current concepts in iron metabolism. Clin Haematol 11:241–257
3. Appelbaum FR, Storb R, Ramberg RE, Shulman HM, Buckner CD, Clift RA, Deeg HJ, Fefer A, Sanders J, Stewart P, Sullivan K, Witherspoon R, Thomas ED (1984) Allogeneic marrow transplantation in the treatment of preleukemia. Ann Intern Med 100:689–693
4. Barton JC, Conrad ME, Parmley RT (1980) Acute lymphoblastic leukemia in idiopathic refractory sideroblastic anemia: evidence for a common lymphoid and myeloid progenitor cell. Am J Hematol 9:109–115
5. Bauer F, Miescher PA (1982) Anémie réfractaire réversible dans un cas de thyréotoxicose. Schweiz Med Wochenschr 112:488–491
6. Bendix-Hansen K, Kerndrup G (1985) Myeloperoxidase-deficient polymorphonuclear leucocytes. V. Relation to neutrophil alkaline phosphatase activity and FAB-classification in the primary myelodysplastic syndrome. Scand J Haematol 35:197–200
7. Bennett JM, Catovsky D, Daniel MT, Flandrin G, Galton DAG, Gralnick HR, Sultan C (1976) Proposals for the classification of the acute leukaemias. Br J Haematol 33:451–458
8. Bennett J, Catovsky D, Flandrin G, Galton D, Gralnick H, Sultan C (1982) FAB Cooperative Group: proposals for the classification of the myelodysplastic syndromes. Br J Haematol 51:189–199
9. Bergsagel DE, Bailey AJ, Langley GR (1979) The chemotherapy of plasma-cell myeloma and the incidence of acute leukemia. N Engl J Med 301:745–748
10. Beris P, Vetsch W, Cabrol C, Miescher PA (1981) Prognostic value of leuko- and/or thrombocytopenia in patients with PASA. International Society of Haematology, European and African Division, 6th Meeting Abstracts, Athens, p 120
11. Beris P, Favrod-Coune C, Miescher PA (1983) Association d'hémachromatose liée à l'HLA avec anémic réfractaire primaire acquise. Schweiz Med Wochenschr 113:1486
12. Beris P, Graf J, Miescher PA (1983) Primary acquired sideroblastic and primary acquired refractory anemia. Semin Hematol 20:101–113
13. Beris P, Rieder A, Andrey C, Helg C, Chapuis B (1984) Cytosine-arabinoside (ARA-C) à dose réduite pour le traitement des leucémies myéloides aiguës. Schweiz Med Wochenschr 114:1763–1766
14. Berneman ZN, van Bockstaele D, de Meyer P, van der Planken M, Vertessen F, de Bock R, Peetermans ME (1985) A myelodysplastic syndrome preceding acute lymphoblastic leukaemia. Br J Haematol 60:353–354

15. Björkman SE (1956) Chronic refractory anemia with sideroblastic bone marrow: a study of four cases. Blood 11:250–259
16. Block M, Jacobson LO, Bethard WF (1953) Preleukemic acute leukemia. JAMA 152:1018–1023
17. Boiron M (1985) Les leucémies secondaires. Actualités hématologiques 19:39–47
18. Bomford RR, Rhodes CP (1941) Refractory anaemia. I. Clinical and pathological aspects. II. Aetiology and treatment. QJ Med 10:175–281
19. Bonati A, Delia D, Starcich R (1986) Progression of a myelodysplastic syndrome to pre-B acute lymphoblastic leukaemia with unusual phenotype. Br J Haematol 64:487–491
20. Boogaerts MA, Nelissen V, Roelant C, Goosens W (1983) Blood neutrophil function in primary myelodysplastic syndromes. Br J Haematol 55:217–227
21. Bottomley SS (1980) Sideroblastic anaemia. In: Jacobs A, Worwood M (eds) Iron in biochemistry and medicine II. Academic, London
22. Bottomley SL (1982) Sideroblastic anaemia. Clin Haematol 11:389–409
23. Breitman TR, Selonick SE, Collins SJ (1980) Induction of differentiation of the human promyelocytic leukemia cell line (HL60) by retinoic acid. Proc Natl Acad Sci USA 77:2936–2940
24. Brusamolino E, Pagnucco G, Bernasconi C (1986) Acute leukemia occurring in a primary neoplasia (secondary leukemia). A review on biological, epidemiological and clinical aspects. Haematologica 71:60–83
25. Buzaid AC, Garewal HS, Greenberg BR (1986) Management of myelodysplastic syndromes. Am J Med 80:1149–1157
26. Camba L, Joyner MV (1985) Refractory anaemia terminating in a combined lymphoproliferative and myeloproliferative disorder. J Clin Pathol 38:297–300
27. Carbonell F, Heimpel H, Kubanek B, Fliedner TM (1985) Growth and cytogenetic characteristics of bone marrow colonies from patients with 5q- syndrome. Blood 66:463–465
28. Cartwright GE, Edwards CQ, Skolnick MH (1980) Association of HLA-linked hemochromatosis with idiopathic refractory sideroblastic anemia. J Clin Invest 65:989–992
29. Cazzola M, Riccardi A (1986) Myelodysplastic syndromes: biologic and clinical aspects. Haematologica 71:147–159
30. Chui DHK, Clarke BJ (1982) Abnormal erythroid progenitor cells in human preleukemia. Blood 60:362–367
31. Clark R, Peters S, Hoy T, Smith S, Whittaker K, Jacobs A (1986) Prognostic importance of hypodiploid hemopoietic precursors in myelodysplastic syndromes. N Engl J Med 314:1472–1475
32. Coiffier B, Adeline P, Vialla JJ, Bryan PA, Fiere D, Gentilhomme O, Vuvan H (1983) Dysmyelopoietic syndromes. A search for prognostic factors in 193 patients. Cancer 52:83–90
33. Coleman CN, Burke JS, Varghese A et al. (1982) Secondary leukemia and non-Hodgkin's lymphoma in patients treated for Hodgkin's disease. In: Kaplan HS, Rosenberg SA (eds) Malignant lymphomas: etiology, immunology, pathology, treatment, vol 3. Academic, Orlando, p 259
34. Copplestone JA, Mufti GJ, Hamblin TJ, Oscier DG (1986) Immunological abnormalities in myelodysplastic syndromes. II. Coexistent lymphoid or plasma cell neoplasms: a report of 20 cases unrelated to chemotherapy. Br J Haematol 63:149–159
35. Cronkite EP (1987) Chemical leukemogenesis: benzene as a model. Semin Hematol 24:2–11
36. Crosby WH (1957) Siderocytes and the spleen. Blood 12:165–170
37. Dacie JV, Smith MD, White JC, Mollin DL (1959) Refractory normoblastic anaemia: a clinical and haematological study of 7 cases. Br J Haematol 5:56–82
38. de Gramont A, Louvet C, Smadja N, Krulik M, Brissaud P, Debray J (1985) Leucémies secondaires: signification des anomalies hématologiques survenant pendant ou après le traitement d'un premier cancer. A propos de 111 observations. In: Les risques de la radiothérapie et de la chimiothérapie en cancérologie. Masson, Paris, pp 59–62
39. de Gramont A, Rioux E, Drolet Y, Delage JM (1985) Erythrocyte mean corpuscular volume during cytotoxic therapy and the risk of secondary leukemia. Cancer 55:493–495
40. Desforges JF (1983) Cytarabine: low dose, high dose, no dose? N Engl J Med 309:1637–1639
41. Eridani S, Chan LC, Halil'O, Pearson TC (1985) Acute biphenotypic leukaemia (myeloid and null-ALL type) supervening in a myelodysplastic syndrome. Br J Haematol 61:525–529

42. Faille A, Dresch C, Poirier O, Balitrand N, Najean Y (1978) Prognostic value of in vitro bone marrow culture in refractory anaemia with excess of myeloblasts. Scand J Haematol 20: 280–286

43. Francis GE, Miller EJ, Wonke B, Wing MA, Berney JJ, Hoffbrand AV (1983) Use of bone-marrow culture in prediction of acute leukaemic transformation in preleukaemia. Lancet I: 1409–1412

44. Goldberg A (1972) Lead poisoning and haem biosynthesis. Br J Haematol 23:521–524

45. Grasso JA, Myers TJ, Hines JD, Sullivan AL (1980) Energy-dispersive X-ray analysis of the mitochondria of sideroblastic anaemia. Br J Haematol 46:57–72

46. Greenberg PL, Nichols WC, Schrier SL (1971) Granulopoiesis in acute myeloid leukemia and preleukemia. N Engl J Med 284:1225–1230

47. Greenberg PL, Mara B (1979) The preleukemic syndrome, correlation of in vitro parameters of granulopoiesis with clinical features. Am J Med 66:951–958

48. Greenberg PL (1980) Clinical relevance of in vitro study of granulocytopoiesis. Scand J Haematol 25:369–381

49. Greenberg PL (1983) The smoldering myeloid leukemic states: clinical and biologic features. Blood 61:1035–1044

50. Greene MH, Boice JD, Greer BE, Blessing JA, Dembo AJ (1982) Acute non-lymphocytic leukemia after therapy with alkylating agents for ovarian cancer. N Engl J Med 307:1416–1421

51. Griffin JD, Spriggs D, Wisch S, Kufe DW (1985) Treatment of preleukemic syndromes with continuous intravenous infusion of low-dose cytosine arabinoside. J Clin Oncol 3:982–991

52. Hehlmann R, Zönnchen BN, Thiel E, Wasther B (1983) Idiopathic refractory sideroacrestic anemia (IRSA) progressing to acute mixed lymphoblastic myelomonoblastic leukemia. Blut 46:11–21

53. Hokland P, Kerndrup G, Griffin JD, Ellegaard J (1986) Analysis of leukocyte differentiation antigens in blood and bone marrow from preleukemia (refractory anemia) patients using monoclonal antibodies. Blood 67:898–902

54. Ishikura H, Sawada H, Okazaki T, Mochizuki T, Izumi Y, Yamagishi M, Uchino H (1984) The effect of low dose Ara-C in acute non-lymphoblastic leukaemias and atypical leukaemia. Br J Haematol 58:9–18

55. Izumi Y, Sawada H, Okazaki T, Mochizuki T, Ishikura H, Tashima M, Yamagishi M, Uchino H (1985) Favourable remission rate by repeating low dose ARA-C treatment in ANLL and RAEB. Br J Haematol 61:187–190

56. Jacobs A (1985) Myelodysplastic syndromes: pathogenesis, functional abnormalities and clinical implications. J Clin Pathol 38:1201–1217

57. Jacobs A (1986) Annotation. Primary acquired sideroblastic anaemia. Br J Haematol 64: 415–418

58. Jacobs RH, Cornbleet MA, Vandiman JW, Larson RA, Le Bean MM, Rowley JD (1986) Prognostic implications of morphology and karyotype in primary myelodysplastic syndromes. Blood 67:1765–1772

59. Jacot-des Combes E, Beris P, Kapanci Y (1985) Plastic embedded bone marrow biopsy in the evaluation of myelodysplastic syndromes. Pathol Res Pract 180:280

60. Juvonen E, Partanen S, Knuutila S, Ruutu T (1986) Megakaryocyte colony formation by bone marrow progenitors in myelodysplastic syndromes. Br J Haematol 63:331–334

61. Knapp RH, Dewald GW, Pierre RV (1985) Cytogenetic studies in 174 consecutive patients with preleukemic or myelodysplastic syndromes. Mayo Clin Proc 60:507–516

62. Koeffler HP, Cline MJ, Golde DW (1978) Erythropoiesis in preleukemia. Blood 51:1013–1019

63. Koeffler HP, Rowley J (1985) Therapy-related leukemia. In: Wiernik PH, Canellos G, Kyle RA et al. (eds) Neoplastic disease of the blood, vol 1. Churchill Livingstone, New York, pp 357–381

64. Koeffler HP (1986) Myelodysplastic syndromes (preleukemia). Semin Hematol 23:284–299

65. Kuriyama K, Tomonaga M, Matsuo T, Ginnai I, Ichimaru M (1986) Diagnostic significance of detecting pseudo-Pelger-Huët anomalies and micromegakaryocytes in myelodysplastic syndrome. Br J Haematol 63:665–669

66. Larson RA (1985) Management of myelodysplastic syndromes. Ann Intern Med 103:136–138
67. Lewis SM, Verwilghen RL (1972) Dyserythropoiesis and dyserythropoietic anemia. Br J Haematol 23:1–4
68. Ley TJ, Griffith P, Nienhuis AW (1982) Transfusion haemosiderosis and chelation therapy. Clin Haematol 11:437–464
69. Lotem J, Sachs L (1974) Different blocks in the differentiation of myeloid leukemic cells. Proc Natl Acad Sci USA 71:3507–3511
70. Luzzatto AM (1907) Sull anemia grave megaloblastica sensa reporto ematologica correspondente (anemia pseudo-aplastica). Riv Ven 47:193–197
71. Malpass TW, Savage B, Hanson SR, Slichter SJ, Harker LA (1984) Correlation between prolonged bleeding time and depletion of platelet dense granule ADP in patients with myelodysplastic and myeloproliferative disorders. J Lab Clin Med 103:894–904
72. May A, de Souza P, Barnes K, Kaaba S, Jacobs A (1982) Erythroblast iron metabolism in sideroblastic marrows. Br J Haematol 52:611–621
73. Michels S, McKenna R, Arthur D (1985) Therapy-related acute myeloid leukemia and myelodysplastic syndrome: a clinical and morphologic study of 65 cases. Blood 65:1364–1372
74. Michiels JS, Mallios-Zorbala H, Prins MEF, Hählen K, Hagemeijer A (1986) Simple monosomy 7 and myelodysplastic syndrome in thirteen patients without previous cytostatic treatment. Br J Haematol 64:425–433
75. Miescher PA, Farquet JJ (1974) Chronic myelomonocytic leukemia in adults. Semin Hematol 11:129–139
76. Milner GR, Testa NG, Geary CG, Dexter TM, Muldal S, MacIver JE, Lajtha LG (1977) Bone marrow culture studies in refractory cytopenia and smouldering leukaemia. Br J Haematol 35:251–261
77. Mitelman F, Brandt L, Nilsson P (1979) Relation among occupational exposure to potential mutagenic/carcinogenic agents, clinical findings, and bone marrow chromosomes in acute nonlymphocytic leukemia. Blood 52:1229–1237
78. Moir DJ, Jones PAE, Pearson J, Duncan JR, Cook P, Buckle VJ (1984) A new translocation t(1;3) (p36;q21) in myelodysplastic disorders. Blood 64:553–555
79. Moloney WC, Rosenthal DS (1981) Treatment of early acute nonlymphocytic leukemia with low dose cytosine arabinoside. Haematol Blood Transf 26:59–62
80. Mufti GJ, Oscier DG, Hamblin TJ, Bell AJ (1983) Low doses of cytarabine in the treatment of myelodysplastic syndrome and acute leukemia. N Engl J Med 309:1653–1654
81. Mufti GJ, Stevens JR, Oscier DG, Hamblin TJ, Machin D (1985) Myelodysplastic syndromes: a scoring system with prognostic significance. Br J Haematol 59:425–433
82. Mufti GJ (1986) Proposed trial of low dose cytosine arabinoside with and without 13-cis retinoid acid versus supportive care only, in myelodysplastic syndromes. King's College School of Medicine (national coordinating trial)
83. Mufti GJ, Figes A, Hamblin TJ, Oscier DG, Coplestone JA (1986) Immunological abnormalities in myelodysplastic syndromes. I. Serum immunoglobulins and autoantibodies. Br J Haematol 63:143–147
84. Pedersen-Bjergaard J, Larsen SO (1982) Incidence of acute nonlymphocytic leukemia, preleukemia and acute myeloproliferative syndrome up to 10 years after treatment of Hodgkin's disease. N Engl J Med 307:965–971
85. Pesce A, Cassuto JP, Bayle J, Raynaud S, Fuzibet JG, Gratecos N, Dujardin P (1986) Very-low-dose cytarabine for elderly patients. Lancet I:1456
86. Peters SW, Clark RE, Hoy TG, Jacobs A (1986) DNA content and cell cycle analysis of bone marrow cells in myelodysplastic syndromes (MDS). Br J Haematol 62:239–245
87. Picozzi VJ, Swanson GF, Morgan R, Hecht F, Greenberg PL (1986) 13-cis retinoic acid treatment for myelodysplastic syndromes. J Clin Oncol 4:589–595
88. Poirier O, Chomienne C, Castaigne S, Degos L, Abita JP, Najean Y (1986) Pharmacokinetic data on very-low-dose cytarabine. Lancet I:1436–1457
89. Prchal JT, Throckmorton DW, Carrol AJ, Fuson EW, Gams RA, Prchal JS (1978) A common progenitor for human myeloid and lymphoid cells. Nature 274:590–591

90. Raskind WH, Tirumali N, Jacobson R, Singer J, Fialkow PJ (1984) Evidence for a multistep pathogenesis of a myelodysplastic syndrome. Blood 63:1318–1323
91. Rheingold JJ, Kaufman R, Adelson E, Lear A (1963) Smoldering acute leukemia. N Engl J Med 268:812–816
92. Rosenthal DS, Moloney WC (1984) Refractory dysmyelopoietic anemia and acute leukemia. Blood 63:314–318
93. Rowley RA, Young RJ, Smith AB (1981) Leukemia in benzene workers. Am J Ind Med 2:217–245
94. Russell NH, Keenan JP, Bellingham AF (1979) Thrombocytopathy in preleukaemia. Br J Haematol 41:417–425
95. Sandberg AA (1986) The chromosomes in human leukemia. Semin Hematol 23:201–217
96. Scott CS, Cahill A, Bynde AG, Ainley MJ, Hough D, Roberts BE (1983) Esterase cytochemistry in primary myelodysplastic syndromes and megaloblastic anaemias: demonstration of abnormal staining patterns associated with dysmyelopoiesis. Br J Haematol 55:411–418
97. Second International Workshop on Chromosomes in Leukemia (1981) Chromosomes in preleukemia. Cancer Genet Cytogenet 2:108–113
98. Solal-Celigny P, Desaint B, Herrera A, Chastang C, Amar M, Vroclans M, Brousse N, Mancilla F, Renoux M, Bernard J-F, Boivin P (1984) Chronic myelomonocytic leukemia according to FAB classification: analysis of 35 cases. Blood 63:634–638
99. Sultan C, Sigaux F, Imbert M, Reyes F (1981) Acute myelodysplasia with myelofibrosis: a report of eight cases. Br J Haematol 49:11–16
100. Swanson G, Picozzi V, Morgan R, Hecht F, Greenberg P (1986) Responses of hemopoietic precursors to 13-cis retinoic acid and 1,25 dihydroxy-vitamin D_3 in the myelodysplastic syndromes. Blood 67:1154–1161
101. Anonymous (1984) Treatment for pre-leukemia? (editorial). Lancet I:943–944
102. Tricot G, de Wolf-Peeters C, Hendrickx B, Verwilghen RL (1984) Bone marrow histology in myelodysplastic syndromes. I. Histological findings in myelodysplastic syndromes and comparison with bone marrow smears. Br J Haematol 57:423–430
103. Tricot G, Vlietinck R, Boogaerts MA, Hendrickx B, de Wolf-Peeters C, van den Berghe H, Verwilghen RL (1985) Prognostic factors in the myelodysplastic syndromes: importance of initial data on peripheral blood counts, bone marrow cytology, trephine biopsy and chromosomal analysis. Br J Haematol 60:19–32
104. Tricot G, Boogaerts MA (1986) The role of aggressive chemotherapy in the treatment of the myelodysplastic syndromes. Br J Haematol 63:477–483
105. Tricot G, Mecucci C, van den Berghe H (1986) Annotation. Evolution of the myelodysplastic syndromes. Br J Haematol 63:609–614
106. Valentine WN, Konrad PN, Paglia DE (1973) Dyserythropoiesis, refractory anemia and "preleukemia": metabolic features of the erythrocytes. Blood 41:857–875
107. Vallespi T, Torrabadella M, Julia A, Irriguible D, Jaen A, Acebedo G, Triginer J (1985) Myelodysplastic syndromes: a study of 101 cases according to FAB classification. Br J Haematol 61:83–92
108. Verma D, Spitzer G, Dicke K, McCredie K (1979) In vitro agar culture patterns in preleukemia and their clinical significance. Leukemia Ref 3:41–49
109. Vilter RW, Will JJ, Jarrold T (1967) Refractory anemia with hyperplastic bone marrow (aregenerative anemia). Semin Hematol 4:175–193
110. Weisdorf DJ, Oken MM, Johnson GJ, Rydell RE (1983) Chronic myelodysplastic syndrome: short survival with or without evolution to acute leukaemia. Br J Haematol 55:691–700
111. Winter JN, Variakojis D, Gaynor ER, Larson RA, Miller KB (1985) Low-dose cytosine arabinoside (ARA-C) therapy in the myelodysplastic syndromes and acute leukemia. Cancer 56:443–449
112. Wisch JS, Griffin JD, Kufe DW (1983) Response of preleukemic syndromes to continuous infusion of low-dose cytarabine. N Engl J Med 309:1599–1602
113. Worsley A, Mufti GJ, Copplestone JA, Oscier DG, Hamblin TJ (1986) Very-low-dose cytarabine for myelodysplastic syndromes and acute myeloid leukaemia in the elderly. Lancet I:966

114. Yunis JJ (1986) Should refined chromosomal analysis be used routinely in acute leukemias and myelodysplastic syndrome? N Engl J Med 315:322–325
115. Yunis JJ, Rydell RE, Oken MM, Arnesen MA, Mayer MG, Lobell M (1986) Refined chromosome analysis as an independent prognostic indicator in de novo myelodysplastic syndromes. Blood 67:1721–1730